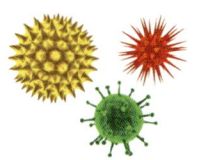

Medical 3D imaging technique

3차원 의학영상

저자 | 문영래, 신동선

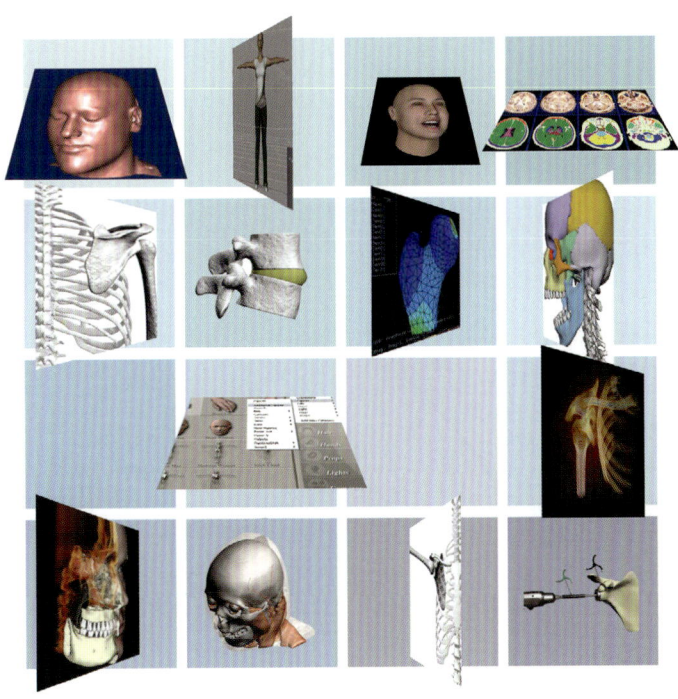

영창출판사

저자 소개

■ **문영래**
  IEEE-Standard Association : 3차원 의료 영상 국제 표준화 의장
  조선대학교 의과대학교 의료 정보학 및 정형외과 교수
  대한 스포츠의학회 이사

■ **신동선**
  오사카대학교 의과대학원 연구원

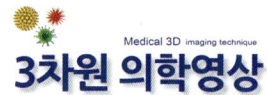

3차원 의학영상

- 초판 인쇄 / 2014년 4월 05일
- 초판 발행 / 2014년 4월 15일

- 저　　자 │ 문영래, 신동선
- 발 행 처 │ 영창출판사
　　　　　　서울시 영등포구 여의도동 61-4 라이프콤비빌딩 1119호
　　　　　　02-926-3223　www.orthobook.com
- 발 행 인 │ 한 동 훈
- 등　　록 │ 제7-821호
- 기　　획 │ 강 영 경
- I S B N │ 978-89-92676-41-0　　93510
- 정　　가 │ 50,000원

저자와 협의하여 인지를 생략합니다. 낙장이나 파본된 책은 교환해 드립니다.

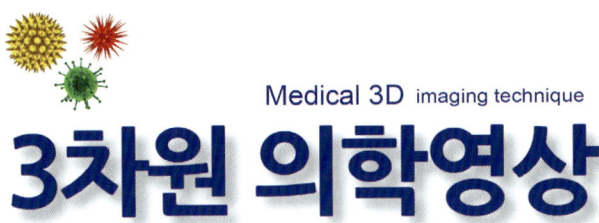

3차원 의학영상
Medical 3D imaging technique

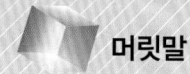 **머릿말**

3차원영상은 공학, 디자인 분야의 요구에 의해 개발되고 발전되어 왔지만 최근 의학분야에서도 활발히 사용되고 있다. 특히 가상수술, 수술계획 및 인공관절과 같은 구조물을 만들어야 하는 조직공학분야에서 빠른 발전이 일어나고 있다.

3차원으로 표현된 의료영상에 대한 관심은 과거부터 있어 왔지만 이에 대한 구체적이면서도 상업적인 시도는 최근 10년 정도에 급격히 늘어나고 있으며, 특히 3차원 영상을 포함한 차세대 실감 의료 장비의 성장률은 급격하게 치솟을 것으로 예상되고 있다.

실제 시술의 당사자인 의사는 이러한 것을 원하지 않더라도 실제 수요에 해당되는 환자는 더욱 발전된 의료기기의 개발을 원하고 있다. 이러한 기기의 핵심기술 중 하나는 3차원으로 표현된 의료영상, 즉 의학적 구조물의 모델링이다.

본 책에서는 3차원 의학영상의 이해를 돕기 위해 3차원 의학영상의 개요, 의학영상을 이해하기 위한 인체의 구조, 관련된 소프트웨어, 의학영상을 활용한 진료, 해부학교육에의 활용, 움직임 시뮬레이션 등에 대해 소개하였다.

3차원 의학영상

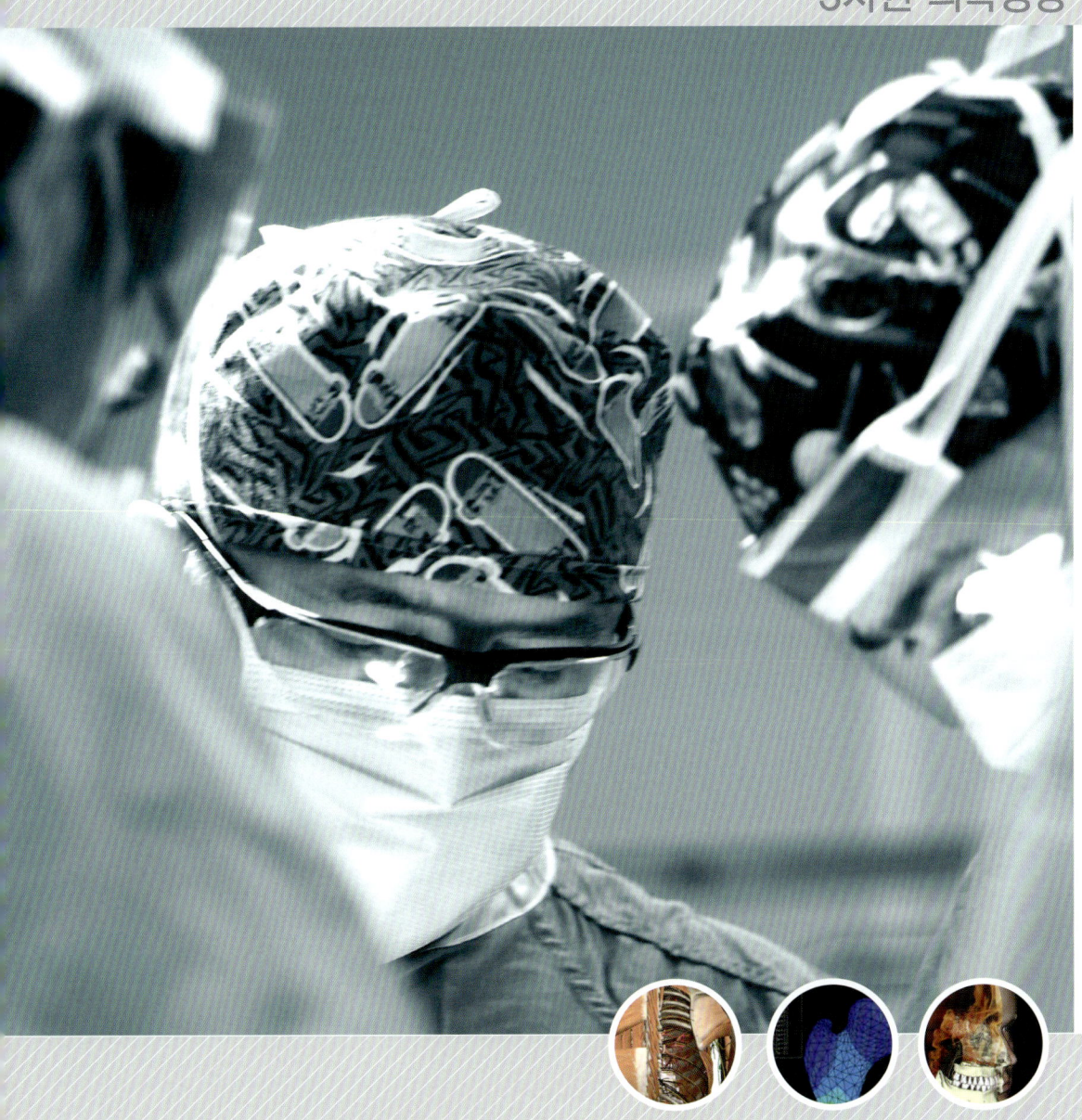

Contents

1. 3차원 의학영상의 개요_
    (1) 의학3D영상의 개념   11
    (2) 의료 분야에서의 3D 표준화   17

2. 3차원 의학영상을 이해하기 위한 인체의 구조_
    (1) 척주의 구조와 움직임   25
    (2) 머리의 구조와 움직임   33
    (3) 어깨의 구조와 움직임   40
    (4) 팔꿈치의 구조와 움직임   47
    (5) 손의 구조와 움직임   54
    (6) 다리의 구조와 움직임   62
    (7) 발의 구조와 움직임   69

3. 3차원 의학영상을 만드는 소프트웨어_
    (1) 의학 구조물의 3D모델링을 위한 미믹스의 활용   79
    (2) 치과 분야에서 인비보의 활용   89
    (3) 의료 시뮬레이션에서 유니티 3D의 활용   99
    (4) 포토샵을 사용한 DICOM 파일의 3차원 재구성   105
    (5) 포토샵을 사용한 DICOM 파일의 측정   111

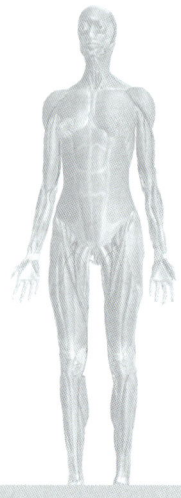

3차원 의학영상

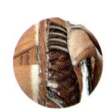
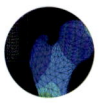
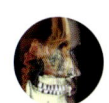

4. 3차원 의학영상을 활용한 진료_
  (1) 3차원 내시경   121
  (2) 수술을 도와주는 내비게이션   129
  (3) 재활을 도와주는 의료용 로봇   135

5. 3차원 의학영상을 활용한 해부학 교육_
  (1) 인체의 내부 구조를 3D영상으로 볼 수 있는 바디브라우저   149
  (2) 가상 해부를 위한 도구-아나토마지 테이블   155

6. 절단면 영상을 이용한 3차원 의학영상
  (1) 온몸의 연속절단면영상   163
  (2) 소화기관의 3차원 재구성   168
  (3) 소화샘의 3차원 재구성   175
  (4) 가상 허리천자를 위한 3차원 재구성   182
  (5) PDF파일을 사용한 3D뷰어   190

7. 인체의 움직임을 시뮬레이션하는 소프트웨어
  (1) 얼굴을 모델링 & 시뮬레이션하는 페이스젠   199
  (2) 인체의 움직임을 시뮬레이션하는 포저   214
  (3) 근육의 움직임을 시뮬레이션하는 머슬(muscle)   227

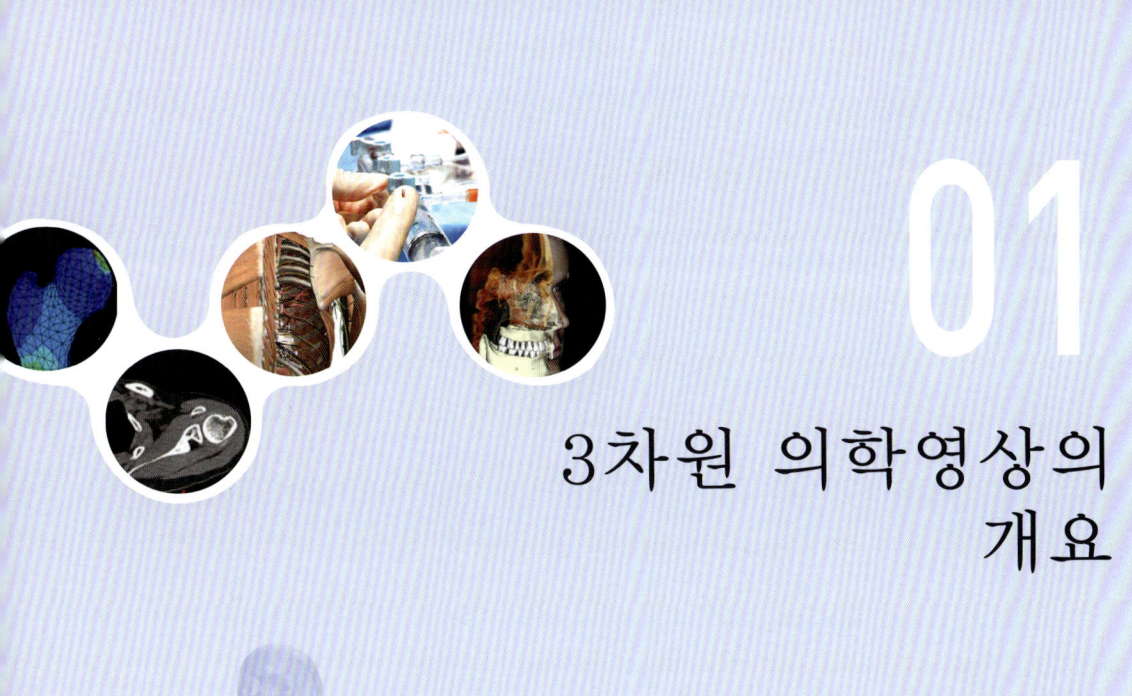

01

3차원 의학영상의 개요

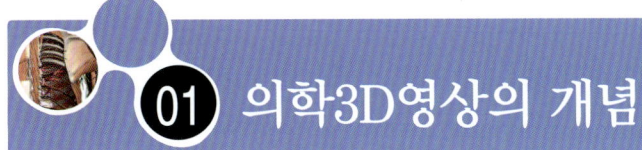
01 의학3D영상의 개념

::머리글

　CAD(Compter-aided design, 컴퓨터 원용(援用) 설계)는 전통적으로 공학, 디자인 분야의 요구에 의해 개발되고 발전되어 왔지만 최근 의학 분야에서도 활발히 사용되고 있다. 특히 가상 수술, 수술 계획 및 인공관절과 같은 구조물을 만들어야 하는 조직공학 분야에서 빠른 발전이 일어나고 있다. 본 연재에서는 의학 분야에서의 CAD의 사용, 국내외 현황, 다양한 응용에 대해 얘기하고자 한다.

::본문

　최근 CAD를 사용하기 위한 하드웨어와 소프트웨어의 발달로 대용량의 데이터로 섬세한 모델링을 해야 하는 의학 분야에서의 사용이 늘어나고 있다. 3차원으로 표현된 의료영상에 대한 관심은 과거부터 있어 왔지만 이에 대한 구체적이면서도 상업적인 시도는 최근 10년 정도에 급격히 늘어나고 있다. 세계 의료기기 시장은 오는 2012년까지 연평균 6.2%로 성장할 전망이며, 시장 보고서에 따르면 세계 의료기기 시장 규모는 올해 2,353억 달러에서 내년 2,501억달러, 2012년 2,660억 달러를 형성할 것으로 예측한다. 특히 3차원 영상을 포함한 차세대 실감 의료 장비 성장률은 30% 가까이 치솟을 것으로 낙관되고 있다. 즉, 실제 시술의 당사자인 의사는 이것을 원하지 않더라도 실제 수요에 해당되는 환자와 세계 기술의 흐름은 더욱 발전된 의료기기의 개발을 향하고 있다. 이러한 기기의 핵심 기술 중 하나는 3차원으로 표현된 의료영상, 즉 의학적 구조물의 모델링이다.

　이러한 의학적 구조물을 모델링하기 위한 소스는 컴퓨터단층촬영(computed tomography, CT), 자기공명영상(magnetic resonance imaging, MRI), 광학현미경(optical microscope)을 통해 얻어진다. 이렇게 얻어진 영상을 써서 인체 관절의 강도 분석, 동역학 분석, 시뮬레이션, 인공관절의 설계 등이 이루어진다. 이때 사용되는 기술은 CAD(computer-aided design, CAM(computer-aided manufacturing, 컴퓨터 이용 제조), RP(rapid prototyping), SFF(solid freeform fabrication) 등으로, 기존 공학 분야에서 사용되는 기술과 별반 차이가 없다.

의료영상을 써서 인체모형을 얻는 방법의 일반적인 과정은 다음 표와 같다.

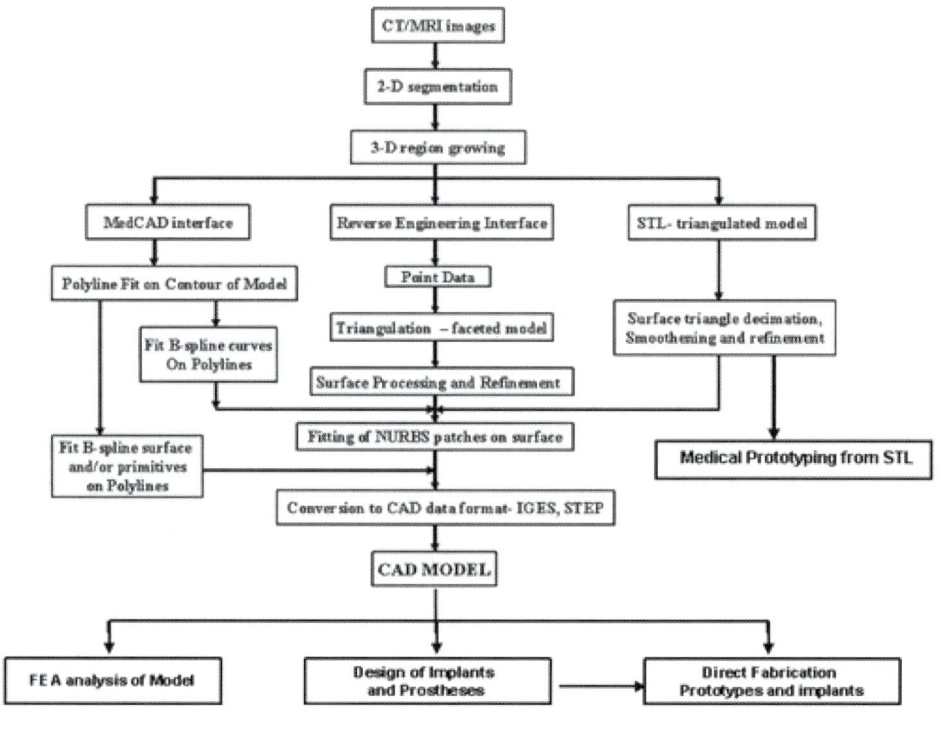

표 1

주요 단계의 내용은 다음과 같다.

(1) 영상의 획득

영상은 일반적으로 CT 또는 MRI에서 얻어진 단층 영상을 조합하여 얻어진다. 이러한 단층 영상은 1~3mm 연속된 간격으로 인체에서 영상을 촬영해서 얻는다. 진행에 앞서, CT와 MRI의 차이점을 알아보면 다음과 같다.

CT는 X선과 컴퓨터를 결합한 장치로, 방사선을 아주 빠른 속도로 인체에 통과시켜

체내의 여러 조직이 세분화된 영상을 얻는다. 질환이 의심되는 부위에 X선을 투사하고 그 X선이 인체를 통과하면서 감소되는 양을 측정, 이를 컴퓨터가 분석한다. 즉, 인체의 내부 장기들(뼈, 근육, 간 등)의 밀도는 조금씩 차이가 있기 때문에 X선이 투사될 때 흡수되는 정도가 다르게 나타나고, 이것을 컴퓨터가 분석한 영상을 보여준다. 반면, MRI는 인체를 구성하는 물질의 자기적 성질을 측정한 후, 이를 컴퓨터로 분석한 영상을 보여준다. MRI는 CT에 비해 해상도가 더 뛰어난 특징이 있다. 이렇듯 영상을 구성하는 방식의 차이로 인해 CT와 MRI에서 각각 잘 볼 수 있는 인체 구조물이 다르다. CT의 경우, 뼈가 확연히 구분되기 때문에 뼈와 관절에 관련된 질환의 진단 또는 영상을 얻는 데 효과적이다. MRI의 경우, 뼈뿐만 아니라 연골, 근육, 신경 등의 조직을 명확하게 보여주기 때문에 질환의 부위와 정도를 정확하게 보여준다.

다음 첫 번째 그림은 MRI이고 두 번째 그림은 CT이다. CT에서는 뼈가 확연히 보이고 MRI에서는 뼈 이외의 조직들이 잘 보이는 것을 볼 수 있다.

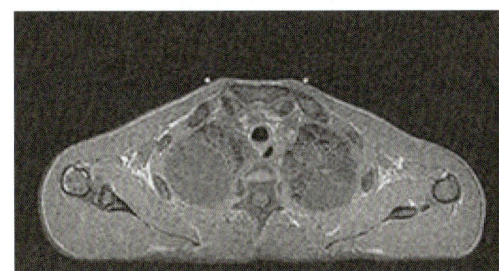 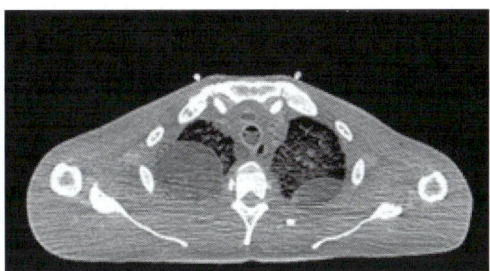

그림 1-1, 1-2

이 글에서는 다음과 같은 위팔뼈의 CT영상을 사용하였다.

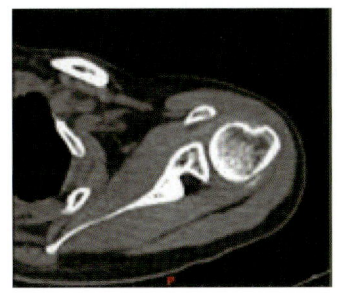 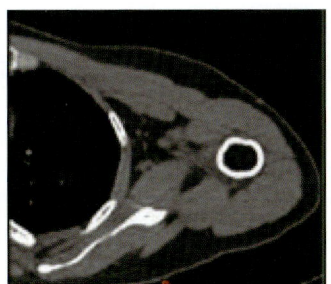 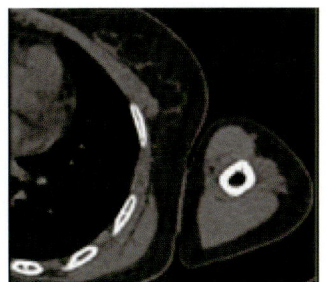

그림 2, 3, 4

(2) 영상의 구역화(segmentation)

획득한 영상으로 어떤 구조물의 3차원 영상을 만들기 위해서는 그 구조물의 테두리를 표시해야 한다. 이 과정을 구역화라고 하며, 수평 영상에서 표시할 수도 있고 수평영상을 쌓은 다음 앞, 옆에서 잘라본 영상에서 입체적으로 구역화할 수도 있다.

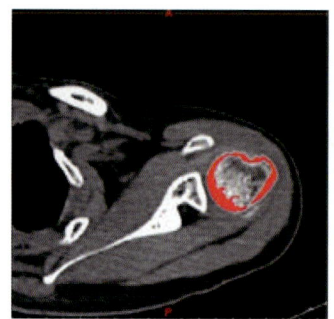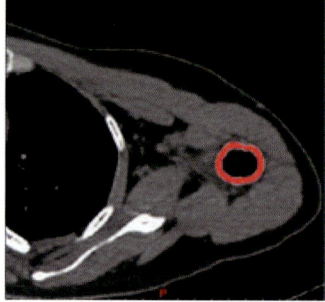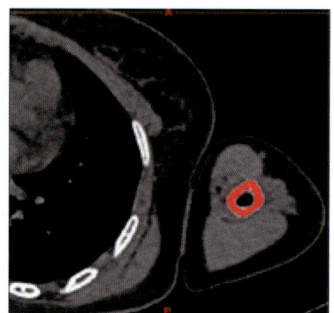

그림 5, 6, 7

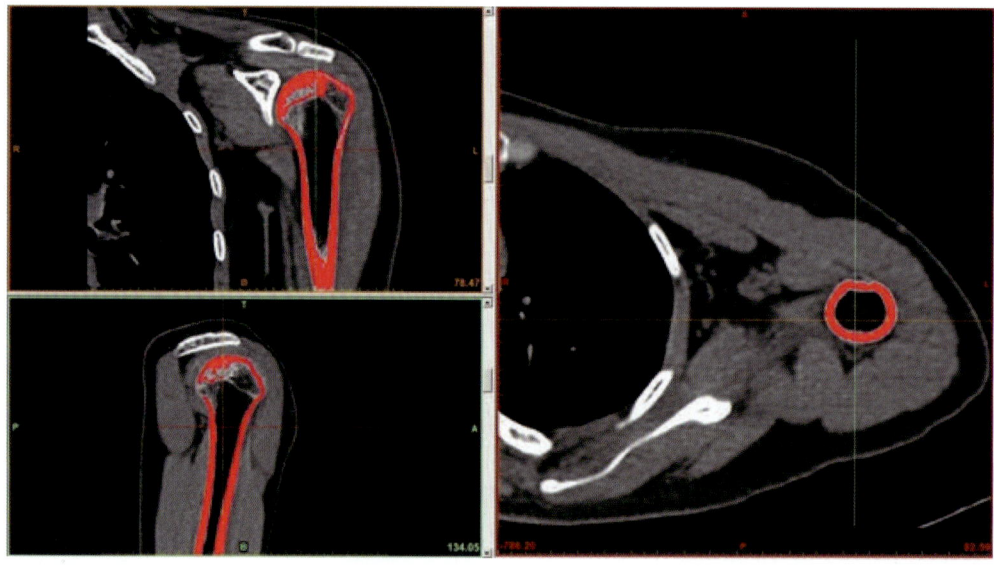

그림 8

(3) 볼륨 재구성(volume reconstruction)

구역화한 영상을 쌓으면 그 구조물의 볼륨 모델이 만들어진다. 하지만 이렇게 만든 볼륨 모델은 각 프로그램마다 파일 구조가 다르기 때문에 다른 프로그램으로 옮기거나 사용하기가 힘든 경우가 많다. 그래서 이러한 볼륨 모델을 IGES(international graphics exchange standard), STEP(standard for exchange of product), 또는 STL 포맷으로 변경해서 다른 소프트웨어에서 사용할 수 있도록 한다. 또한 경우에 따라 볼륨 모델을 NURBS 패치로 변경하기도 한다.

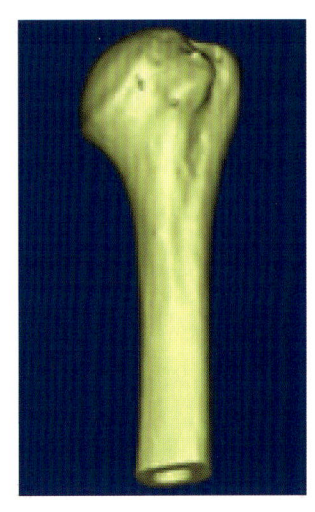

그림 9

(4) 모델의 활용

3차원으로 만들어진 모델은 각 목적에 따라 FEA 분석, 임플란트의 설계, RP 제작 등에 사용된다. 이때 각 목적에 따라 특정 부분을 잘라내거나, 모델에 물성을 적용하거나, 움직임을 넣는 과정을 거치게 된다. 이렇게 만들어진 모델은 가상 수술, 수술 계획, 진단 등에 사용된다.

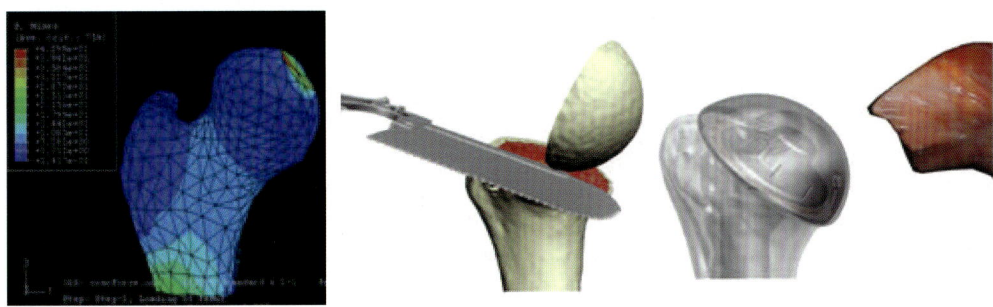

그림 10, 11, 12

3차원 의학영상

　필자는 2006년 미네소타주 중반 로체스터에 위치한 Mayo Clinic에 머물면서 대규모 미국계 회사에서 골절 수술을 위한 내비게이션 장비의 이용을 권유하는 심포지움 현장에 있었다. 당시 의사들의 반응은 냉담하였지만 세계의 흐름은 이러한 전산화되고 형상화된 의료를 원하고 있다는 것을 느낄 수 있었다. 즉 정형외과에서 수술을 위해 사용하는 네비게이션, 시뮬레이션, 로봇 시술은, 실제 환자에게 적용하기에는 아직 해결되지 못한 문제점이 있지만, 계속되는 이러한 접근은 보다 효율적인 시술을 위해 반드시 필요한 기술이기 때문에 전 세계의 유수한 학교, 연구소, 기업에서 매달리고 있는, 의료분야에서 앞으로 해결해야 할 당면 과제이다. 이러한 과제가 해결되면 환자의 의료영상을 통해 진단, 수술 시뮬레이션, 임플란트의 설계, 조직공학 및 가상 내시경 등 다양한 맞춤 의료 부분에 활용할 수 있을 것으로 기대할 수 있을 것이다.

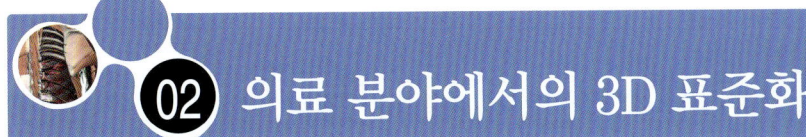
02 의료 분야에서의 3D 표준화

::머리글

　병원에서 사용되고 있는 의료기기와 의료영상은 각각 고유의 규격을 가지고 있기 때문에 데이터가 서로 호환이 되지 않고, 이에 따라 많은 비용이 낭비되고 있다. 따라서 의료기기 및 의료영상에 따른 대한 국제 표준화가 필요한 시점이다. 현재 2차원 의료영상의 국제 표준화는 완성 단계에 다가서고 있지만, 3차원 의료영상의 국제 표준화는 준비 단계에 머물러 있다. 또한 3차원 의료영상의 상용화를 위한 인체 안정성 확보 및 의료 3D 기기, 의료 분야 소프트웨어 제품 설계, 의료 분야 콘텐츠 제작 시 필요한 가이드라인, 인증 기준 등의 표준화가 시급한 실정임에도 시장을 선점하고 있는 선진국 의료 대기업의 장벽으로 인하여 난관에 봉착하고 있는 상황이다.

::본문

　MPEG 동영상 압축 기술의 눈부신 발전에 힘입어 진화를 거듭하고 있는 3D 기술은 영화·방송·디스플레이·의료·교육·게임·광고·국방 등의 산업과 결합하여 융합형 신산업의 시대를 열어가고 있으며, 3D 기술은 21세기 산업 전반에 걸쳐 '3D 브랜드 효과'를 일으키며 제품, 시스템 및 서비스에 막대한 영향력을 행사하고 있다. 특히 의료 산업은 인구의 고령화, 의료 기술 발달, 소득 증가 등으로 미래 유망 산업으로 부각되고 있으나 미국을 중심으로 한 외국 업체가 세계시장을 선점하고 있는 상황이다.

3차원 의학영상

의료기기 산업 Global Top 7 매출(2011)

	존슨&존슨	GE	Siemens	Medtronic	Philips	Coviden	Roche
매출액(달러)	246	168	165	158	87	85	83
주력 분야	의료용품	진단기기	진단기기	치료재료	진단기기	영상진단	진단기기

또한 세계 의료 산업 시장 규모는 2011년 2,733억에서 2013년 2,985억, 2016년에는 3,487불에 달할 전망이다(출처: Espicom).

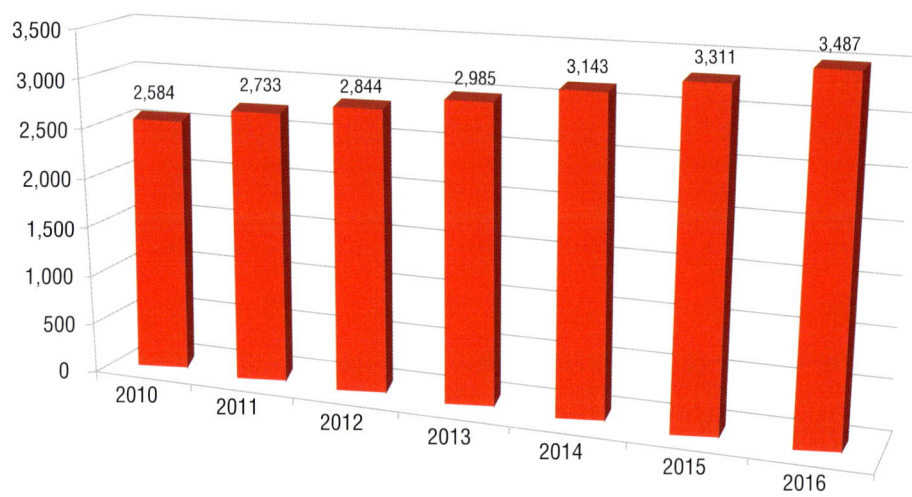

그림 1. 의료 산업 시장 전망(억)

3D 의료영상 분야의 시장은 2015년 35억 달러에 이를 것으로 전망하고 있으며(출처: Technovation Entrepreneur Journal, 2011), 전문 기관에 따르면 2018년에는 일본의 의료 분야의 3D 기술 채택률이 31%에 달할 것으로 예측된다고 한다(출처: 시드플래닝사).

현재 각 병원에서 사용되고 있는 의료기기와 의료영상은 각각 고유의 규격을 가지고 있기 때문에 데이터가 서로 호환이 되지 않고, 이에 따라 많은 비용이 낭비되고 있다. 따라서 의료기기 및 의료영상에 따른 대한 표준화가 필요한 시점이다.

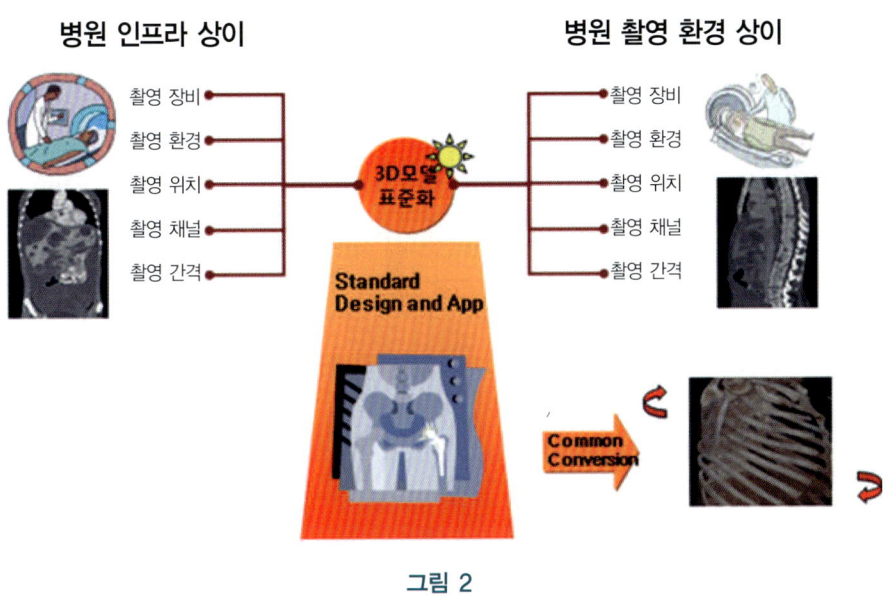

그림 2

현재 2차원 의료영상 표준화에 비해 3차원 의료영상의 표준화는 아직 초기 상태에 있으며 상용화를 위한 인체 안정성 확보 및 의료 3D 기기, 의료 분야 소프트웨어 제품 설계, 의료 분야 콘텐츠 제작 시 필요한 가이드라인, 인증 기준 등 표준화가 시급한 실정임에도 시장을 선점하고 있는 선진국 의료 대기업의 장벽으로 인하여 난관에 봉착하고 있다. 하지만 IEC, ISO와 같은 국제 표준화 기구는 일부 선진국의 견제로 인한 진입장벽이 존재하며 표준 제정에 걸리는 기간도 길어 3D 융합 산업의 빠른 확장에 부응하기 어려운 실정이다. 이러한 문제를 해결하기 위해 IEEE 표준협회

(IEEE-SA) 기업(엔터티) 프로그램을 이용할 경우 표준 제정 기간을 2년 이내로 크게 단축할 수 있어 3D 융합 산업의 빠른 발전 속도에 대응할 수 있는 표준화가 가능하다.

IEEE 표준협회는 IEEE에 속한 글로벌 표준 인증 기관으로 글로벌 테크놀로지 개발 및 발전을 이끄는 기관이다. 세계적으로 7천여 명 이상의 개인 회원과 약 2백여 기업 회원 및 2만여 참가자를 보유하고 있는 IEEE 표준협회는 글로벌 전문가 회원들에 의해 운영·발전되고 있다. 현재 9백여 개 이상의 표준을 보유하고 있으며, 5백 개 이상의 표준을 개발 중에 있는 IEEE 표준협회는 명실상부한 글로벌 표준화 기관으로 자리매김하고 있다.

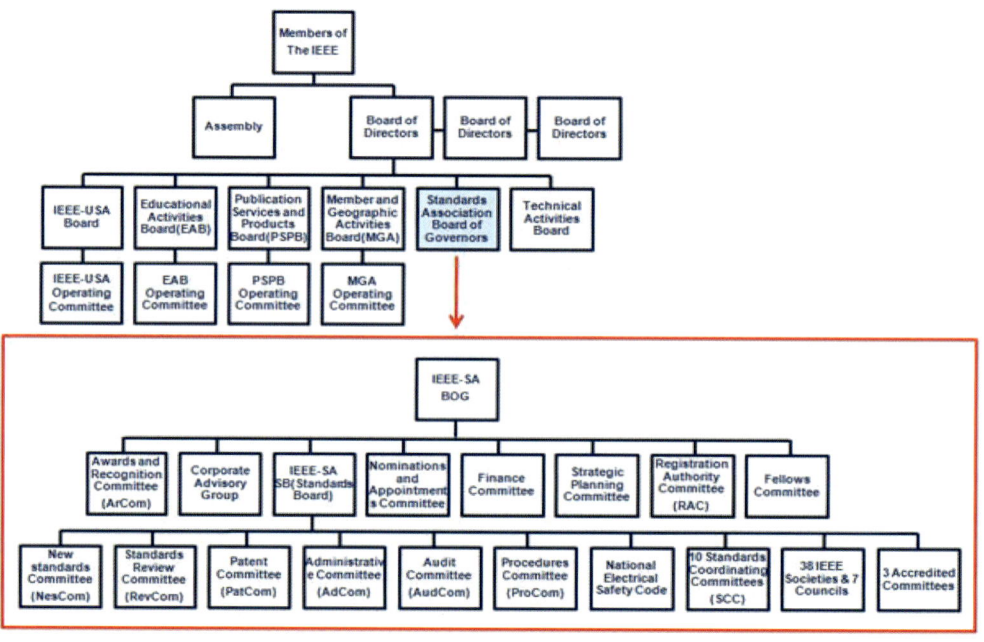

그림 3

따라서 상호 표준 협력 협정을 체결한 IEEE 표준협회 내에 『3D 메디컬』 워킹그룹을 신설함으로써 협조적인 분위기 하에 우리나라 주도의 국제 표준화를 추진할 수 있을 것을 기대하며 IEEE 표준협회는 기술표준원과 3D 산업을 포함한 융합 신산업 분야 표준 협력 협정을 체결하였다. 기술표준원은 이러한 과정을 통해 2011년 『3D

휴먼팩터』워킹그룹(의장 연세대 이상훈 교수)을 신설한 바 있으며, 이어서 의료 산업 분야의 3D 표준화 아이템 발굴을 지원하기 위하여 약 6개월에 걸친 협의를 마치고 지난 2012년 3월 30일 우리나라 주도로 IEEE 표준협회에 『3D 메디컬』 워킹그룹(의장 조선대학교병원 정형외과장 문영래 교수)을 신설하였다.

이러한 워킹그룹의 신설로 IEEE 표준협회 내에서 우리나라가 3D 융합 산업의 국제표준화를 선도해 나갈 발판을 마련하고 향후 IP(지재권) 연계형 표준화를 통하여 의료 선진국을 지향하는 우리나라의 의료산업의 선진화에 일조한다는 계획을 하고 있다. 이러한 워킹그룹의 신설은 3D기술의 차세대 신성장 산업 육성을 위하여 사실상 표준을 주도하기 위한 전략적 표준외교의 일환이기도 하다. 2011년부터 국가 표준 코디네이터 제도를 운영 중에 있는 기술표준원은 2012년도에 총 25억 원을 투입하여 3D산업 등 7개 분야의 국가 표준 코디네이터를 지원할 계획이며 표준기술력향상사업을 통하여 향후 5년간 20억 원을 투입하여 3D 융합 산업의 워킹그룹 활동을 지원할 계획을 가지고 있다.

이렇게 만들어진 IEEE 기반의 3차원 의료영상 국제표준위원회에서는 기술표준원의 지원을 받아 국제 표준 편집, 데이터 수집·분석, 국제상호비교평가 등 국제협력에 의한 연구활동을 하면서 새 표준항목을 제안(New Work Item Proposal)하고 작업안(Working Draft)을 작성하여 국제표준안(IS)으로 채택되는 과정을 거친다.

이러한 표준화의 수행을 위해 국내에서는 삼성, LG 및 ETRI를 포함하여 다양한 의료 영상, 디스플레이 및 시뮬레이션 전문회사에서 참여하기로 하였으며, 국외에서는 벨기에의 Materilise사, 일본 오사카대학병원에서 협력을 결정하였고, 미국의 메디컬 이미지 프로세싱 회사인 이머스러닝 등에서도 관심을 보이고 있다.

의료 데이터는 대용량 3D 객체 데이터의 압축 효율화, 실시간 전송이 가능한 전송/압축 기술 및 3D 영상 의료기기 간 데이터의 3D 포맷 호환성 등에 대한 표준화가 이루어짐에 따라 향후 다양한 IT 기술과 융합될 것으로 예상되며 이에 따른 멀티미디어 구성요소의 기술적 요구사항 및 표준화에 대한 수요증대가 예상된다. 더군다나 이러한 국내 주도형 국제 표준화가 완성되면 3D 디스플레이 및 콘텐츠의 수요 증가

3차원 의학영상

로 의료 3D 응용서비스분야의 급속한 성장이 예상되고, 영상기반의 수술 시뮬레이터 등 실사 수준의 3D영상을 제공하는 의료기기의 등장이 예상된다.

따라서 기술표준원은 표준기술력향상사업을 통하여 향후 2년간 6.6억 원을 투입하여 3D관련 국제표준 개발과 워킹그룹 활동을 지원할 계획이며, 본 워킹그룹의 출발을 계기로 3D융합산업 국제표준화 활동을 적극 지원하여 이어서 영화·방송·디스플레이·의료·교육·게임·광고·국방 등의 산업에 3D기술이 접목된 신융합산업의 시대를 열어갈 수 있도록 국제경쟁력 향상과 국제표준화 선점에 주력할 예정이다.

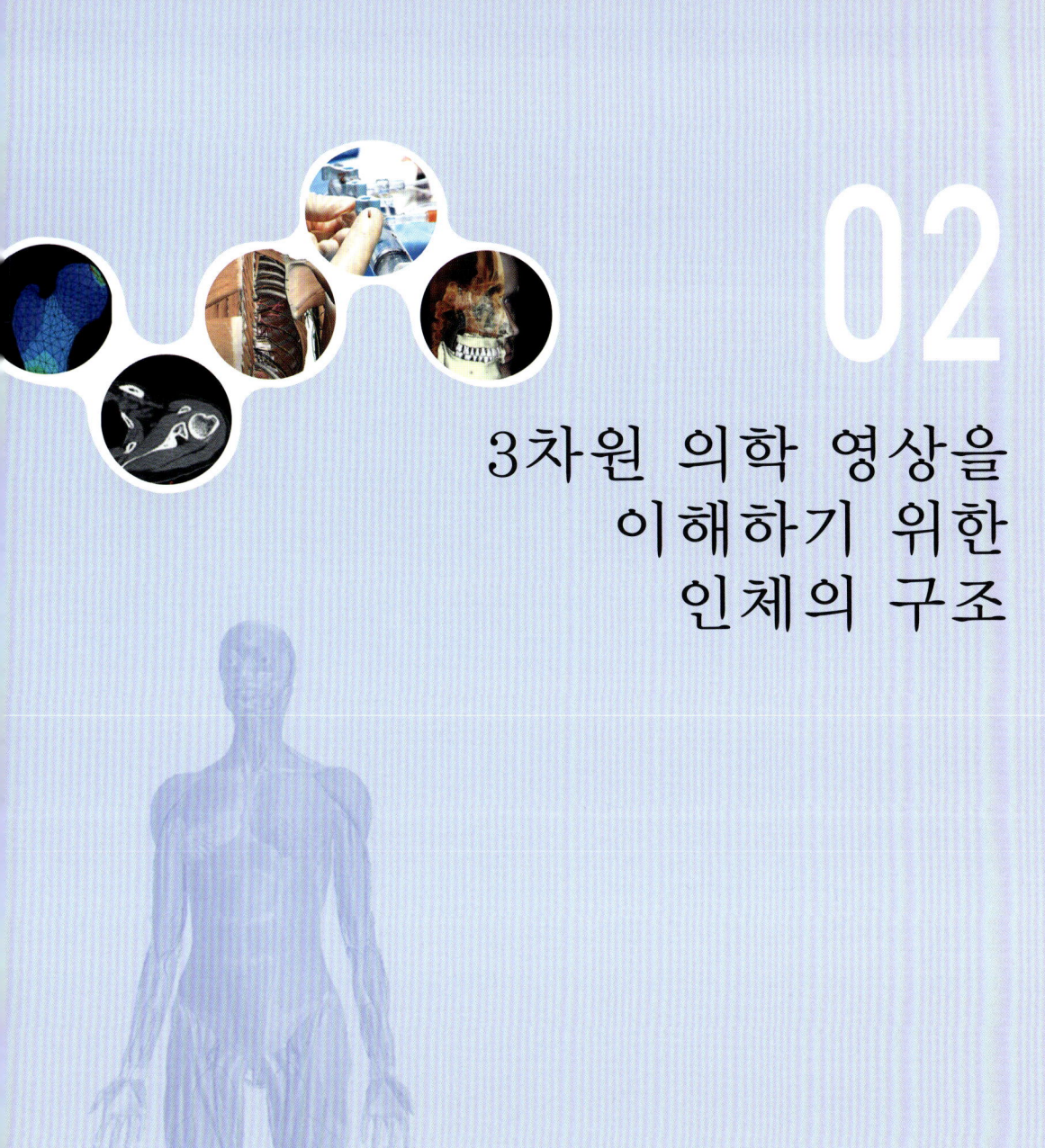

02

3차원 의학 영상을 이해하기 위한 인체의 구조

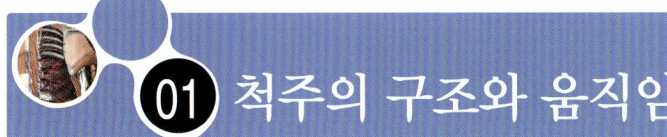
01 척주의 구조와 움직임

::머리글

의학 분야에서의 인체 모델링, 리깅, 애니메이션은 인체를 3차원공간에서 사실적으로 움직이는 기술로서, 2차원 의학영상의 획득과 더불어 수술 계획 및 시뮬레이션을 위해 사용되는 중요한 기술이다. 이러한 사실적인 움직임을 만들기 위해서는 인체의 구조와 움직임의 특징에 대해 알고 이러한 특징들을 놓치지 않아야 한다. 이번 장에서는 척주를 보기로 들어서, 척주를 모델링하고 움직일 때 놓치지 말아야 할 특징들에 대해 알아본다.

::본문

척주(vertebral column, 脊柱): 척주는 위로부터 일곱 개의 목뼈, 열두 개의 등뼈, 다섯 개의 허리뼈, 그리고 엉치뼈와 꼬리뼈까지 다섯 개의 부위로 구성된다. 편리하게 부르기 위해 각 부위에 포함된 개별 척추는 위쪽에서 아래쪽으로 번호를 붙이며 번호 앞에는 각 부위의 첫 글자가 온다. 보기를 들어서, 'C VII'는 일곱째목뼈이며, 'L II'는 두번째허리뼈이다.

척주는 부위에 따라 앞쪽 또는 뒤쪽으로 휘어 있고 이를 척주굽이(curvature of vertebral column)라고 하며, 척주굽이에는 목굽이(cervical curvature), 등굽이(thoracic curvature), 허리굽이(lumbar curvature), 엉치굽이(sacral curvature)가 있다.

3차원 의학영상

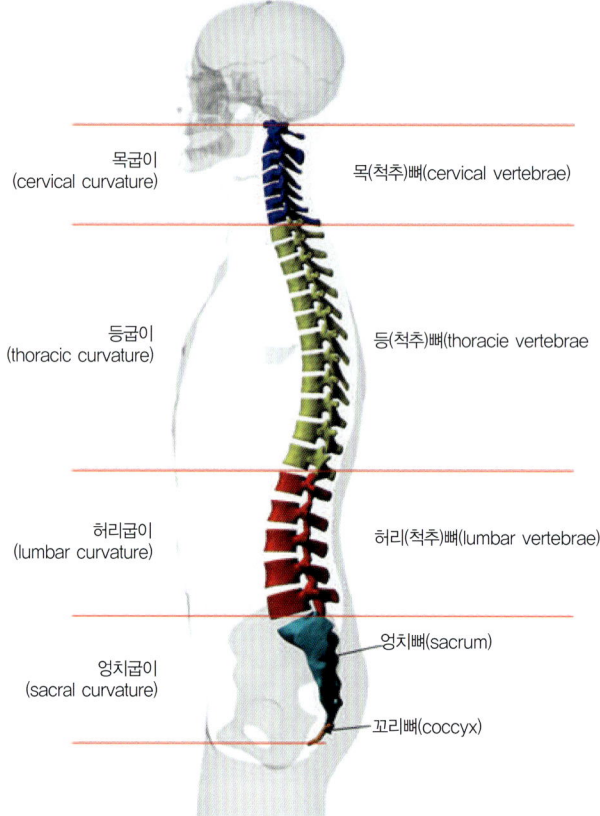

그림 1. 척주의 구조

용어에서 주의해야 할 것은, 각각의 뼈가 척추뼈(vertebrae)이며, 이러한 척추뼈들이 모여서 이룬 것이 척주(vertebral column)이다. 척주의 각 부위에 있는 척추뼈의 특징은 다음과 같다.

목(척추)뼈(cervical vertebrae, 경추(頸椎)): 일곱 개의 목뼈는 목을 떠받치고 있으며 다른 척추뼈에 비해 가동성이 비교적 크다.

등(척추)뼈(thoracic vertebrae, 흉추(胸椎)): 열두 개의 등뼈는 열두 쌍의 갈비뼈와 관절을 이룬다.

허리(척추)뼈(lumbar vertebrae, 요추(腰椎)): 다섯 개의 허리뼈는 크고, 무게를 지탱하는 구조로 되어 있다.

엉치뼈(sacrum, 천골(薦骨)): 다섯 개의 척추뼈가 합쳐진 것으로, 두 개의 엉덩뼈(ilium, 장골(腸骨))와 관절을 이룬다.

꼬리뼈(coccyx, 미골(尾骨)): 세 개 혹은 네 개의 척추뼈가 합쳐진 것으로, 엉치뼈의 끝에 붙어 있다. 꼬리가 있는 동물의 경우, 한 개의 꼬리뼈 대신 각각의 뼈로 나누어진 여러 개의 꼬리뼈를 가지고 있다.

각 척추뼈는 다음과 같은 모양을 가지고 있다. 이름을 붙인 부위 외에도 각 부위의 명칭이 더 있지만 본문에서는 큰 특징을 가지는 구조물에만 이름을 붙였다. 이 그림에서는 L V를 보기로 들어서 설명하였는데, 척추뼈는 위치에 따라 모양과 크기가 다르다.

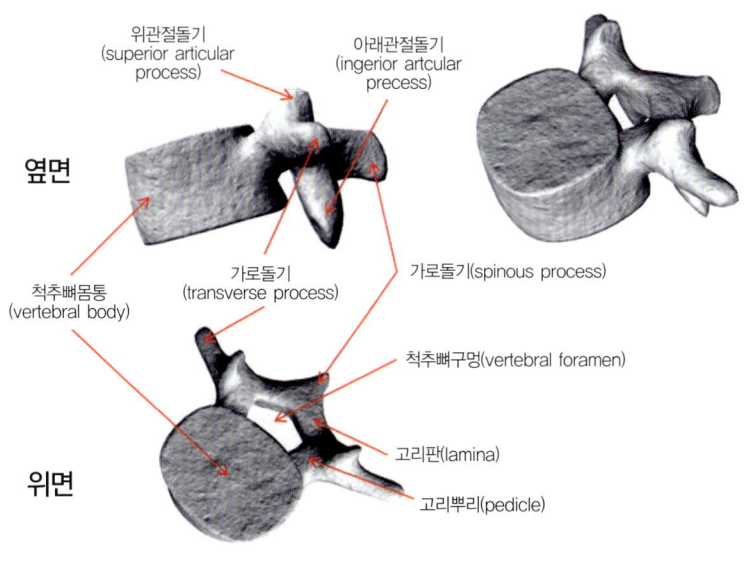

그림 2. 척추뼈의 구조

가시돌기(spinous process): 등을 슬슬 만지면 이 부분을 만질 수 있다. 또한 체형이 마를수록 이 부분이 등에서 튀어나온 것을 볼 수 있다.

척추뼈구멍(vertebral foramen): 이러한 여러 개의 구멍이 한 줄로 늘어서면, 척수(spina cord)가 지나가는 척주관(vertebral canal)이 된다.

각각의 척추뼈는 척추사이원반(척추원반, intervertebral disc)에 의해 연결된다. 원반의 주변 부위는 섬유테로, 중심 부위는 젤라틴 물질로 되어 있어서 척추뼈 사이의 움직임을 가능하게 하고, 충격흡수 및 무게를 지탱하는 역할을 한다. 단, C I과 C II 사이의 관절은 예외이므로 뒤에서 따로 설명하도록 한다.

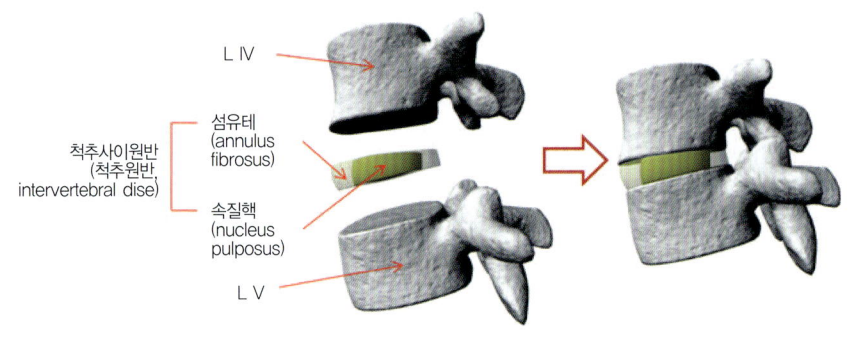

그림 3. 척추뼈의 연결 구조

각각의 척추뼈에서 일어나는 움직임은 상당한 운동성을 가진다. 척추뼈 부위마다 움직임의 종류와 정도가 다양하며, 이는 척추뼈 몸통의 크기와 모양 및 다른 요소들의 영향을 받는다. 보기를 들어서, 인접한 두 개의 척추뼈 몸통 중에 위의 것이 움직이고 아래 것이 고정되어 있다고 할 때, 이들 사이에서 일어나는 움직임은 다음과 같다. 간단히 표현하면, 척추뼈들이 움직일 때 기준이 되는 축은 척추사이원반의 가운데라고 할 수 있다.

굽힘(flexion): 위쪽에 있는 뼈가 앞으로 기울면서 척추사이원반의 앞쪽이 찌그러지고 뒤쪽이 팽창한다.

폄(extension): 위쪽에 있는 뼈가 뒤로 기울면서 척추사이원반의 뒤쪽이 찌그러지고 앞쪽이 팽창한다.

옆으로 굽힘: 위와 아래 척추뼈의 오른쪽은 서로 가까워지고 왼쪽은 서로 멀어진다.

돌림(rotation): 섬유들을 비트는 효과 때문에 척추사이원반 전체의 두께가 얇아지게 된다.

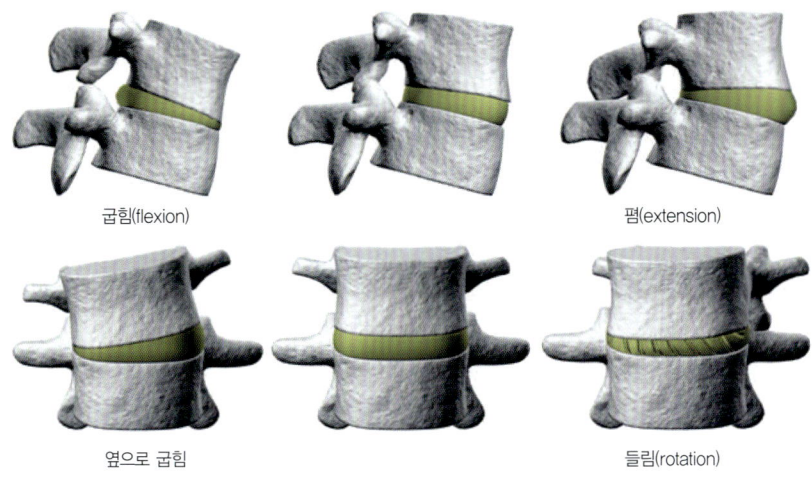

그림 4. 척추뼈의 움직임

위와 같은 척추뼈의 움직임을 3D로 표현하기 위해서는 다음처럼 조인트를 세팅하는 것이 효과적이다.

1) 몸의 중심이 골반, 즉 엉치뼈에 있다고 가정하고 엉치뼈에서 조인트를 시작한다. 먼저 척추의 루트조인트인 조인트1은 엉치뼈 전체의 웨이트를 가진다.
2) 조인트2는 엉치뼈와 L V 사이의 움직임을 담당한다. 이때, 조인트의 축은 척추사이원반의 가운데에 위치해야 한다.
3) 1번과 마찬가지로 조인트3은 L V 전체의 웨이트를 가진다.
4) 2번과 마찬가지로 조인트4는 L V와 L IV 사이의 움직임을 담당하고, 3번과 마찬가지로 조인트5는 L IV 전체의 웨이트를 담당한다.
5) 이러한 방법으로 조인트6, 7을 계속 추가하면서 위쪽의 척추뼈로 올라간다.

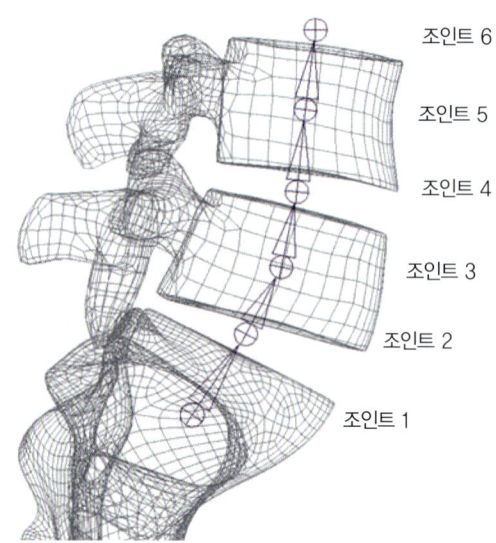

그림 5. 척추뼈의 기본적인 조인트 세팅

앞에서 언급했던, C I과 C II사이의 관절이 일반적인 척추뼈들 사이의 관절과 어떻게 다른지를 알기 위해 먼저 두 개의 뼈의 구조에 대해 알아본다.

첫째목뼈(고리뼈, C I, atlas, 환추(環椎))는 다른 목뼈와 완전히 다른 형태로 되어 있다. 첫째목뼈는 몸통과 가시돌기가 없이 전체적으로 고리모양을 하고 있기 때문에 고리뼈라는 이름을 따로 가지고 있다. 고리뼈는 목뼈 중에서 가장 폭이 넓으며, 콩팥 모양의 오목한 위관절면은 뒤통수뼈와 관절을 이루고, 아래면은 둘째목뼈와 관절을 이룬다.

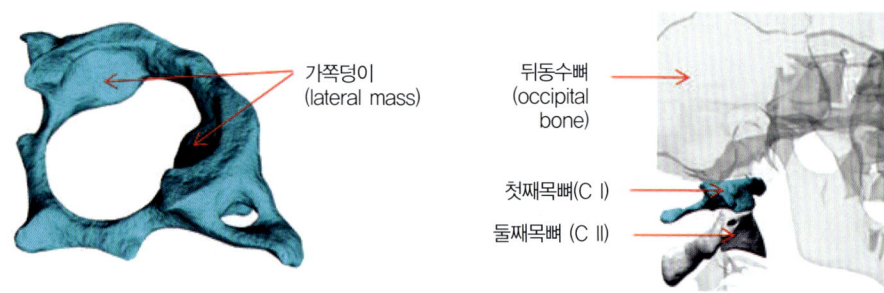

그림 6. 첫째목뼈의 구조와 관절

둘째목뼈(중쇠뼈; C II; axis; 축추(軸椎))는 위쪽 부위만 제외하고는 전형적인 목뼈의 형태로 되어있다. 중쇠뼈에는 크고 편평한 위관절면이 있으며, 가장 특징적인 구조물로 뭉툭한 치아모양의 치아돌기가 척추뼈몸통에서 위쪽으로 돌출되어 있다. 이 구조물은 머리를 돌리거나 흔들 때 고리뼈가 돌아가는 축을 제공한다.

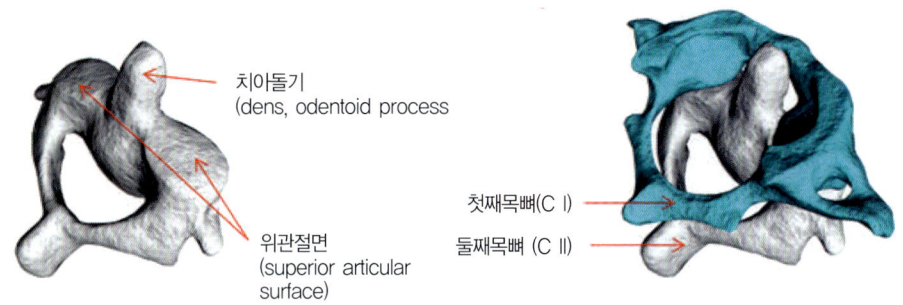

그림 7. 둘째목뼈의 구조와 관절

C I는 C II를 누르면서 회전축을 중심으로 돌아간다. 이 두 척추뼈 사이의 관절에서는 돌림이 가장 크게 일어나며 미끄러짐도 함께 일어난다. 이때 치아돌기 또는 C I과 C II 사이의 관절오목 중 하나가 회전축이 된다.

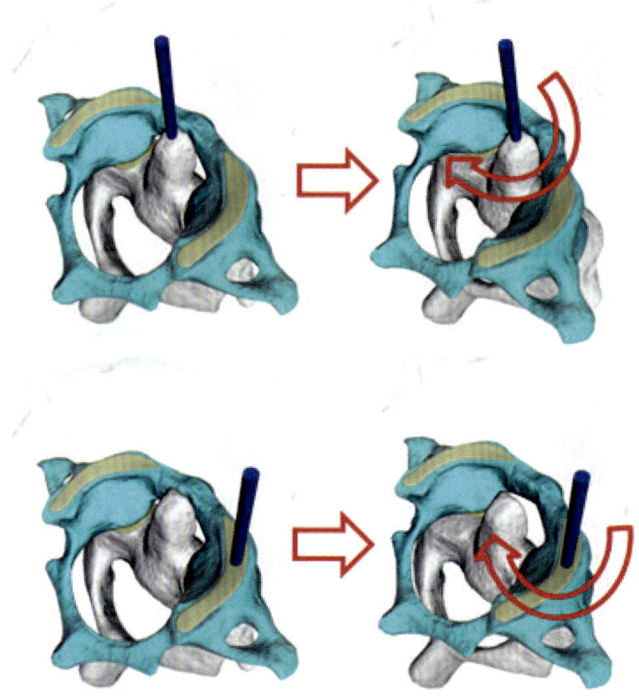

그림 8. 첫째목뼈의 회전축과 움직임

    이번 장에서는 척주를 모델링하고 움직일 때 놓치지 말아야 할 큰 특징들에 대해 알아보았다. 보다 정교한 움직임을 위해서는 본문에서 언급한 내용보다 더욱 많은 특징을 알고 표현해야 한다. 또한 목적에 따라 다양한 모델링 및 리깅 방법이 존재한다. 다음 장에서는 어깨와 팔의 특징 및 움직임에 대해 알아볼 예정이다.

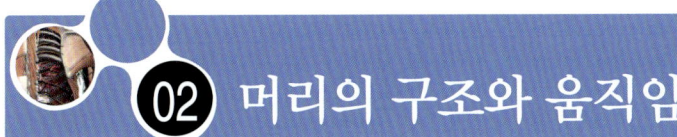
02 머리의 구조와 움직임

::머리글

 의학분야에서의 인체 모델링, 리깅, 애니메이션은 인체를 3차원공간에서 사실적으로 움직이는 기술로서, 2차원 의학영상의 획득과 더불어 수술 계획 및 시뮬레이션을 위해 사용되는 중요한 기술이다. 이러한 사실적인 움직임을 만들기 위해서는 인체의 구조와 움직임의 특징에 대해 알고 이러한 특징들을 놓치지 않아야 한다. 이번 호에서는 머리를 보기로 들어서, 머리를 모델링하고 움직일 때 놓치지 말아야 할 특징들에 대해 알아본다.

::본문

 머리는 인체의 모든 움직임을 주관하는, 인체에 있어서 가장 중심이 되는 부위라고 할 수 있다. 개인을 식별하는 가장 큰 지표가 되기도 하며, 실제로 개인별 형태의 차이점을 가장 크게 느끼게 하는 부위이기도 하다. 흔히 머리뼈는 한 덩어리라고 생각하기 쉽지만 머리뼈는 22개의 불규칙한 모양의 뼈로 이루어져 있으며, 턱관절을 제외하고는 대부분 섬유관절의 하나인 봉합(suture, 縫合)으로 연결되어 있다.

(1) 뼈

 머리뼈(skull)는 뇌를 담는 머리의 뼈대로 뇌를 싸는 여덟 개의 뇌머리뼈(neurocranium, 뇌두개골(腦頭蓋骨))와 얼굴의 뼈대를 이루는 열네 개의 얼굴머리뼈(facial skeleton, 안면골격(顔面骨格))로 이루어져 있다.
 어른의 뇌머리뼈는 한 개의 이마뼈(frontal bone, 전두골(前頭骨)), 두 개의 마루뼈(parietal bone, 두정골(頭頂骨)), 두 개의 관자뼈(temporal bone, 측두골(側頭骨)), 한 개의 뒤통수뼈(occipital bone, 후두골(後頭骨)), 한 개의 나비뼈(sphenoid bone,

접형골(蝶形骨)), 한 개의 벌집뼈(ethmoid bone, 사골(篩骨))와 같은 여덟 개의 뼈들로 구성된다.

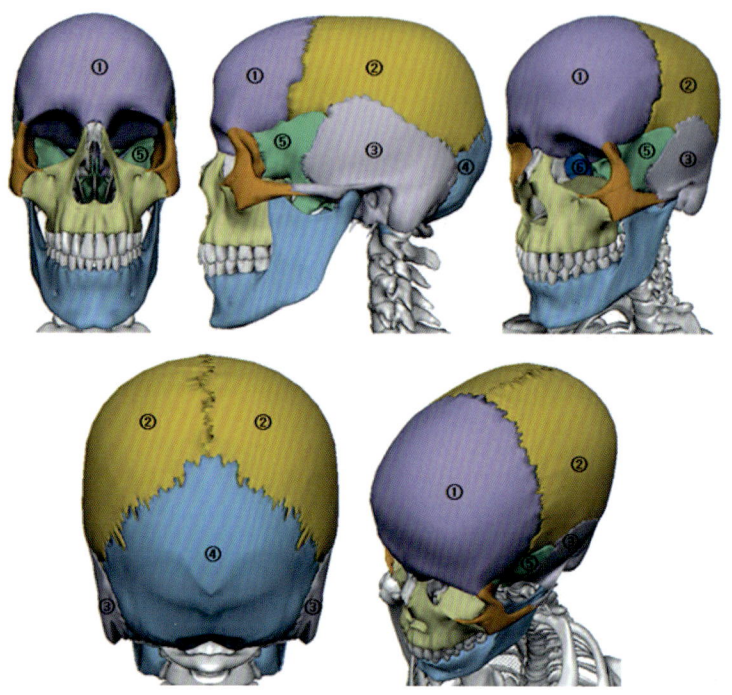

그림 1. 뇌머리뼈(neurocranium). ①이마뼈(frontal bone), ②마루뼈(parietal bone), ③관자뼈(temporal bone), ④뒤통수뼈(occipital bone), ⑤나비뼈(sphenoid bone), ⑥벌집뼈(ethmoid bone)

얼굴머리뼈(facial skeleton)는 크게 머리뼈의 앞부분을 형성하는 뼈와 위턱뼈(maxilla, 상악골(上顎骨)), 아래턱뼈(mandible, 하악골(下顎骨))로 나눌 수 있다. 얼굴머리뼈는 두 개의 눈물뼈(lacrimal bone, 누골(淚骨)), 두 개의 코뼈(nasal bone, 비골(鼻骨)), 두 개의 위턱뼈(maxilla, 상악골(上顎骨)), 두 개의 광대뼈(zygomatic bone, 관골(觀骨)), 두 개의 입천장뼈(palatine bone, 구개골(口蓋骨)), 두 개의 코선반뼈(inferior nasal concha, 하비갑개(下鼻甲芥)), 한 개의 아래턱뼈(mandible, 하악골(下顎骨)), 한 개의 보습뼈(vomer, 서골(鋤骨))등 열네 개의 불규칙한 모양의 뼈로 이루어진다.

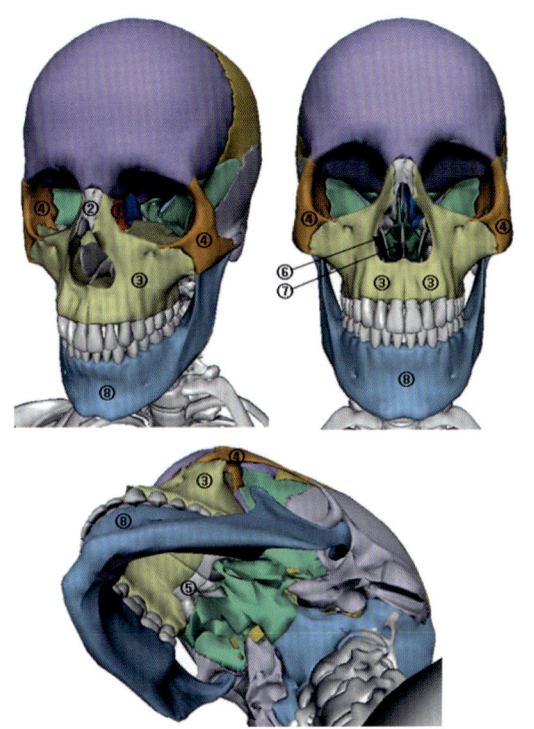

그림 2. 얼굴머리뼈(facial skeleton). ①눈물뼈(lacrimal bone), ②코뼈(nasal bone), ③위턱뼈(maxilla), ④광대뼈(zygomatic bone), ⑤입천장뼈(palatine bone), ⑥코선반뼈(inferior nasal concha), ⑦보습뼈(vomer), ⑧아래턱뼈(mandible)

위턱뼈(maxilla)와 아래턱뼈(mandible)에는 치아가 박혀 있다. 어른의 경우 32개의 간니(permanent teeth, 영구치(永久齒))를 가진다. 치아는 앞니(incisors, 전치(前齒)), 송곳니(canines, 견치(犬齒)), 작은어금니(premolar, 소구치(小臼齒)), 큰어금니(molar, 대구치(大臼齒))로 나눌 수 있으며, 각 치아는 특징적인 모양을 가진다.

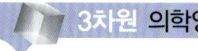

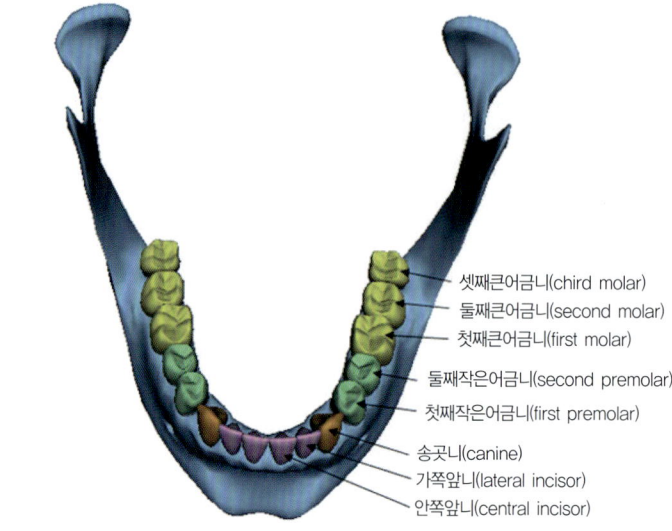

그림 3. 아래턱뼈(mandible)에 있는 치아

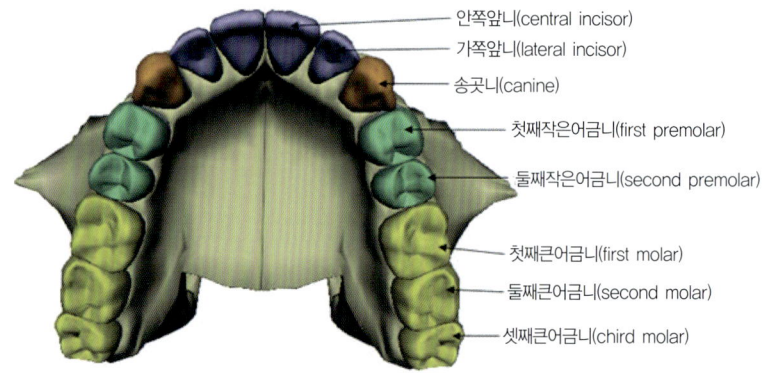

그림 4. 위턱뼈(maxilla)에 있는 치아

(2) 관절과 움직임

아래턱뼈(mandible)와 관자뼈(temporal bone)가 이루는 관절을 턱관절(temporomandibular joint, 악관절(顎關節))이라고 한다. 머리에 있는 유일한 윤활관절이기도 하다. 턱관절에서는 아래턱뼈를 올리는 운동(입을 닫는 운동), 아래턱뼈를 내리는 운동(입을 여는 운동), 아래턱뼈를 앞으로 내미는 운동, 아래턱뼈를 뒤로 당기는 운동, 아래턱뼈를 양옆으로 움직이는 운동이 일어난다.

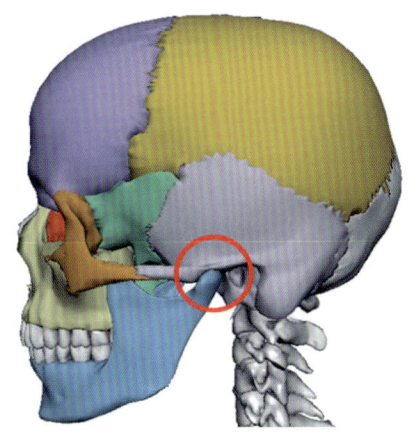

그림 5. **턱관절(temporomandibular joint)의 위치**

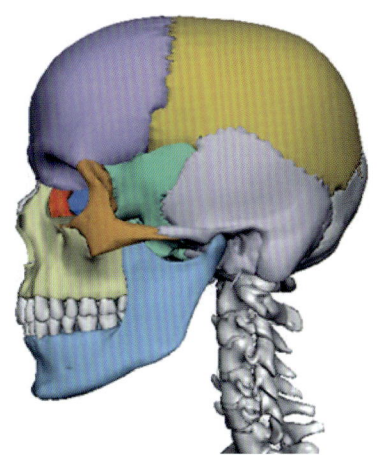

그림 6. **아래턱뼈를 올리는 운동**

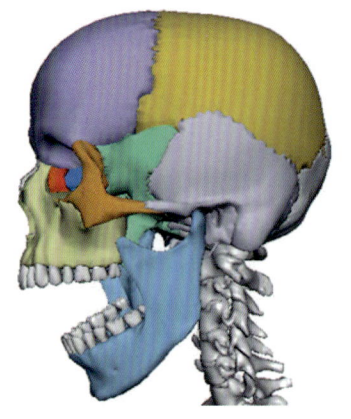

그림 7. 아래턱뼈를 내리는 운동

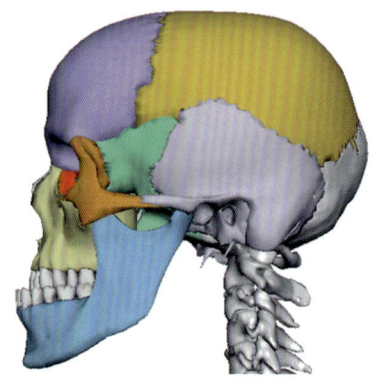

그림 8. 아래턱뼈를 앞으로 내미는 운동

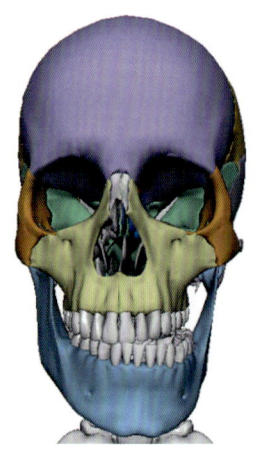

그림 9. 아래턱뼈를 양옆으로 움직이는 운동

사람과 달리, 초식동물인 말, 염소, 양과 같은 동물은 생초, 건초, 곡물 등을 주식으로 하기 때문에 이러한 것들을 짓이겨 먹기 쉽도록 턱관절과 이빨이 발달되었다. 즉, 턱을 크게 움직일 수 있으며 송곳니가 없고, 어금니는 크며, 이빨이 길다.

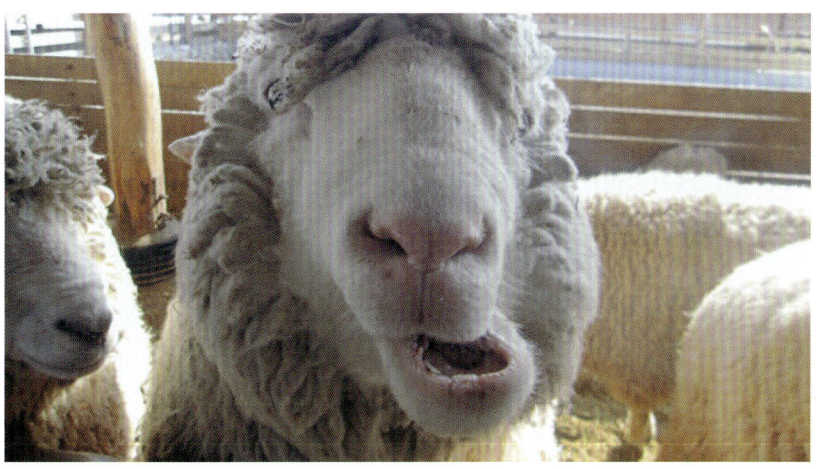

그림 10. 양이 아래턱뼈를 옆으로 움직이는 운동

 이번 장에서는 얼굴의 뼈와 관절에 대해 알아보았다. 본문에서는 뼈와 관절에 대해서만 설명하였는데, 얼굴에서는 뼈뿐 아니라 근육, 혈관의 특징도 알고 있어야 사실적인 표현을 할 수 있다.

03 어깨의 구조와 움직임

::머리글

의학분야에서의 인체 모델링, 리깅, 애니메이션은 인체를 3차원공간에서 사실적으로 움직이는 기술로서, 2차원 의학영상의 획득과 더불어 수술 계획 및 시뮬레이션을 위해 사용되는 중요한 기술이다. 이러한 사실적인 움직임을 만들기 위해서는 인체의 구조와 움직임의 특징에 대해 알고 이러한 특징들을 놓치지 않아야 한다. 이번 호에서는 어깨관절을 보기로 들어서, 어깨관절을 모델링하고 움직일 때 놓치지 말아야 할 특징들에 대해 알아본다.

::본문

뼈에는 무수하게 많은 부분이 있고, 각각 고유한 이름을 가지고 있다. 하지만 여기에선 겉에서 드러나는, 즉 모델링을 할 때 겉에서 반드시 표현해야 하는 부분에 대해서만 설명하도록 한다. 어깨에 있는 관절과 관절을 이루고 있는 주요한 뼈는 다음과 같다.

어깨뼈(scapula, 견갑골(肩胛骨)) : 어깨날개뼈(shoulder blade)라고 부르기도 한다. 가슴우리(thoracic cage, 흉곽)의 뒷면에 위치한 납작한 삼각형의 뼈로서, 세 개의 모서리와 세 개의 각을 가지고 있다. 가쪽으로는 빗장뼈, 위팔뼈와 함께 어깨관절을 이루며, 안쪽으로는 근육들에 의해 척주에 부착된다. 하지만 갈비뼈들과 완전한 관절을 이루지 않고, 여러 근육과 인대들에 의해 가슴우리 뒤쪽에 떠 있으며, 갈비뼈 우리 위에서 미끄러지면서 움직임을 만든다.

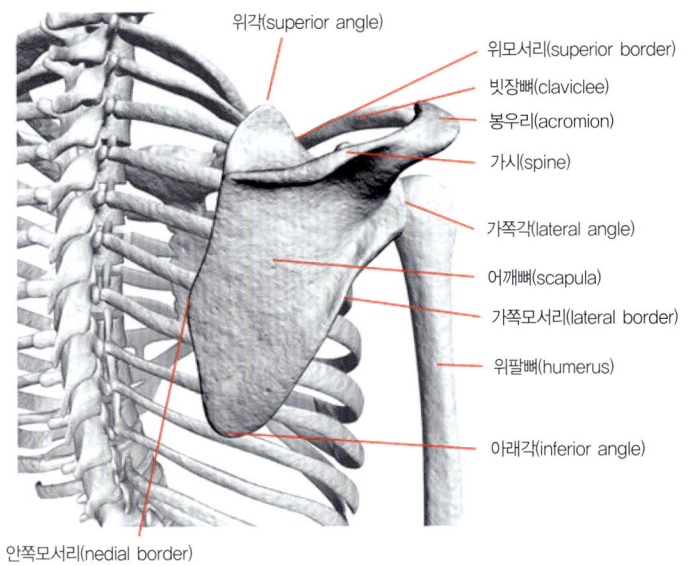

그림 1

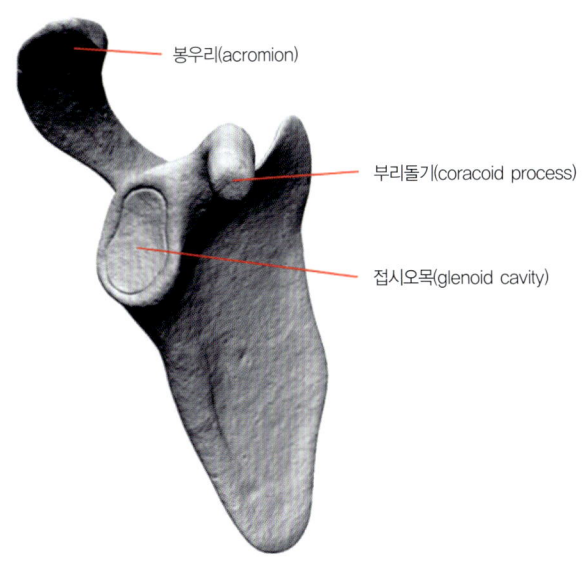

그림 2

위팔뼈(humerus, 상완골(上腕骨)): 위팔에 있는 긴 뼈이다. 위팔뼈의 대부분은 근육에 싸여 있기 때문에 겉에서 보이지 않지만, 먼쪽 부분은 겉에서도 보인다.

3차원 의학영상

어깨관절(shoulder joint, glenohumeral joint, 견관절(肩關節)): 위팔뼈와 어깨뼈의 사이에 형성된 관절이다. 움직임의 범위는 몸의 관절 중에서 가장 넓은데, 이는 어깨관절의 움직임뿐만 아니라 어깨뼈의 움직임까지도 덧붙여 일어나기 때문이다. 보기를 들어서, 어깨뼈를 고정한 상태에서 위팔뼈를 수직으로 올리려고 하면 어깨뼈의 특정 부위(부리돌기)에 닿아서 더 이상 올라가지 않는다. 이 이상으로 위팔뼈를 올릴 수 있는 것은 어깨뼈가 전체가 미끄러져 올라가기 때문이다.

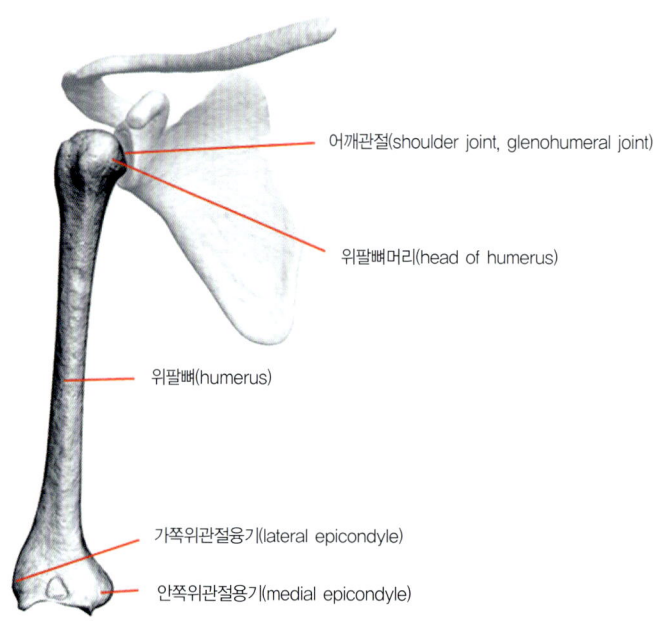

그림 3

빗장뼈(clavicle, 쇄골(鎖骨)): 납작하고 긴 뼈로, 두 군데에서 휘어져 있기 때문에, 위나 옆에서 보면 'S' 자 모양을 하고 있다. 안쪽에서는 복장뼈자루, 가쪽에서는 봉우리와 관절을 이룬다. 부러지기가 쉽고, 팔로 들어오는 힘을 몸통에 전달하는 역할을 하기 때문에 골절이 많이 발생하는 뼈이다.

봉우리빗장관절(acromioclavicular joint, 견쇄관절(肩鎖關節)): 어깨뼈의 봉우리와 빗장뼈의 가쪽면이 만나서 이루는 관절이다. 각 관절면은 계란모양으로 되어 있기 때문에 약간의 미끄러지는 운동이 일어난다.

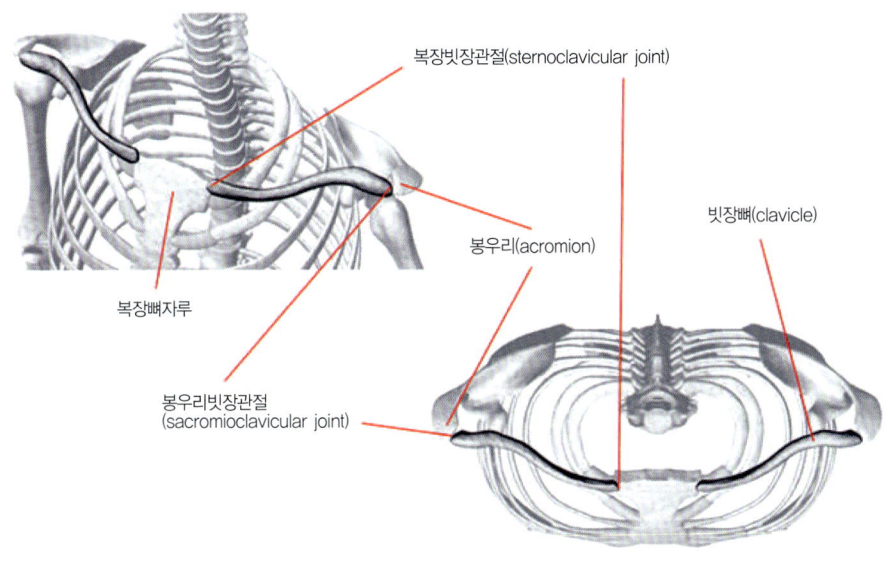

그림 4

어깨뼈의 움직임은 다음과 같다. 어깨뼈를 내밀거나(protraction) 들이면(retraction) 어깨뼈의 안쪽면은 가슴우리 위를 미끄러지는 운동을 하는데, 이때 복장빗장관절(sternoclavicular joint, 흉쇄관절(胸鎖關節))이 회전축이 된다. 이러한 운동을 이용해서 양쪽 어깨뼈의 안쪽모서리로 책을 잡는 등의 묘기를 선보이는 경우도 있다. '아잉~' 하면서 과도한 애교를 부릴 때에는 양쪽을 번갈아가면서 이러한 운동이 일어난다.

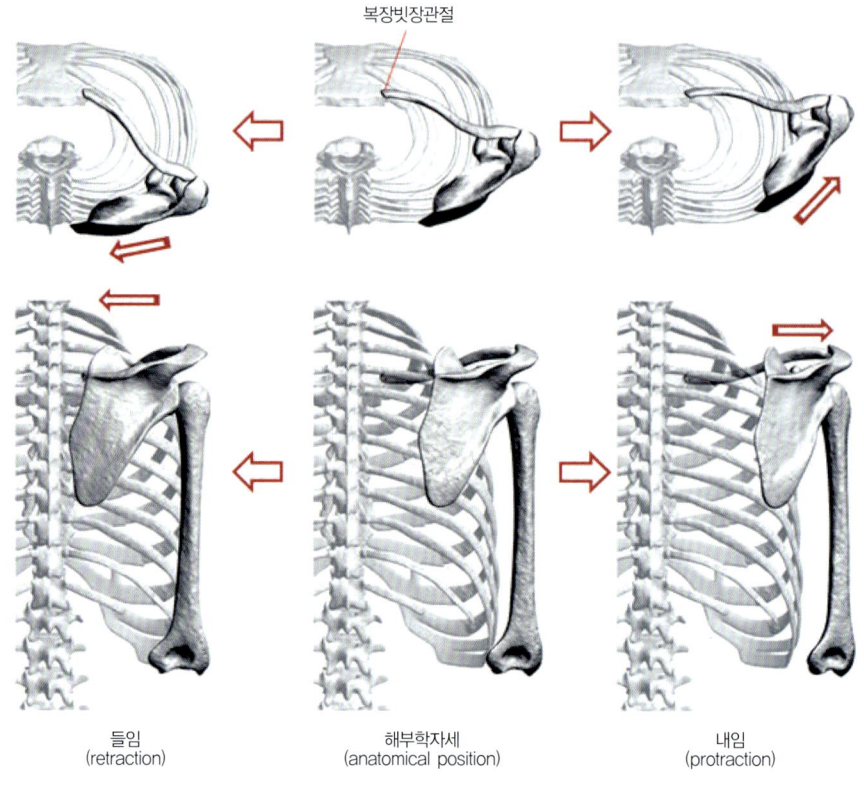

그림 5

　어깨뼈를 올리거나(elevation) 내리면(depression) 어깨뼈에 연결된 위팔뼈, 빗장뼈도 같이 올라가고 같이 내려가게 된다. 어깨를 으쓱으쓱 할 때의 운동이다. 이때 어깨뼈는 어깨뼈-빗장뼈-복장뼈를 통해 가슴우리와 연결되는, 다소 위태로운 관절을 이룬다.

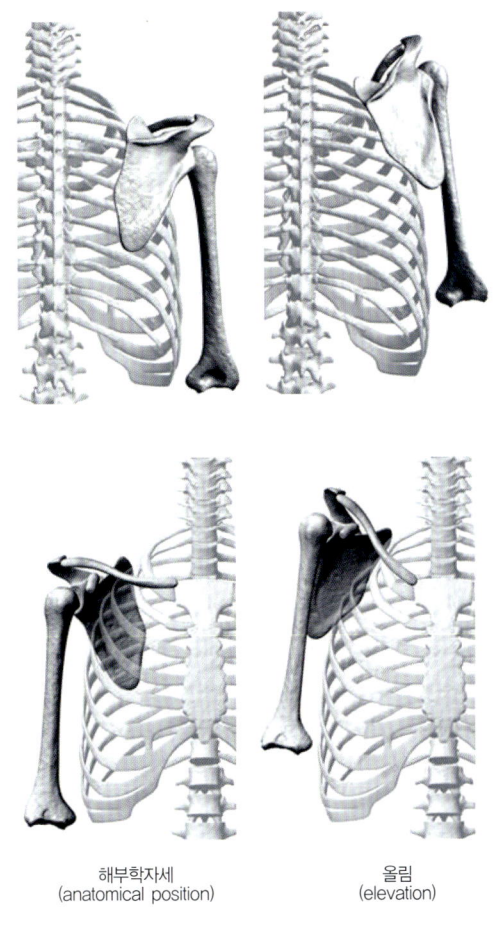

해부학자세
(anatomical position)

올림
(elevation)

그림 6

위팔을 들 때, 90도까지는 어깨뼈가 움직이지 않지만, 그 이상 들어올리면 위팔뼈가 어깨뼈의 부리돌기에 닿아서 어깨뼈가 미끄러지면서 함께 움직인다. 이때, 어깨뼈와 빗장뼈의 움직임과 뒤틀린 정도를 정확하게 표현해야 사실적인 영상을 만들 수 있다.

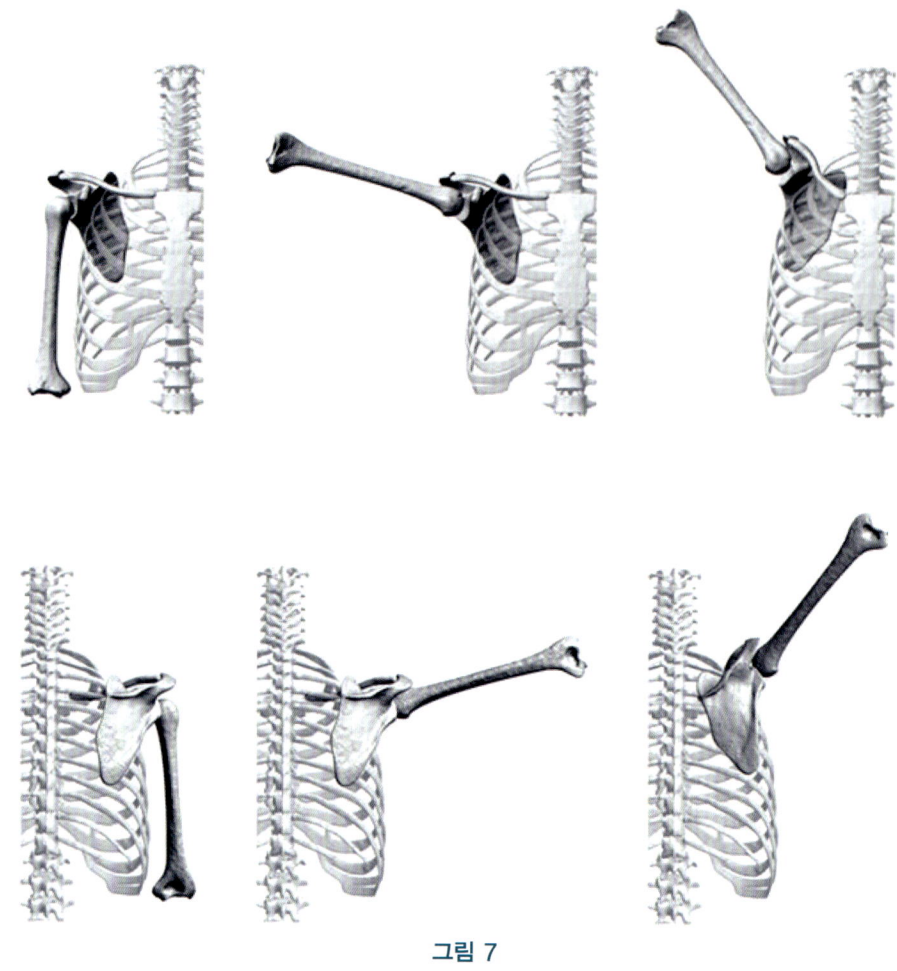

그림 7

   이번 장에서는 어깨의 관절과 움직임을 표현할 때 알고 있어야 할 큰 특징들에 대해 알아보았다. 본문의 그림은 이해를 돕기 위해 다소 과장되게 표현하였다. 보다 정교한 움직임을 위해서는 본문에서 언급한 내용보다 더욱 많은 특징을 알고 표현해야 한다. 다음 장에서는 팔꿈관절의 특징 및 움직임에 대해 알아볼 예정이다.

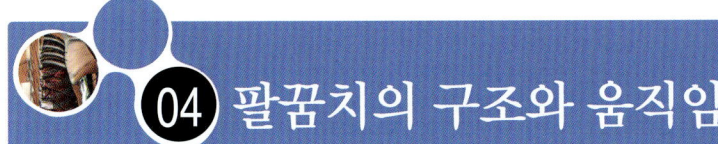
04 팔꿈치의 구조와 움직임

::머리글

의학분야에서의 인체 모델링, 리깅, 애니메이션은 인체를 3차원공간에서 사실적으로 움직이는 기술로서, 2차원 의학영상의 획득과 더불어 수술 계획 및 시뮬레이션을 위해 사용되는 중요한 기술이다. 이러한 사실적인 움직임을 만들기 위해서는 인체의 구조와 움직임의 특징에 대해 알고 이러한 특징들을 놓치지 않아야 한다. 이번 장에서는 팔꿈치를 보기로 들어서, 팔꿈치를 모델링하고 움직일 때 놓치지 말아야 할 특징들에 대해 알아본다.

::본문

(1) 팔 - 정의

팔(upper limb, 상지(上肢))은 어깨와 손목 사이의 부분이며, 위팔뼈가 있는 위팔(arm, 상완(上腕))과 노뼈와 자뼈가 있는 아래팔(forearm, 전박(前膊))로 나눌 수 있다. 즉, 위팔은 어깨에서 팔꿈치까지이고, 아래팔은 팔꿈치부터 손목까지의 부분이다. 위팔과 아래팔의 경계인 팔꿈치에는 팔꿉관절(elbow joint, 주관절(肘關節))이 있다. 팔은 기중기, 굴착기, 로봇 등의 본체에서 길게 뻗어 나가 상하나 좌우로 움직이는 부분을 의미하기도 한다. 유럽에서는 ell이라는 단위가 있었는데, 이 단위는 팔꿈치(elbow)에서 유래하였고, 아래팔의 길이를 의미하였다. 레오나르도 다빈치가 그린, 인체의 비율을 설명하는 유명한 그림인 '비트루비 우스적 인간(vitruvian man)'은 인체의 비율과 함께 여러 가지 단위도 보여주고 있는데, 그 중에 팔을 기반으로 한 단위가 많은 것을 볼 수 있다.

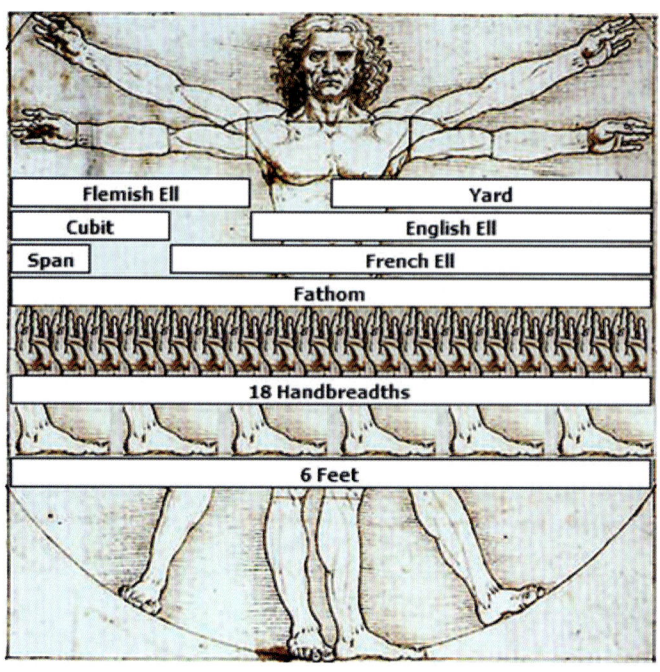

그림 1

(2) 비례

일반적인 팔의 비례는 위팔과 아래팔이 5:4, 아래팔과 손이 3:2이다.

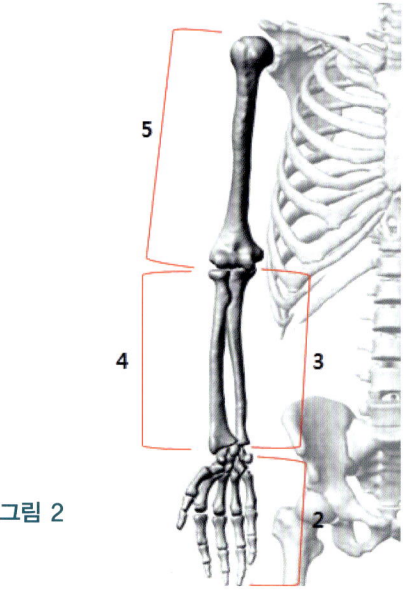

그림 2

(3) 뼈와 관절

1) 노뼈(radius, 요골(橈骨)): 라틴어 radius의 원래 뜻은 '한 점에서 발사되는 광선 또는 방사선' 이지만 '차바퀴의 바퀴살' 이라는 의미로 변화하였다. 즉, 노뼈의 모양이 차바퀴의 중심에서 뻗어나가는 차바퀴의 바퀴살과 형태가 비슷하다고 해서 붙여진 이름이다. 수학에서의 반지름(radius), 라디안(radian)도 같은 어원이다. 한자어에서 요골의 요(橈)는 '굽다, 꺾어지다, 약하다, 휘다' 라는 의미이다. 노뼈는 먼쪽, 즉 손목쪽으로 내려갈수록 약간 가쪽으로 휘면서 굵어진다. 몸쪽 끝을 노뼈머리라고 하며, 야구방망이의 손잡이처럼 원반모양으로 되어 있다. 노뼈의 윗부분은 둥글지만 먼쪽으로 갈수록 삼각기둥에 가깝게 된다. 먼쪽 끝에는 아래가쪽으로 붓돌기가 튀어 나와 있다.

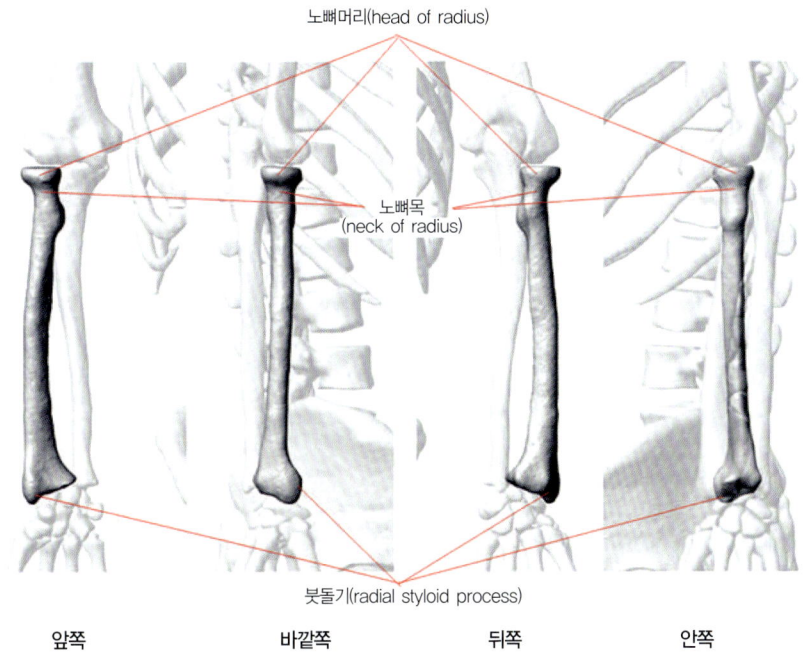

앞쪽   바깥쪽   뒤쪽   안쪽

그림 3

붓돌기(radial styloid process): 노뼈의 먼쪽의 있는 붓돌기는 몸에서 뚜렷하게 드러나는 부분으로, 아래팔에서 손목으로 연결되는 중요한 지표가 된다. 따라서 손목 부분을 표현할 때 빠뜨리면 안 되는 부분이다. 노뼈의 붓돌기는 자뼈의 붓돌기보다

3차원 의학영상

손가락 두께 정도만큼 더 아래쪽에 있다.

2) 자뼈(ulna, 척골(尺骨)): 그리스어로 '팔꿈치, 팔꿈치에서 손까지'라는 뜻에서 유래하였다. 한자어로 척골의 척(尺)은 원래 손가락을 펼쳐서 재는 모양을 나타낸 것으로, 후에 팔꿈치의 길이를 가리키게 되었다(30.3cm). 일반적으로 손가락을 모두 벌렸을 때 가장 긴 축의 길이가 자뼈의 길이와 비슷하기 때문이며, 대략 30cm의 길이이기 때문이다. 자뼈는 노뼈와 반대로, 몸쪽이 크고, 먼쪽으로 갈수록 가늘어진다. 자뼈의 먼쪽에도 붓돌기가 있으며, 노뼈의 붓돌기와 더불어 손목을 표현할 때 빠뜨리면 안 되는 부분이다.

팔꿈치머리(olecranon): 팔을 굽혔을 때 더욱 뚜렷하게 볼 수 있다. 수업시간에 손바닥으로 얼굴을 받치고 졸 때, 팔꿈치에서 바닥에 닿는 부분이다. 레슬링 또는 격투기에서 사용하는 기술인 엘보 드롭(elbow drop) 시 사용되는 부위이기도 하다. 이 기술은 '철권(Tekken)'을 통해 간접으로 시행할 수도 있다.

도르래패임(trochlear notch): 위팔뼈에 있는 위팔뼈도르래와 맞물려서 팔꿈관절(elbow joint)을 이루는 부위이다.

팔꿈관절(elbow joint, 주관절(肘關節))은 위팔뼈(humerus)의 도르래(trochlea)와 자뼈의 도르래패임이 맞물려서 이루는 관절이다. 팔꿈관절에서 겉으로 드러나는 부분은 위팔뼈의 안쪽위관절융기, 가쪽위관절융기, 자뼈의 팔꿈치머리이다. 이 부분들은 팔꿈관절을 굽히거나 폈을 때에 보이는 정도가 매우 다르기 때문에 팔꿈치의 표현을 할 때 이러한 부분을 주의해야 한다.

안쪽위관절융기(medial epicondyle): 손목과 손가락을 움직이는 근육들이 붙는 곳이다. 또한 특유의 모양으로 격투기에서 흔히 사용되는 부위이기도 하다. 영화 '옹박'에서 주인공이 3-6-9를 하듯이 팔꿈치를 바깥쪽으로 향했다가 안쪽으로 모으면서 얼굴이나 배 부위를 타격하는 것을 숱하게 볼 수 있는데, 그때 이 부분을 사용하는 것이다.

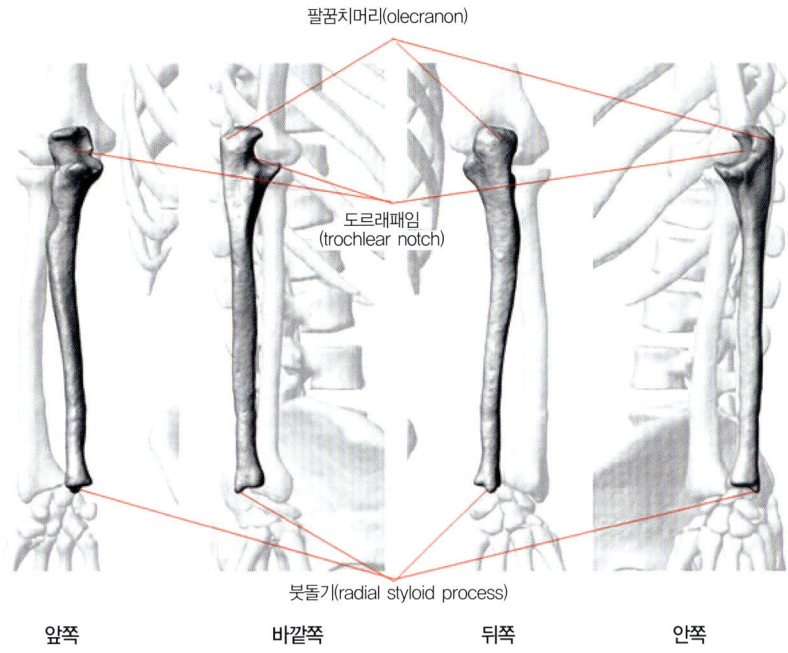

그림 4

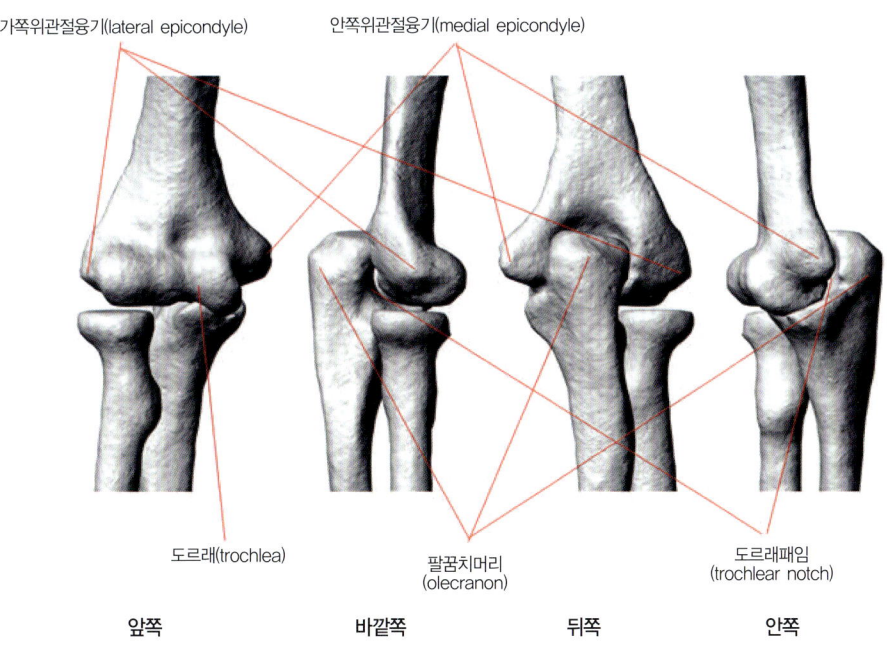

그림 5

(4) 움직임

팔꿉관절은 두 가지 운동을 하는데, 하나는 접거나 펴는 굽힘과 폄 운동이고, 다른 하나는 아래팔을 돌려서 엎침(pronation, 회내(回內))과 뒤침(supination, 회외(回外)) 운동을 하는 것이다. 굽힘과 폄은 위팔뼈와 자뼈 사이의 관절에서 일어나고, 엎침과 뒤침은 노뼈와 자뼈 사이의 관절에서 일어난다.

위팔과 아래팔의 앞면 사이의 각이 감소하는 움직임이 팔꿉관절의 굽힘(flexion; 굴곡(屈曲))이다.

팔꿉관절이 굽힘 자세에서 해부학 자세(anatomical position)로 돌아오는 움직임을 폄(extension, 신전(伸展))이라고 한다.

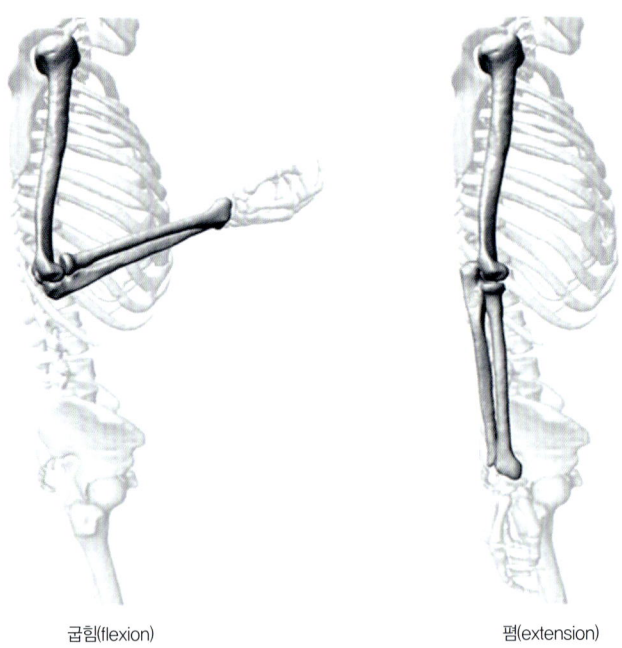

굽힘(flexion)   폄(extension)

그림 6

손바닥이 앞을 향하고 엄지손가락이 바깥쪽에 있는 해부학자세는 뒤침(supination, 회외(回外))이 되어 있는 상태라고 할 수 있다. 즉, 양손으로 물건을 떠받치고 있는 상태가 이 경우에 해당된다.

뒤침과 엎침의 중간 상태 – 손바닥이 안쪽을 향하고 엄지손가락이 앞을 향하게 된다. 손잡이가 있는 물건을 들고 있는 상태가 이 경우에 해당된다.

엎침(pronation, 회내(回內))이 되면 노뼈의 먼쪽이 자뼈의 먼쪽 위로 올라가서, 손바닥이 뒤를 향하게 되고, 엄지손가락이 안쪽을 향하게 된다. 의자의 팔걸이에 팔을 걸친 상태가 이 상태이다. 이러한 움직임은 아래팔의 몸쪽과 먼쪽에 있는 관절들이 서로 닿는 면과, 관절 주위의 인대들의 상호작용에 의해 일어난다.

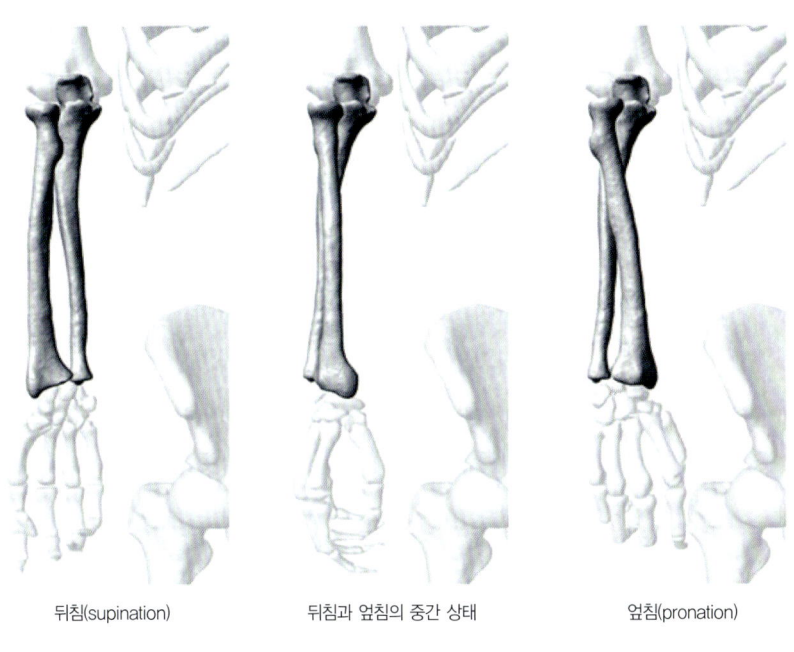

뒤침(supination)   뒤침과 엎침의 중간 상태   엎침(pronation)

그림 7

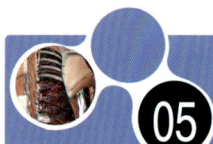

05 손의 구조와 움직임

::머리글

 의학분야에서의 인체 모델링, 리깅, 애니메이션은 인체를 3차원공간에서 사실적으로 움직이는 기술로서, 2차원 의학영상의 획득과 더불어 수술 계획 및 시뮬레이션을 위해 사용되는 중요한 기술이다. 이러한 사실적인 움직임을 만들기 위해서는 인체의 구조와 움직임의 특징에 대해 알고 이러한 특징들을 놓치지 않아야 한다. 이번 장에서는 손을 보기로 들어서, 손을 모델링하고 움직일 때 놓치지 말아야 할 특징들에 대해 알아본다.

::본문

 인류가 진화를 거쳐 두 발로 걷게 됨에 따라 팔은 몸을 옮기는 힘든 일에서 벗어나 훨씬 정교하고 섬세한 일을 담당하게 되었다. 겉보기에는 간단한 구조로 보이지만 그 안을 들여다보면 복잡한 움직임을 가능하게 하는 다양한 관절을 볼 수 있다. 특히, 손은 인체 기관 중에 가장 조밀하고 복잡한 구조를 가지고 있고, 이로 인해 다양한 움직임을 표현할 수 있다. 조금이라도 잘못 표현하면 상당히 어색해지는 구조물이기도 하다. 하지만 손을 구성하는 관절의 작동원리를 안다면 자연스러운 손을 표현하는 일이 어렵지 않을 것이다.

(1) 뼈와 관절

 손의 뼈대는 크게 손목뼈, 손허리뼈, 손가락뼈로 나눌 수 있다.

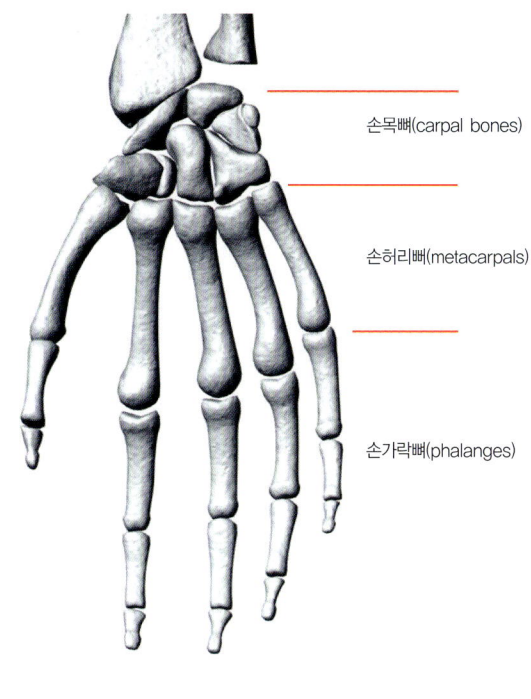

그림 1

1) 손목뼈(carpal bones, 수근골(手根骨)): 다음과 같은 여덟 개의 작은 뼈들로 이루어져 있으며, 몸쪽으로는 아래팔의 뼈와 관절을 이루고, 먼쪽으로는 손허리뼈와 관절을 이룬다.

- 반달뼈(lunate, 월상골(月狀骨)): 몸쪽으로는 노뼈와 관절을 이루고, 먼쪽으로는 말머리뼈와 관절을 이룬다.
- 손배뼈(scaphoid, 주상골(舟狀骨)): 몸쪽으로는 노뼈와 관절을 이루고, 먼쪽으로는 말머리뼈와 관절을 이룬다.
- 큰마름뼈(trapezium, 대능형골(大菱形骨))
- 작은마름뼈(trapezoid, 소능형골(小菱形骨))
- 콩알뼈(pisiform, 두상골(頭狀骨)): 세모뼈의 앞면에 놓인 작고 둥근 뼈이며, 밖에서 만져진다.
- 세모뼈(triquetrum, 삼각골(三角骨)): 몸쪽으로는 자뼈의 붓돌기와 노뼈 사이

를 지나는 관절원반과 관절을 이루고, 먼쪽으로는 갈고리뼈에 닿는다.
- 갈고리뼈(hamate, 유구골(有鉤骨)): 앞으로 튀어나온 갈고리가 밖에서 만져진다.
- 알머리뼈(capitate, 유두골(有頭骨))

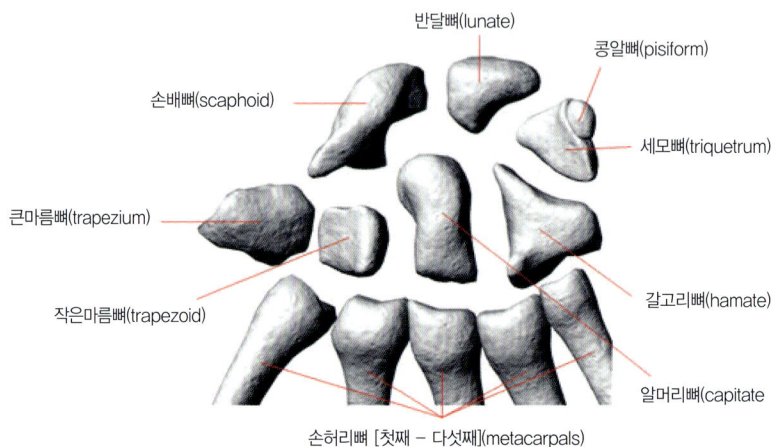

그림 2

2) 손허리뼈 [첫째 - 다섯째](Metacarpals [I - V], 중수골(中手骨))와 손가락뼈(phalanges, 지골(指骨)): 손허리뼈는 다섯 개이고, 손가락뼈는 모두 열네 개다. 엄지 손가락은 손가락뼈가 두 개지만, 다른 손가락은 손가락뼈가 세 개이다. 손허리뼈와 손가락뼈는 몸쪽의 바닥, 몸통, 그리고 먼쪽의 머리로 이루어져 있다.

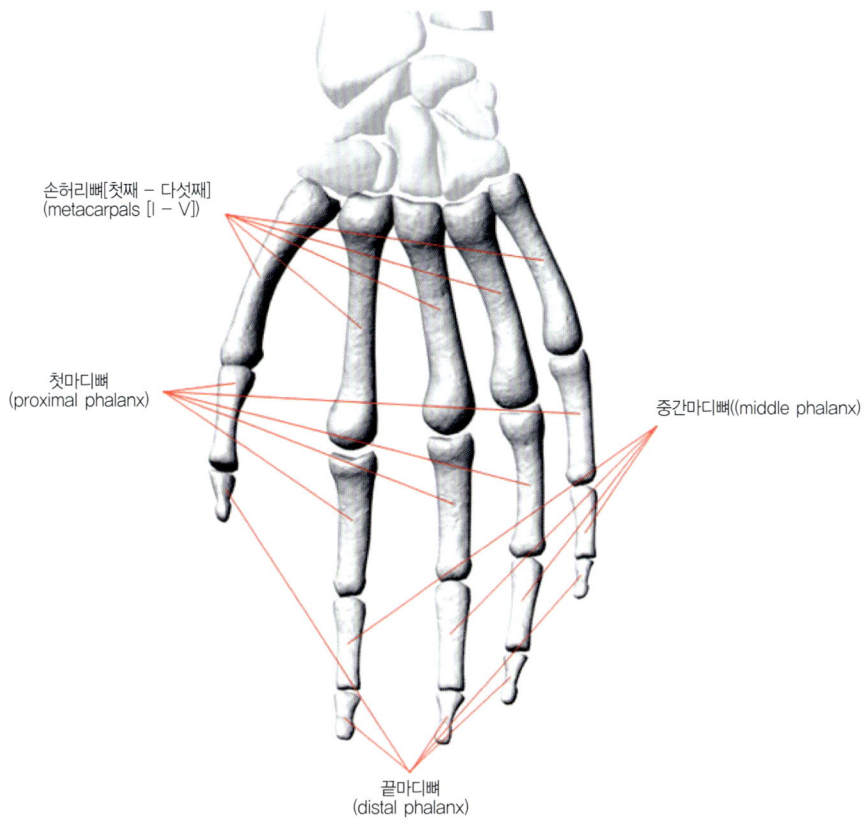

그림 3

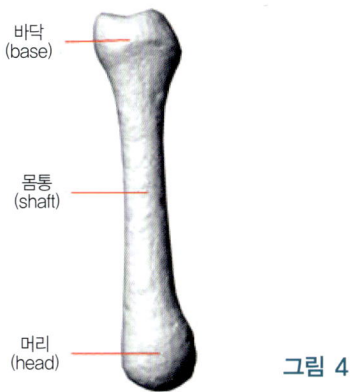

그림 4

손에서는 29개의 뼈가 25개 이상의 관절을 이룬다. 손목 자체에서의 회전운동은 한정되어 있지만, 아래팔과 움직임이 더해지면 어떤 방향으로든 운동이 가능하다. 특히 엄지손가락은 나머지 다른 손가락과 맞닿을 수 있기 때문에 손의 정밀한 운동을 가능하게 한다.

- 손목관절(wrist joint, 요골수근관절(橈骨手根關節)): 노뼈가 손목뼈들과 만나서 이루는 관절이다.
- 손목뼈사이관절(carpal joints, intercarpal joints, 수근간관절(手根間關節)): 노뼈의 먼쪽, 관절원반, 몸쪽 손목뼈들 사이에 형성되는 타원형 관절들이다.
- 손목손허리관절(carpometacarpal joints, 수근중수관절(手根中手關節)): 손목뼈의 먼쪽줄과 손허리뼈 사이의 관절이다. 여기에서는 약간의 미끄럼과 굽힘/펴짐의 움직임이 생긴다.
- 손허리손가락관절(metacarpophalangeal joints, 중수지절관절(中手指節關節)): 손허리뼈와 손가락뼈 사이의 관절이다. 굽힘/폄이 잘되고, 약간의 벌림/모음과 돌림도 가능하다. 주먹을 쥐었을 때 손허리뼈머리를 확실하게 볼 수 있다.
- 손가락뼈사이관절(interphalangeal joints of hand, 지골간관절(指骨間關節)): 손가락뼈들 사이의 관절이다. 첫마디뼈와 중간마디뼈 사이에서는 폄이 180도 정도로 제한되지만, 중간마디뼈와 끝마디뼈 사이에서는 180도 이상의 폄이 가능하다.

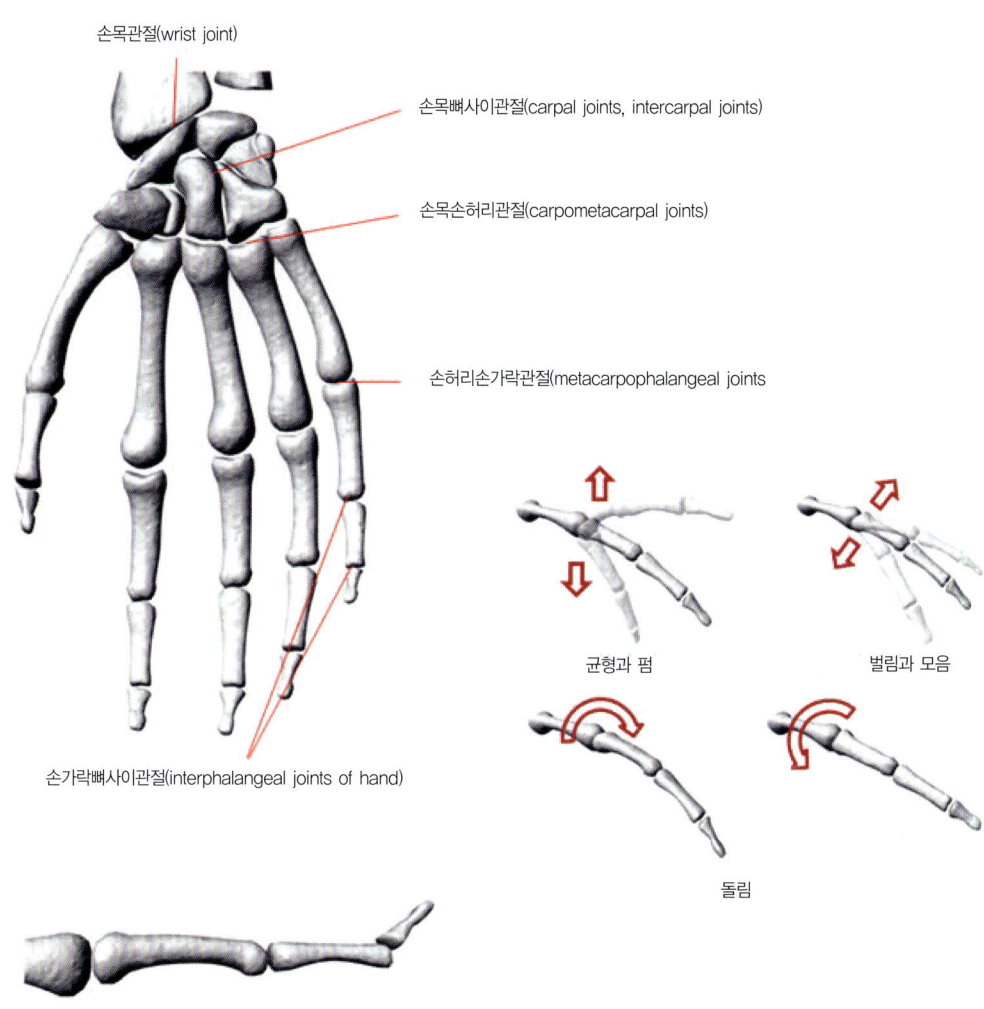

그림 5

(2) 움직임

손목뼈들이 앞쪽으로 곡면을 이루기 때문에 4, 5번 손목손허리관절면은 2, 번 손목손허리관절면과 비스듬히 놓이게 된다. 따라서 5번 손가락을 굽히면 엄지손가락 쪽으로 향한다. 마찬가지로 1번 손허리뼈를 굽히면 엄지손가락은 5번 손가락 쪽으로 다가간다. 이러한 움직임과 손허리뼈들의 위치로 인하여 손바닥은 오목한 모양을 갖추고 있다.

1번 손목손허리관절(엄지관절)은 잘 발달된 안장관절이어서 운동범위가 크다. 1번 손허리뼈는 2번 손허리뼈에서 90도 돌아가 있으며, 이러한 모양으로 인해 엄지손가락, 즉 1번 손허리뼈의 움직임은 다른 손가락들의 움직임과는 다르게 정의된다. 폄은 손허리뼈들의 뒤-가쪽으로 움직이는 것이고, 굽힘은 앞-안쪽으로 움직여서 손바닥에 가까워지는 것이다. 벌림은 앞-가쪽으로 움직이는 것이고, 모음은 뒤-안쪽으로 움직이는 것이다.

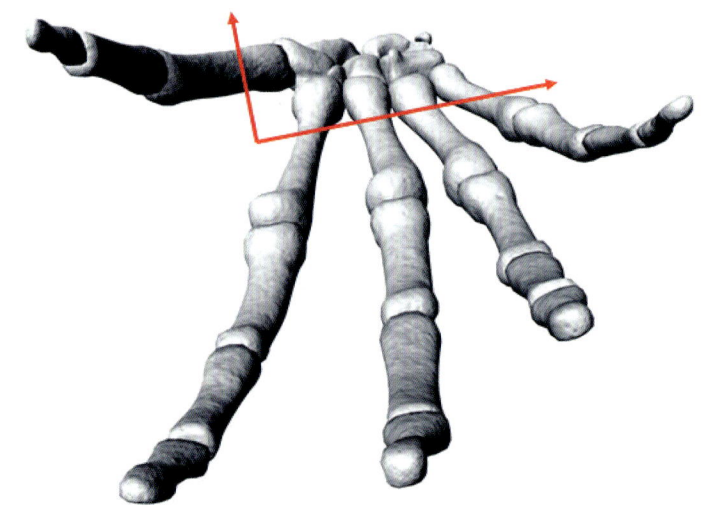

그림 6

(3) 비율

일반적인 손가락의 비율은 손허리뼈가 가장 길고, 손가락 끝쪽으로 갈수록 2/3정도씩 작아진다.

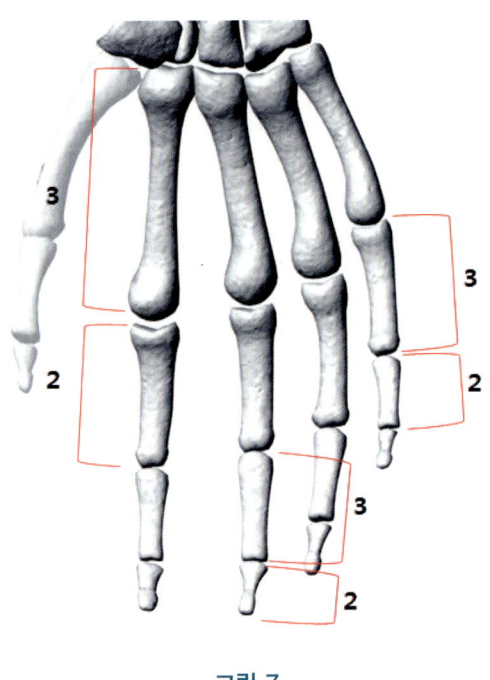

그림 7

이번 장에서는 손을 표현할 때 알고 있어야 할 큰 특징들에 대해 알아보았다. 본문에서는 손의 뼈에 대해서만 설명하였는데, 보다 정교한 표현을 위해서는 뼈뿐 아니라 근육, 혈관의 특징도 알고 표현해야 한다.

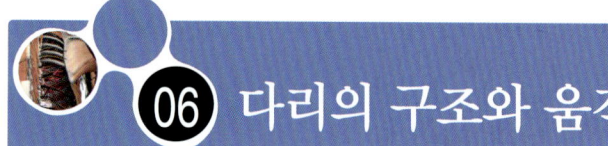

::머리글

의학분야에서의 인체모델링, 리깅, 애니메이션은 인체를 3차원공간에서 사실적으로 움직이는 기술로서, 2차원 의학영상의 획득과 더불어 수술계획 및 시뮬레이션을 위해 사용되는 중요한 기술이다. 이러한 사실적인 움직임을 만들기 위해서는 인체의 구조와 움직임의 특징에 대해 알고 이러한 특징들을 놓치지 않아야 한다. 이번 장에서는 다리를 보기로 들어서, 다리를 모델링하고 움직일 때 놓치지 말아야 할 특징들에 대해 알아본다.

::본문

인류가 진화를 거쳐 두 발로 걷게 됨에 따라 다리는 몸 전체의 무게를 지탱하는 기능과 걷고 뛸 때 필요한 복잡한 움직임을 담당하게 되었다. 이것은 힘과 유연성 모두를 필요로 한다. 이러한 역동적인 움직임은 관절을 통해 일어나고, 이러한 관절의 구조와 움직임을 알면 다리의 자연스러운 동작을 표현하는 데 도움이 될 것이다.

(1) 뼈와 관절

다리에는 네 개의 뼈가 있다.

1) 넙다리뼈(femur, 대퇴골(大腿骨)): 사람의 몸에 있는 뼈 중에서 가장 길며, 길이는 전체 키의 약 1/4 정도이다. 따라서 뼈를 통해 신원을 파악할 때 기준이 되기도 한다. 넙다리뼈의 위쪽은 볼기뼈와 엉덩관절을 이루고, 아래쪽은 정강뼈, 무릎뼈와 함께 무릎관절을 이룬다.

넙다리뼈머리(head of femur): 다리를 움직일 때 축이 되는 부분이다.

큰돌기(greater trochanter): 넓적다리의 가쪽에서 만질 수 있으며, 남성보다 여성에서 더욱 많이 튀어나와 있다.

가쪽위관절융기(lateral epicondyle): 무릎을 굽혔을 때 만져진다.

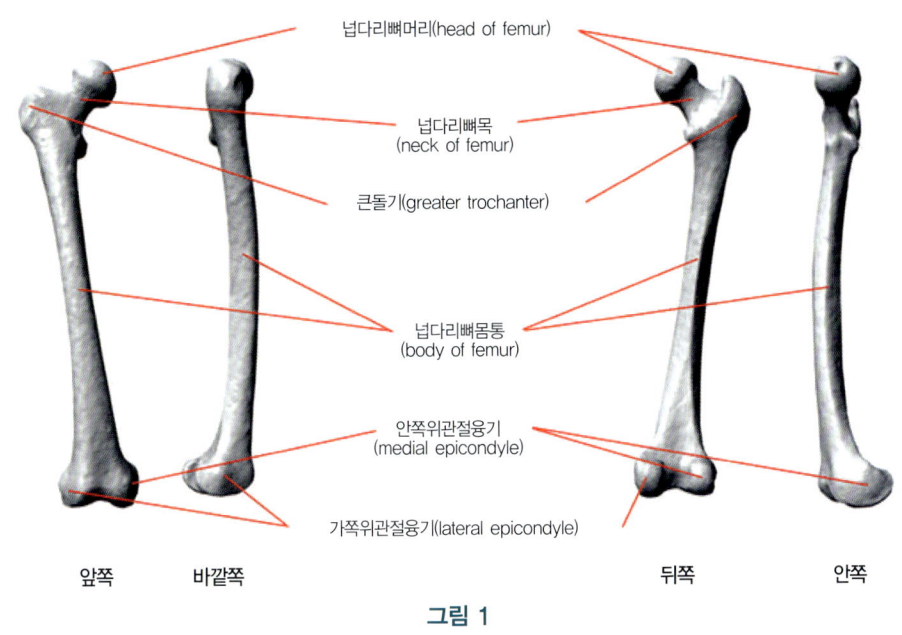

그림 1

2) 무릎뼈(patella, 슬개골(膝蓋骨)): 무릎의 앞을 덮고 있는 뼈로서 넙다리뼈와 관절을 이룬다. 무릎을 최대한 굽히면 무릎뼈가 앞으로 당겨지면서 넙다리뼈의 관절면이 일부 드러나며, 무릎뼈의 앞쪽을 확실하게 만질 수 있다. 무릎뼈는 무릎관절의 위로는 체중을 받고, 무릎관절의 아래로는 걷거나 달리기를 할 때의 충격을 받는다.

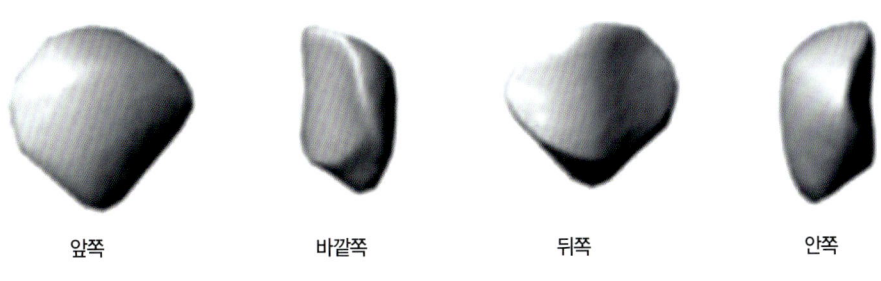

그림 2

3) 정강뼈(tibia, 경골(脛骨)): 사람의 몸에서 넙다리뼈 다음으로 긴 뼈이다. 몸통은 세 개의 모서리가 뚜렷한 삼각기둥 모양을 하고 있다. 특히 정강뼈의 앞모서리 부분은 피부밑에 근육이 없고 지방도 얇기 때문에 확실하게 만져진다. 또한 피부 바깥에서 안쪽관절융기, 가쪽관절융기, 안쪽복사를 볼 수 있다. 앞모서리의 윗부분에 있는 정강뼈거친면도 만져지며, 이곳에 무릎인대가 붙는다.

4) 종아리뼈(fibula, 비골(腓骨)): 정강뼈의 가쪽에 있으며, 정강뼈보다 약간 아래에 있는 뼈이다. 넙다리뼈와 관절을 이루지 않기 때문에 몸무게를 지탱하는 역할은 거의 하지 않지만, 발목관절에서 발목뼈가 빠져나가지 못하게 하여 관절의 안정성을 유지하는 역할을 한다. 종아리뼈머리와 가쪽복사를 볼 수 있으며, 정강뼈에 있는 안쪽복사와 가쪽복사를 '복숭아뼈'라고도 한다.

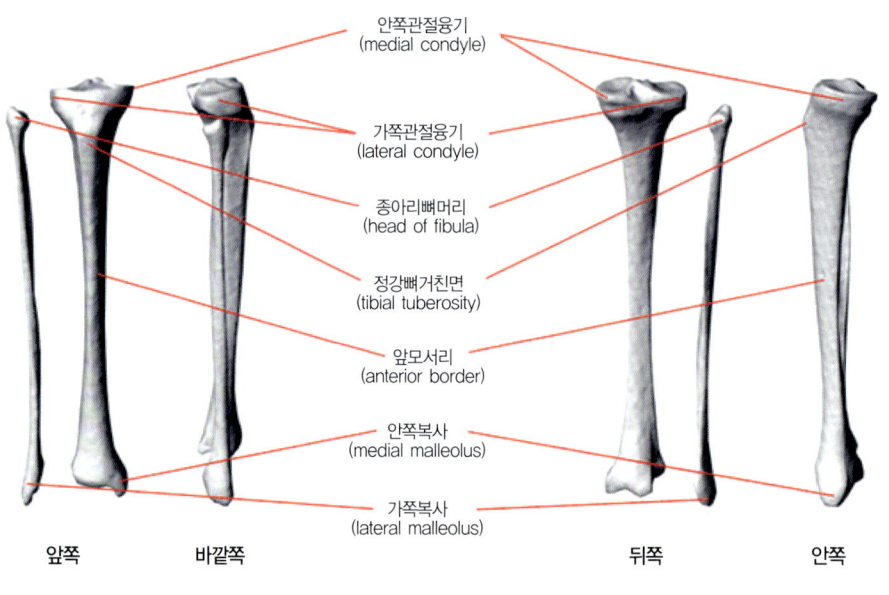

그림 3

다리의 움직임은 크게 엉덩관절과 무릎관절을 통해 이루어진다.

1) 엉덩관절(hip joint, 고관절(股關節)): 넙다리뼈머리가 볼기뼈절구 속으로 깊이 들어가 형성한 절구관절이다.

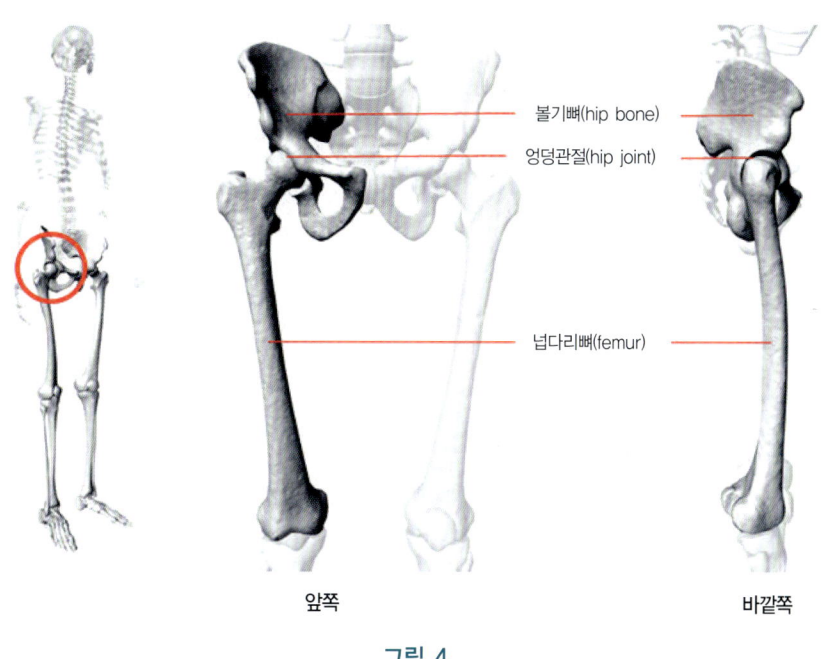

앞쪽   바깥쪽

그림 4

　엉덩관절(hip joint)은 절구관절이므로, 굽힘, 폄, 모음, 벌림 및 휘돌림운동을 할 수 있으나, 운동범위가 어깨관절보다는 제한된다.

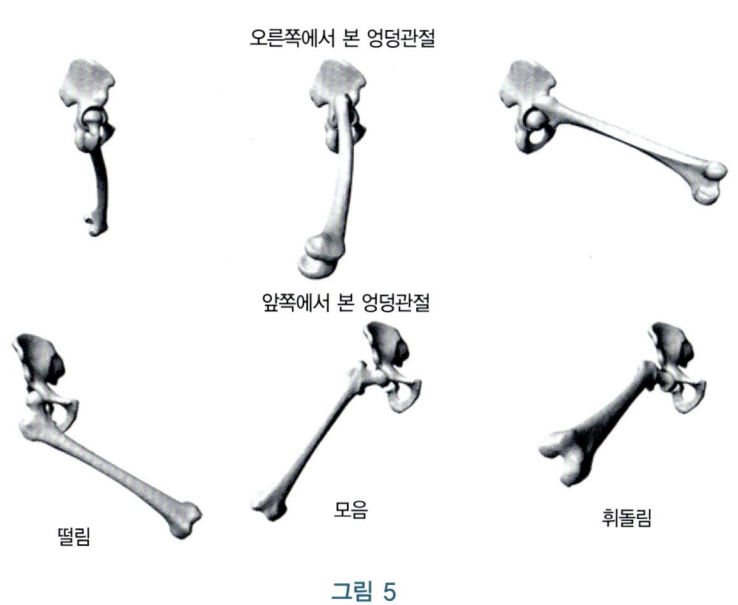

그림 5

2) 무릎관절(knee joint, 슬관절(膝關節)): 넙다리뼈와 정강뼈 사이에 이루어진 경첩관절이다. 무릎관절의 양쪽에는 안쪽 및 가쪽곁인대가 있어 관절을 보강하고 있으며, 운동 시에 무릎관절을 형성하는 뼈가 좌우로 탈구되는 것을 막고 있다. 넙다리뼈의 앞에 위치한 무릎뼈는 앞으로 넘어져 무릎이 부딪칠 때 무릎관절을 보호한다.

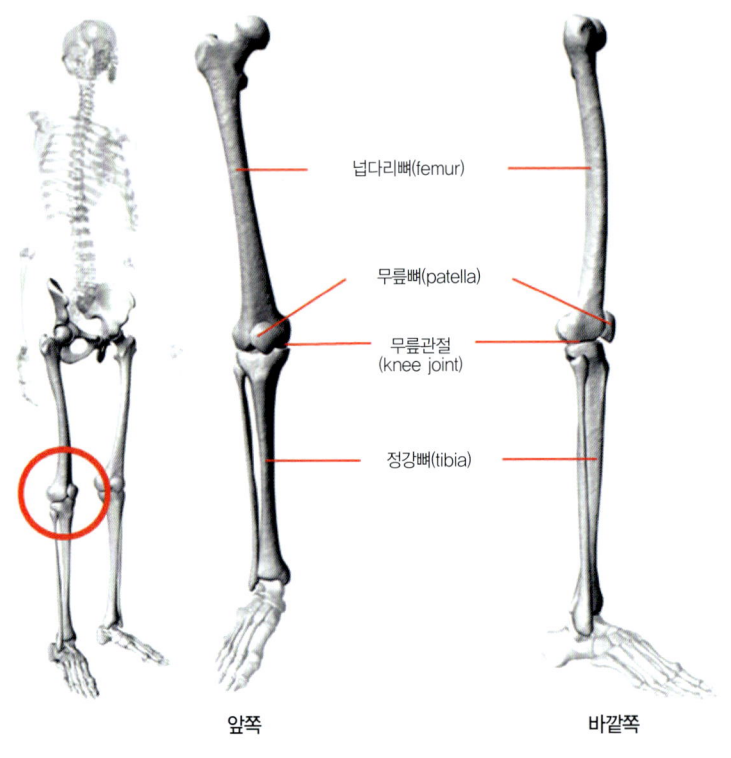

그림 6

무릎관절은 경첩관절이기 때문에 무릎을 굽힐 때 고정된 축을 기준으로 한쪽 방향으로 굽혀진다고 생각하기 쉽다. 하지만 넙다리뼈가 정강뼈 위를 단순하게 구른다면 넙다리뼈는 정강뼈 밖으로 굴러 떨어지고 말 것이다. 그리고 만약 볼베어링처럼 한 지점에서 돌기만 한다면 정강뼈의 어느 한 부분이 모든 마찰을 견뎌야 하므로 연골이 쉽게 손상될 것이다.

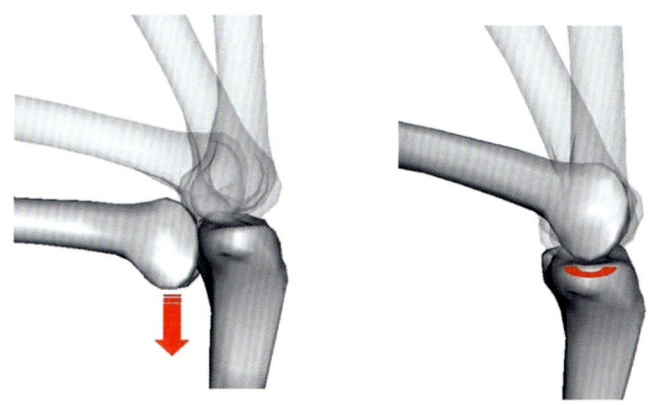

그림 7

실제로 넙다리뼈는 정강뼈 위에서 처음에는 구르고(15~20°), 그 후엔 돌아간다. 결국 이들이 합쳐서 '구르고-도는' 움직임을 통해 무릎이 굽혀진다.

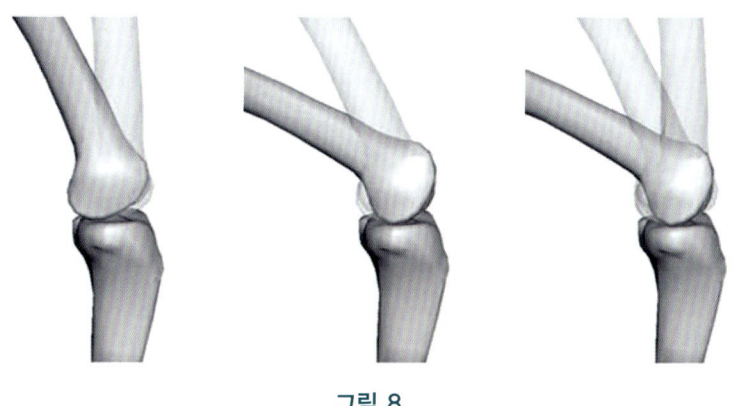

그림 8

일반적인 다리의 비율은 넙다리뼈와 정강뼈의 비율이 6:5, 정강뼈와 발뼈의 비율이 5:3이다.

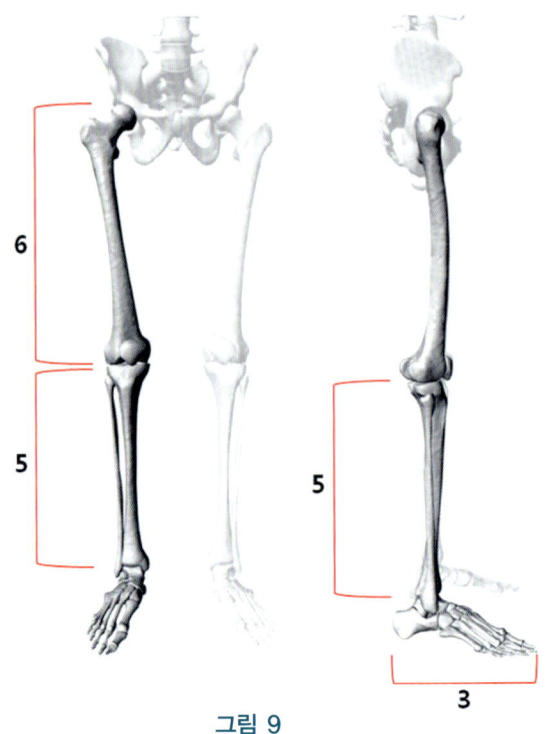

그림 9

　이번 장에서는 다리를 표현할 때 알고 있어야 할 큰 특징들에 대해 알아보았다. 본문에서는 다리의 뼈에 대해서만 설명하였는데, 보다 정교한 표현을 위해서는 뼈뿐 아니라 근육, 혈관의 특징도 알고 표현해야 한다.

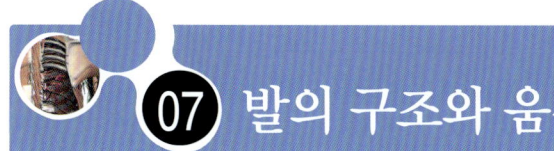
07 발의 구조와 움직임

::머리글

의학분야에서의 인체 모델링, 리깅, 애니메이션은 인체를 3차원공간에서 사실적으로 움직이는 기술로서, 2차원 의학영상의 획득과 더불어 수술 계획 및 시뮬레이션을 위해 사용되는 중요한 기술이다. 이러한 사실적인 움직임을 만들기 위해서는 인체의 구조와 움직임의 특징에 대해 알고 이러한 특징들을 놓치지 않아야 한다. 이번 호에서는 발을 보기로 들어서, 발을 모델링하고 움직일 때 놓치지 말아야 할 특징들에 대해 알아본다.

::본문

발은 사람의 몸이 지면과 닿는 부분으로, 걸을 때 인체에 가해지는 충격을 가장 먼저 받는 부위로, 힘과 유연성을 가지기 위한 구조를 가지고 있다. 이러한 구조를 통해 울퉁불퉁한 길도 걸을 수 있으며, 손과 더불어 복잡한 운동을 할 수 있다. 이러한 발의 구조를 알면 다리의 자연스러운 동작을 표현하는 데 도움이 될 것이다.

(1) 뼈

발뼈(bones of foot)는 크게 발가락뼈, 발허리뼈, 발목뼈로 나눌 수 있다.

1) 발가락뼈(phalanges [toes], 지골(趾骨)): 각 발가락은 엄지발가락을 제외하고 첫마디뼈, 중간마디뼈, 끝마디뼈로 이루어져 있다. 엄지발가락에는 중간마디뼈가 없다.

2) 발허리뼈 [첫째 – 다섯째](metatarsals [I – V], 중족골(中足骨)): 다섯 개의 뼈들이 바퀴살처럼 펴져 있다. 가장 안쪽에 있는 것이 첫째발허리뼈이고, 가장 가쪽에 있는 것이 다섯째발허리뼈이다.

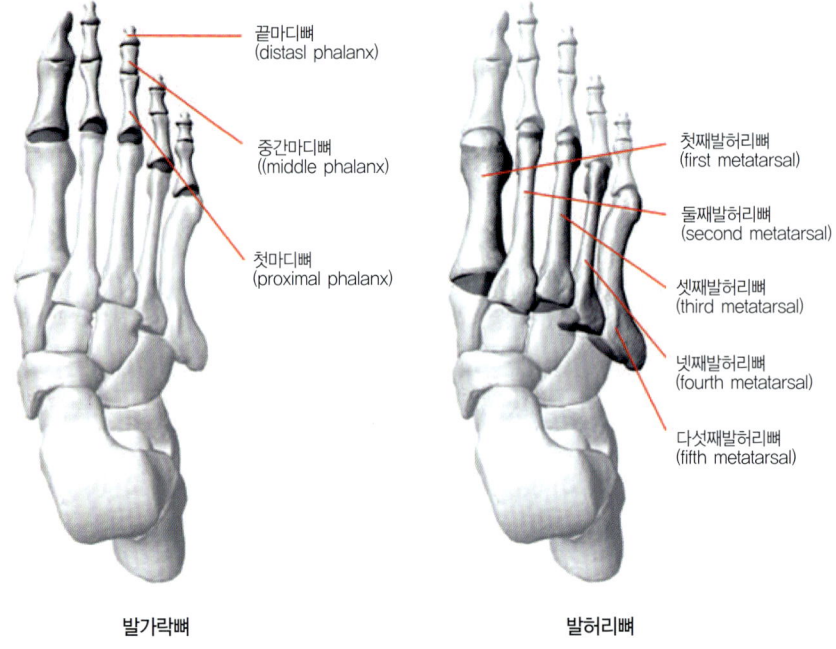

그림 1

3) 발목뼈(tarsal bones, 족근골(足根骨)): 일곱 개의 뼈로 이루어져 있다.

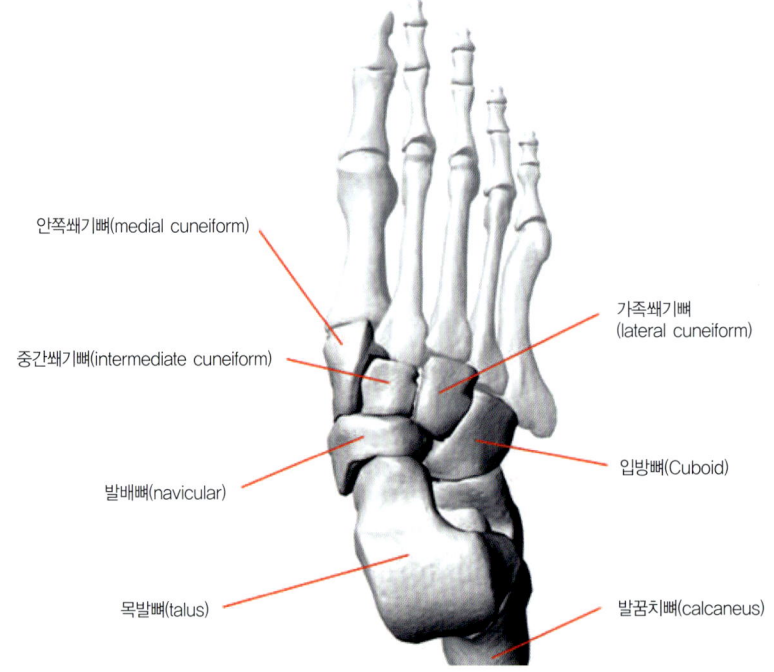

그림 2

(2) 관절

1) 발목관절(ankle joint, 거퇴관절(距腿關節)): 정강뼈와 종아리뼈가 어울려 만들어진 관절오목 속에 목말뼈가 들어가서 이루어진다. 앞에서 보면, 이 관절은 반원체의 옆을 움켜쥐고 있는 렌치나 뺀치 같은 모양을 하고 있다.

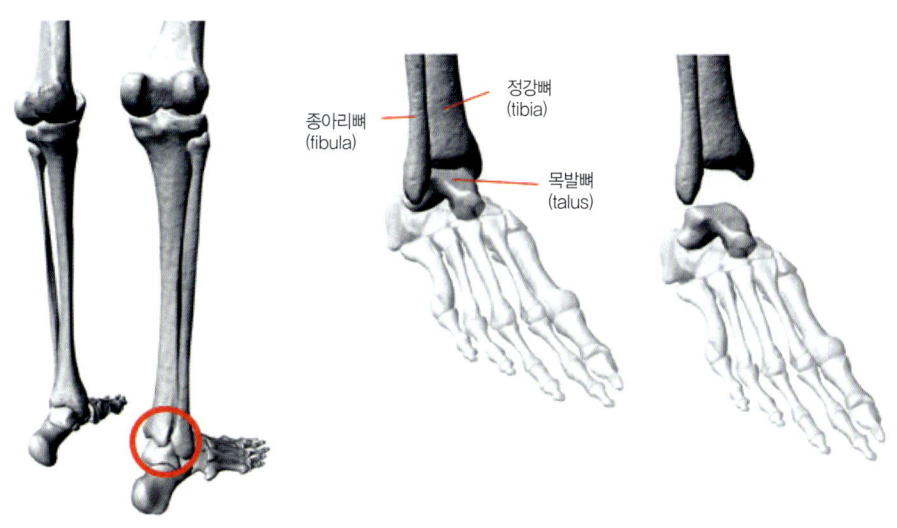

그림 3

2) 목말밑관절(subtalar joint, talocalcaneal joint, 거골하관절(距骨下關節)): 발꿈치뼈위에 목말뼈가 위치해서 생긴 관절이다. 관절면의 구조 때문에 여러 가지 움직임들이 함께 일어난다. 보기를 들어서 엄지발가락을 몸의 중심으로 향하면 발바닥의 굽힘이 함께 일어나고, 반대로 엄지발가락을 몸의 바깥쪽으로 향하면 발등의 굽힘이 함께 일어난다.

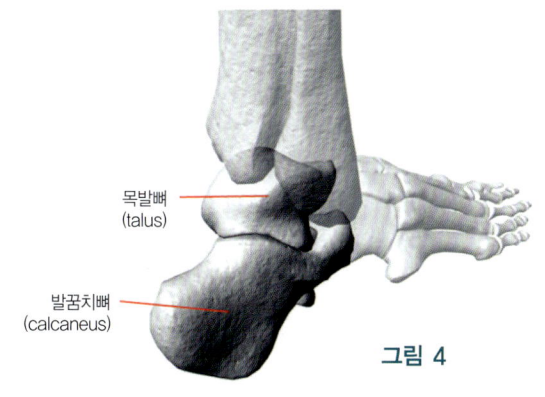

그림 4

3) 가로발목뼈관절(transverse tarsal joint, 橫足根關節(橫足根關節)): 발목뼈 중에서 목말뼈와 발꿈치뼈가 발배뼈 및 입방뼈와 맞닿아서 이루어진 관절이다. 이 관절에서 일어나는 약간의 운동으로 인해 발목의 균형을 잡을 수 있고, 한쪽 다리로 서 있을 수도 있으며, 울퉁불퉁한 땅 위를 걸을 수도 있다.

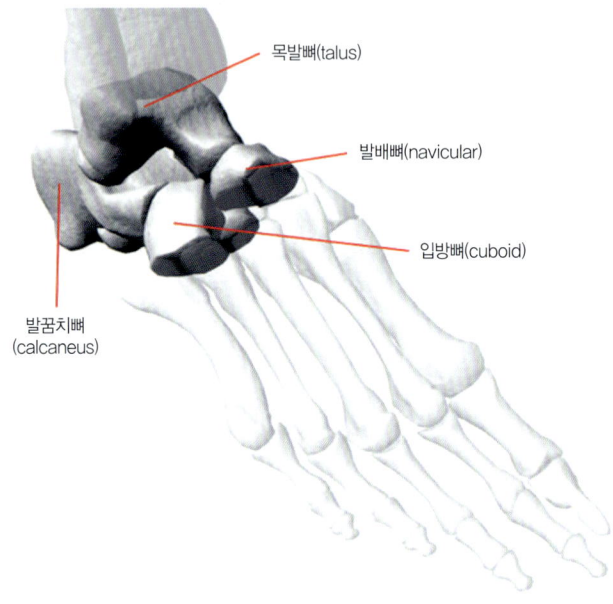

그림 5

4) 쐐기발배관절(cuneonavicular joint, 설주관절(楔舟關節))과 쐐기사이관절(intercuneiform joints, 설상골간관절(楔狀骨間關節)): 쐐기발배관절은 쐐기뼈들과 발배뼈가 이루는 관절이고, 쐐기사이관절은 입방뼈와 쐐기뼈들이 맞닿아서 이루어진 관절이다.

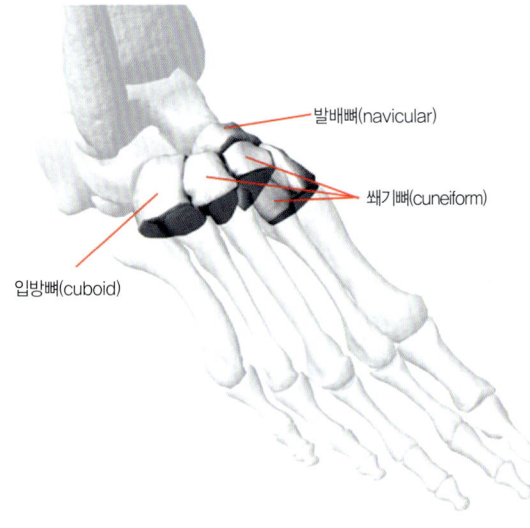

그림 6

5) 발목발허리관절(tarsometatarsal joint, 족근중족관절(足根中足關節)): 쐐기뼈와 입방뼈가 발허리뼈와 만나서 이루어진 관절이다.

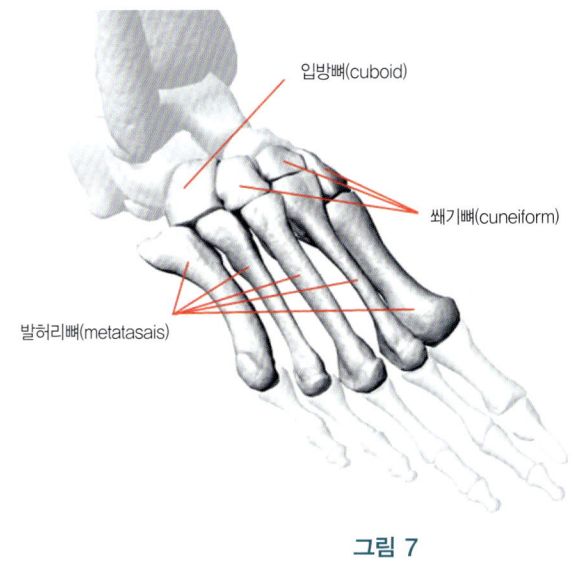

그림 7

6) 발허리발가락관절(metatarsophalangeal joints, 중족지절관절(中足指節關節))과 발가락뼈사이관절(interphalangeal joints of foot, 족지절간관절(足趾節間關節)): 발허리발가락관절은 발허리뼈와 발가락뼈가 만나서 이루는 관절로, 발등쪽으로 굽히는 운동/발바닥쪽으로 굽히는 운동, 몸통 바깥쪽으로 벌리는 운동/몸통 안으로 모으는 운동, 몸의 안쪽으로 돌리는 운동/몸의 바깥쪽으로 돌리는 운동이 가능하다. 발가락뼈사이관절는 발가락뼈들 사이의 관절이다. 이중 첫마디뼈와 중간마디뼈 사이는 경첩관절이기 때문에 발바닥쪽으로 굽히는 운동은 가능하나 발등쪽으로 굽히는 운동은 불가능하다. 중간마디뼈와 끝마디뼈 사이의 관절도 경첩관절이지만, 발바닥 굽힘과 발등 굽힘이 모두 가능하다.

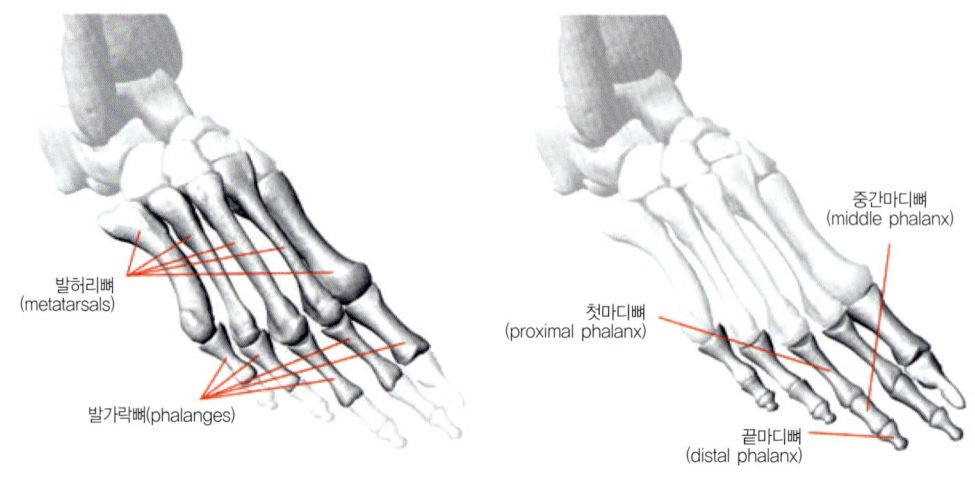

발허리발가락관절(metatarsophalangeal joints)   발가락뼈사이관절(interphalangeal joints of foot)

그림 8

발을 옆에서 보면 위로 볼록하고, 앞에서 봐도 위로 볼록한데, 이것을 각각 세로발바닥활(longitudinal arch of foot, 종족궁(縱足弓)), 가로발바닥활(transverse arch of foot, 횡족궁(橫足弓))이라고 한다. 이러한 모양으로 인해 발에 무게가 가해졌을 때 무게를 분산시키고, 충격을 흡수할 수 있게 된다. 사람의 발자국은 이러한 모양에 따라 만들어진다.

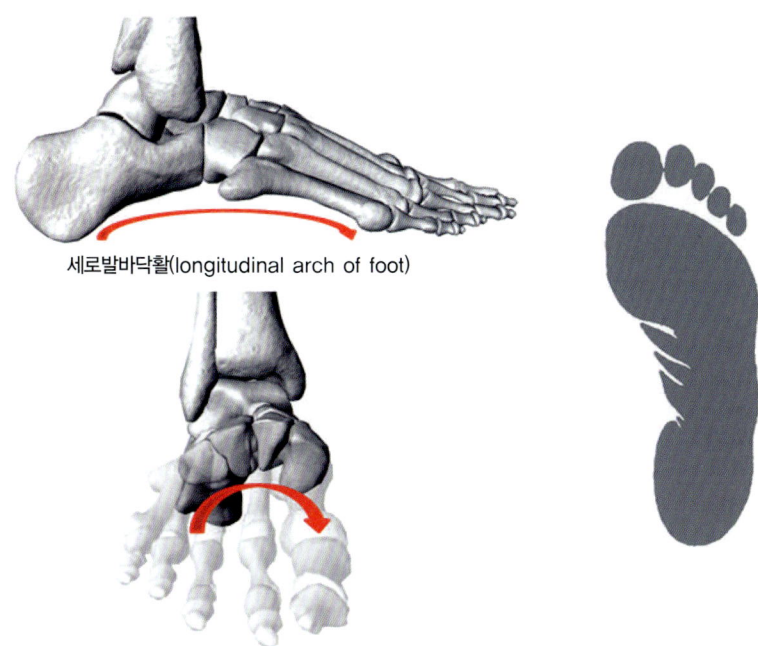

세로발바닥활(longitudinal arch of foot)

가로발바닥활(transversr arch of foot

그림 9

 이번 장에서는 발을 표현할 때 알고 있어야 할 큰 특징들에 대해 알아보았다. 본문에서는 발의 뼈에 대해서만 설명하였는데, 보다 정교한 표현을 위해서는 뼈뿐 아니라 근육, 혈관의 특징도 알고 표현해야 한다.

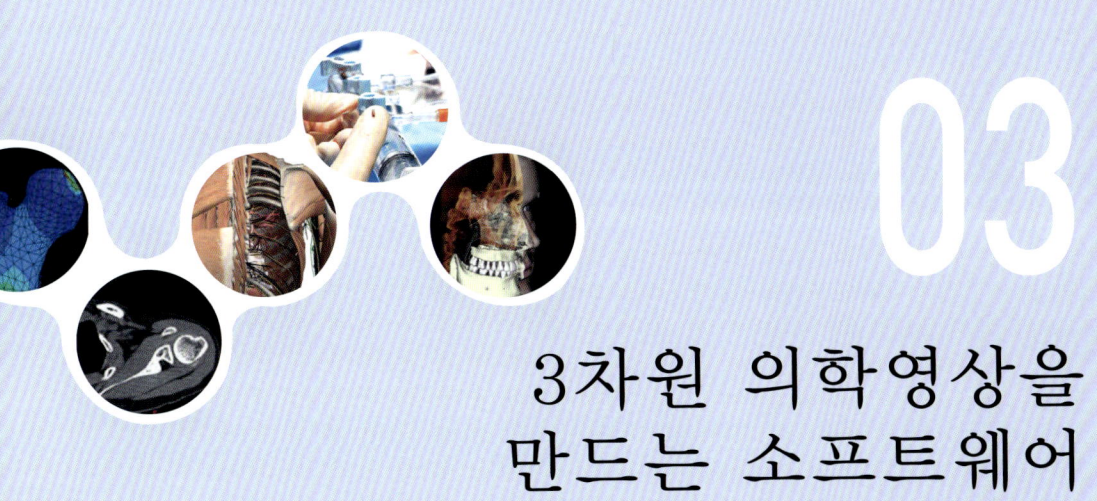

03

3차원 의학영상을
만드는 소프트웨어

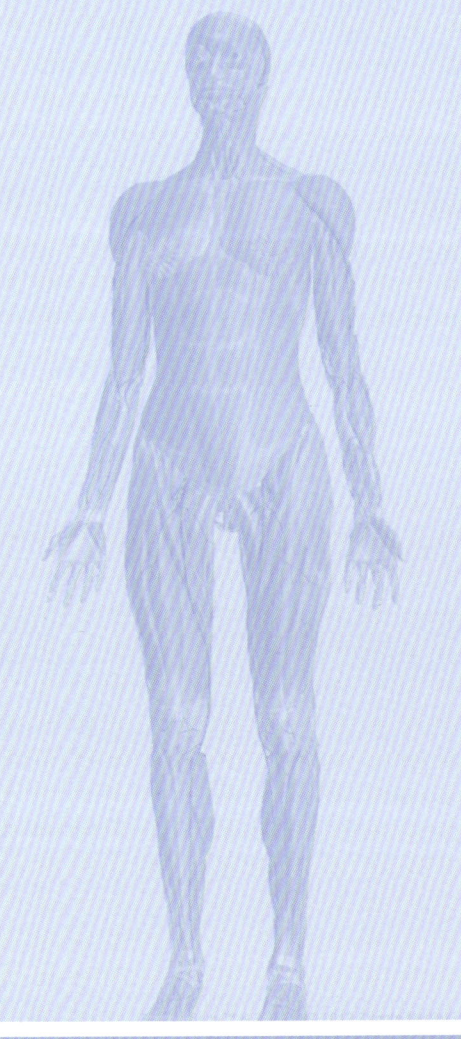

01 의학 구조물의 3D모델링을 위한 미믹스의 활용

::머리글

 의료영상을 통한 수술 시뮬레이션 및 교육 자료의 제작을 할 때 가장 기본이 되는 것이 인체 구조물의 모델링이며, 이러한 모델링에는 CT, MRI와 같이 인체의 연속되는 2D영상이 사용된다. 2D영상을 써서 3D모델을 모델링하는 데에는 이러한 모델링 과정에 특화된 소프트웨어들이 사용되며, 이러한 소프트웨어들은 일반적인 영상 제작에 사용되는 소프트웨어와 다른 기능과 모델링 방법을 가지고 있다. 이번 장에서는 Materialise사의 Mimics(미믹스)를 통해 2D영상을 통한 3D모델의 제작과정과 의학분야에서의 다양한 활용방법에 대해 알아본다.

::본문

 미믹스는 인체 또는 제품을 CT나 MRI로 스캔해서 얻은 연속적인 영상으로 3D모델을 만드는 소프트웨어이다. 즉, 인체를 비롯 자동차, 전자, 고고학, 문화유산 등의 내부구조의 3D모델을 만들 때, 대상을 절단하지 않고 3D CT Scanning을 해서 3D 모델로 복원하는 소프트웨어이다. 현재의 버전은 14.1이며, 이 버전이 가지고 있는 기본적인 기능은 다음과 같다.

(1) Import: CT, MRI에서 쓰는 포맷인 Dicom image 및 일반적으로 사용되는 포맷인 bmp, TIFF 등으로 된 파일을 열 수 있다.
(2) Visualization: CT/MRI 또는 연속되는 영상을 써서, 횡단면(sagittal image), 전단면(coronal image), 파노라믹 단면(panoramic image), 부피 3D모델(volume rendering image), 표면 3D모델(3D image)등을 만드는 기능이다.
(3) 3D Segmentation: 연속되는 2D 영상을 써서 특정 부분의 3D모델을 만들기

위해서는 2D 영상에서 3D모델로 만들 부위를 정의해야 한다(구역화). 이때 사용되는 기능이며, HU(hounsfield unit) 값에 따라 threshold, region growing, dynamic region growing, 3D livewire, morphology operation, boolean operation, edit masks, multiple edit masks, 3D edit mask 등의 옵션으로 구역화 작업을 쉽게 하도록 도와주는 기능이다.

(4) Measurement: 다양한 측정 기능을 이용하여 2D/3D의 길이, 각도 등을 측정할 수 있으며, 인체의 경우 골밀도 등을 측정할 수 있다.

(5) Registration: 서로 다른 종류의 2D 데이터를 중첩하여 한 개의 화면에서 작업할 수 있는 기능이다.

(6) Report: 미믹스에서 사용한 모든 영상 및 작업 정보를 리포트 형식으로 출력할 수 있다.

(7) Movie: Movie Capture 기능을 이용하여 작업에 따른 진행 사항을 동영상 파일로 저장할 수 있다.

(8) 기타 thresholding / cropping / clipping / reslicing / psuedo coloring 외에 smoothing, triangle reduction 등의 다양한 기능들을 가지고 있다.

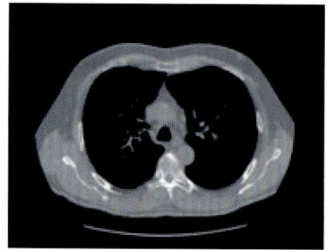 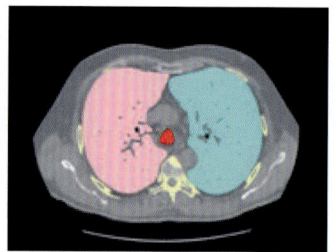 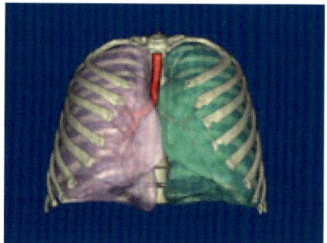

그림 1. CT영상, 구역화영상, 구역영상을 쌓아서 만든 3D영상

미믹스는 기본 소프트웨어(mimics base) 외에 여러 가지 추가적인 기능을 모아놓은 모듈이 있으며, 기본 소프트웨어를 이러한 모듈과 연동해서 사용할 수 있도록 되어 있다. 각 모듈의 주요한 기능은 다음과 같다.

■ STL + 모듈

Mimics Base에서 생성한 3D모델을 STL, DXF, VRML 2.0포맷으로 생성, 변환할 수 있도록 하는 모듈(module) 이다. 이 모듈을 써서 미믹스에서 만든 3D모델을 다양한 RP(rapid prototyping) 시스템으로 보내서 RP모델을 만들 수 있다.

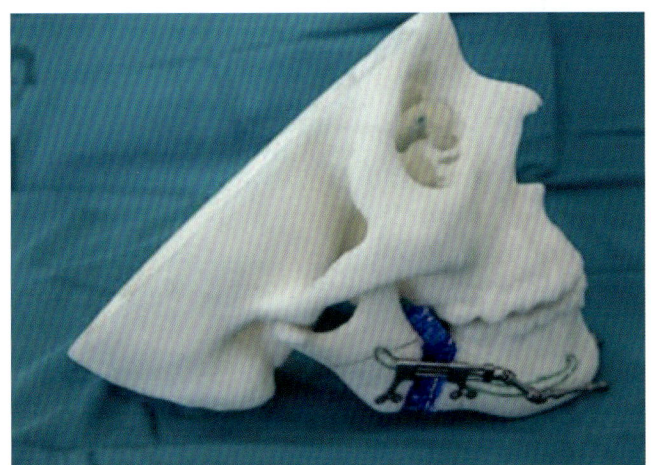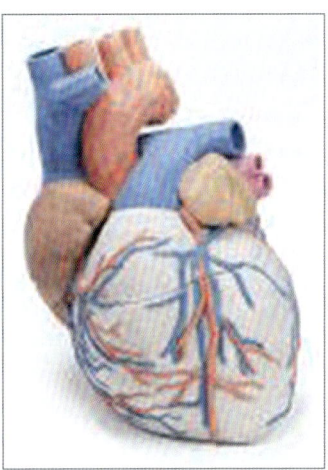

그림 2. 턱 기형 수술을 위한 RP모델과 심장의 구조를 배우기 위한 교육용 모델

■ FEA 모듈

Mimics Base에서 생성한 3D모델을 FEA/CFD Solver 소프트웨어에서 사용할 수 있도록 최적화하는 모듈로서, 3D Mesh 데이터를 재편집하는 기능을 가지고 있다. 이 모듈은 다른 모듈과 함께 사용되며 다음과 같은 방법으로 사용된다.

(1) Mimics Base에서 생성한 3D모델을 STL+ 모듈을 이용하여 STL 형식으로 만든 다음,

(2) Mimics FEA 모듈에서 이 모델을 해석에 적합한 형태로 Remesh한 후, 3D Volume Mesh를 생성한 뒤,

(3) 3D Volume Mesh에 2D 영상의 HU값에 따라 재질의 물성을 지정하고 FEA/CFD Solver의 입력 데이터가 된다.

인체나 생체 조직의 경우, 각 부위의 물성이 균일하지 않아서 3D모델에 물성을 정의하는 과정이 복잡한데, 이러한 과정을 쉽게 처리할 수 있도록 해준다.

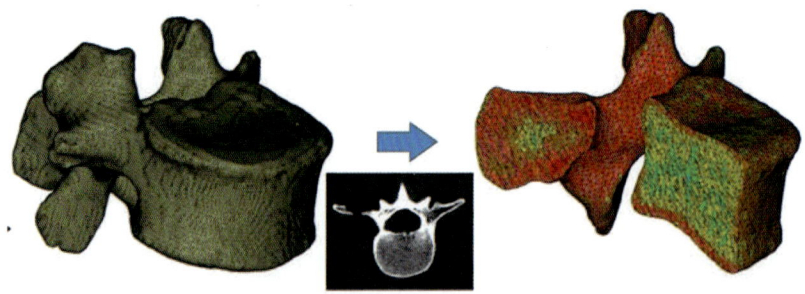

그림 3. 3D모델에 2D 영상의 HU값에 기반한 물성을 부여

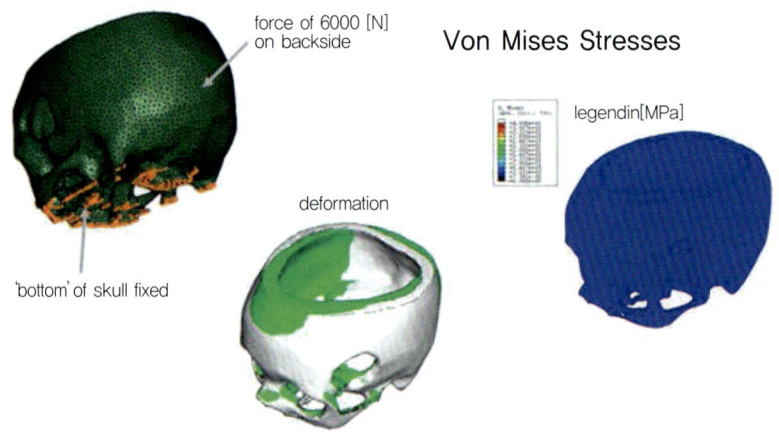

그림 4. 헬멧 디자인을 위한 FEA 모듈의 활용 사례

■MedCAD 모듈

Mimics Base에서 만든 3D모델을 CAD 소프트웨어에서 작업할 수 있도록 IGES 파일로 내보낼 수 있도록 하며, 반대로 CAD 소프트웨어에서 만든 IGES 파일을 미믹스에서 Import할 수 있도록 하는 모듈이다. 미믹스에서 만든 3D모델에 Cross sectional Polyline을 생성하고, 생성된 Polyline을 IGES 파일로 export하는 것이 가능하며, 이러한 Polyline을 이용하여 Surface를 만드는 것도 가능하다.

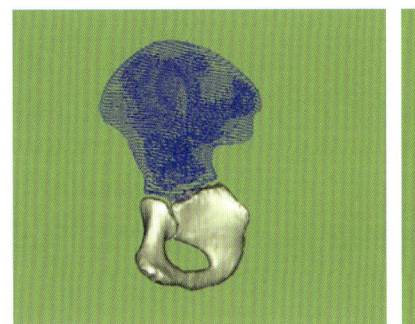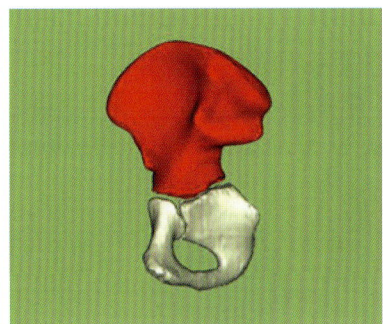

그림 5. 3D polyline의 생성과 polyline을 통한 3D모델의 생성

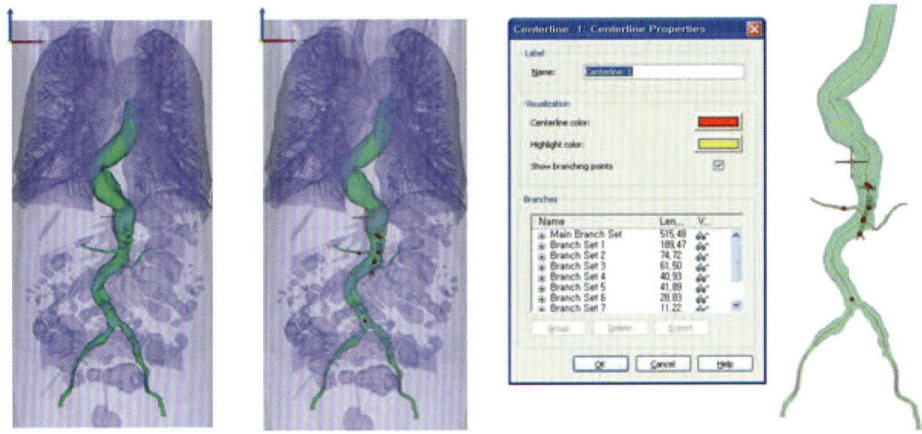

그림 6. 대동맥의 3D모델의 제작과 중심선 생성. 생성된 모델을 통해 대동맥 가지의 길이 및 기타 길이를 측정

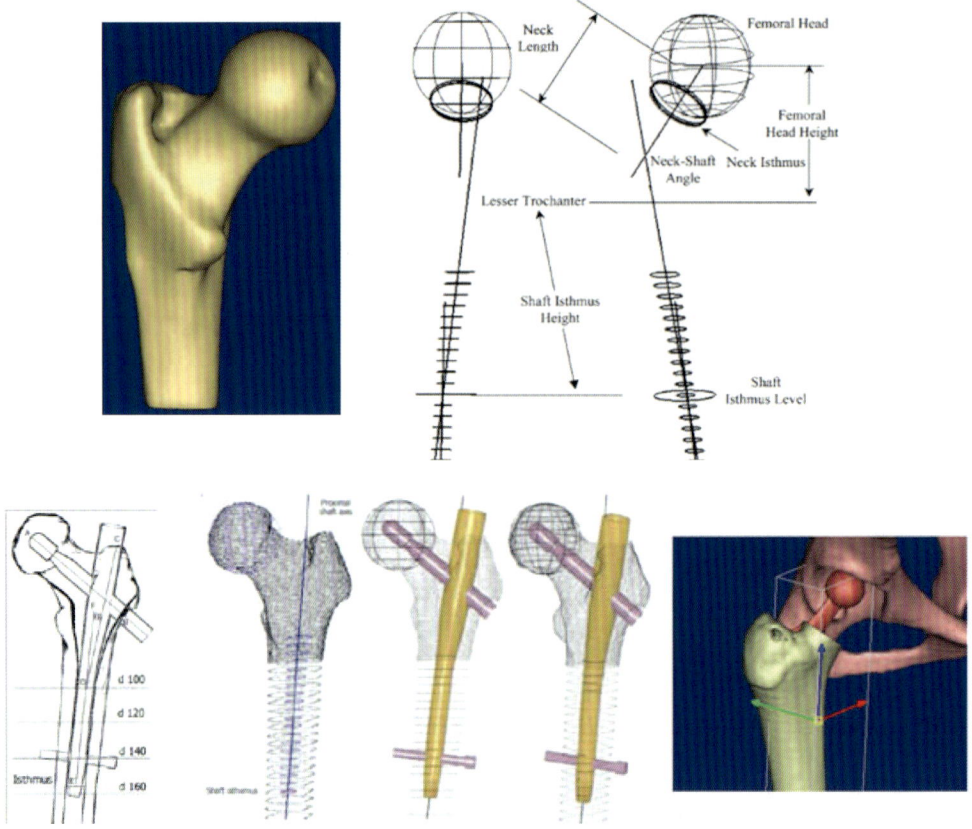

그림 7. 환자 맞춤형 임플란트의 최적치수 산출을 통한 최적의 임플란트 선택과 가상 시술과정

■Simulation 모듈

Mimics Base에서 생성한 3D모델을 이용하여 다양한 시뮬레이션을 수행하는 모듈이다. 인체 측정, 골절수술 시뮬레이션, 절제수술 시뮬레이션, 절제수술 전후에 대한 수치 비교, 가상 임플란트 시술, 턱/악안면 수술 전후의 얼굴피부의 비교 등의 작업을 할 수 있다.

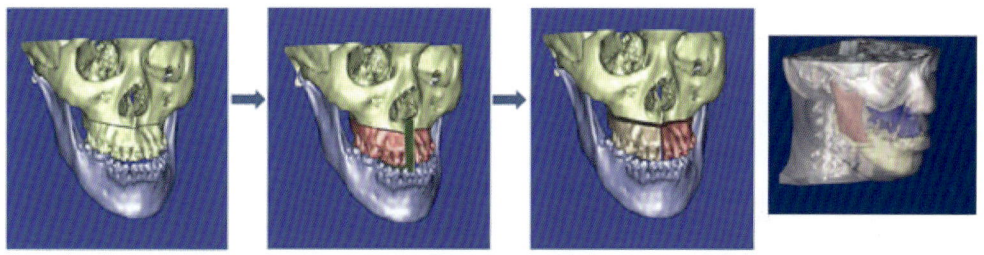

그림 8. 턱 교정 시술을 위한 수술 시뮬레이션

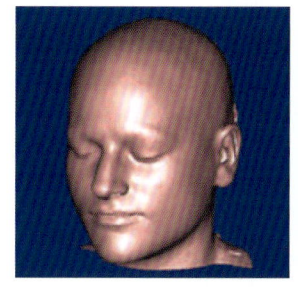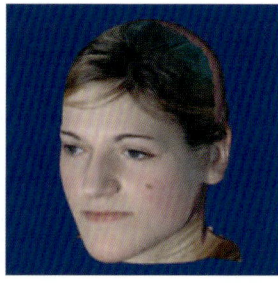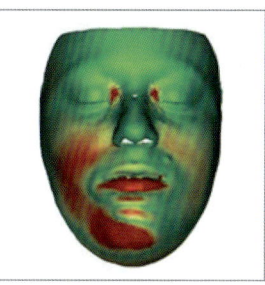

그림 9. 얼굴 수술 전후의 변화 시뮬레이션과 수술 전후의 변화량 측정

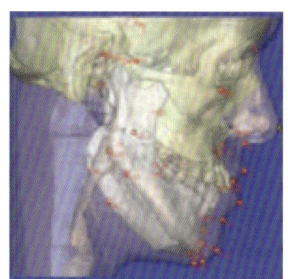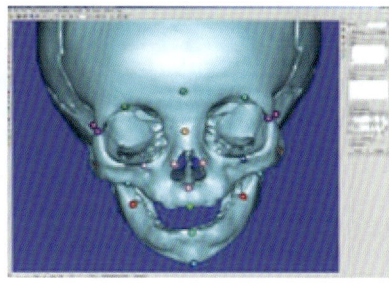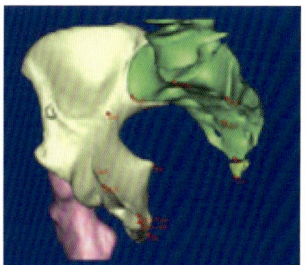

그림 10. 다양한 도구를 통한 인체 측정

■Analysis 모듈

Mimics Base에서 만든 3D모델 및 다른 소프트웨어에서 만든 3D모델을 불러와서 3D모델의 두께 분석(Wall Thickness Analysis)을 하는 기능을 가지고 있으며, 이러한 기능은 시뮬레이션 작업을 할 때 도움을 준다. 보기를 들어서 임플란트 시술을 위한 뼈의 두께가 적절한지 확인할 수 있으며, 파트 비교분석(parts comparison Analysis) 기능을 통해 Simulation 모듈에서 시술한 뼈의 Cutting/Moving 등에

따른 수술 전후의 상태 변화를 Color Map으로 확인할 수 있어서 직관적인 해석을 할 수 있도록 한다.

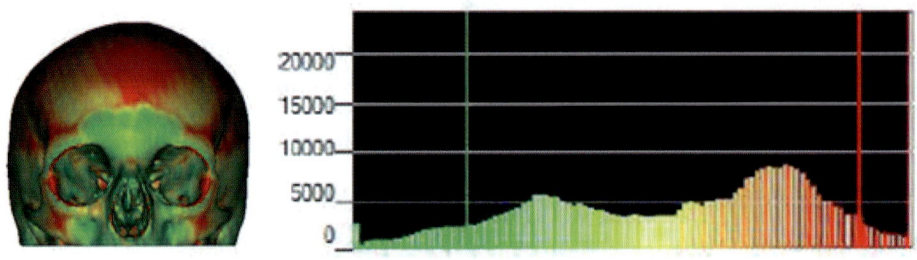

그림 11. 3D모델의 두께 분석과 분석 결과를 보여주는 Color Map

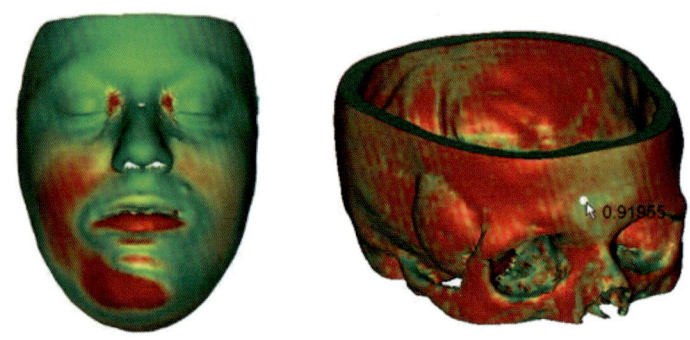

그림 12. 3D모델의 두께 분석과 분석 결과를 보여주는 Color Map

■Design Module

환자 맞춤형 임플란트 및 보장구(patient-specific implant/prosthesis)에 대한 디자인과 설계를 가능하게 하며, 또한 디자인된 제품이 환자에게 적합한지를 확인할 수 있는 기능을 가지고 있다.

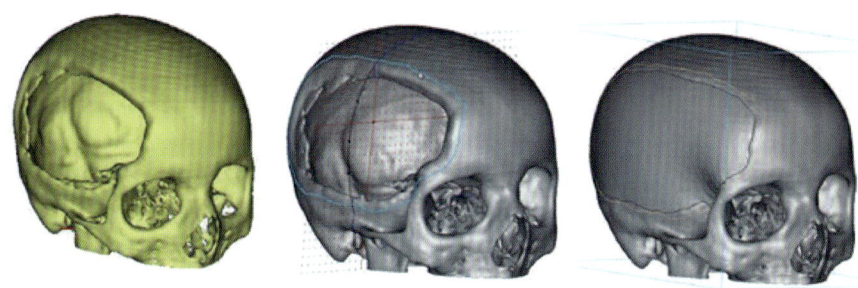

그림 13. 머리뼈의 손상된 부분에 대한 임플란트 디자인

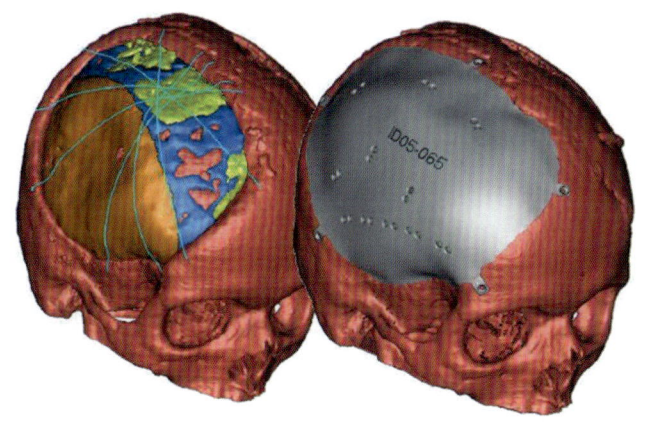

그림 14. 머리뼈의 손상된 부분에 대한 Metal RP 임플란트의 제작 및 적용

■CADLink

미믹스에서 만든 3D모델을 다양하게 활용하기 위해 CAD 소프트웨어와의 인터페이스 기능을 강화하여 3D 구역화한 모델, 임플란트 디자인을 한 3D모델, 보장구를 디자인한 모델 등을 IGES/STEP export가 가능토록 하는 기능을 가지고 있다.

3차원 의학영상

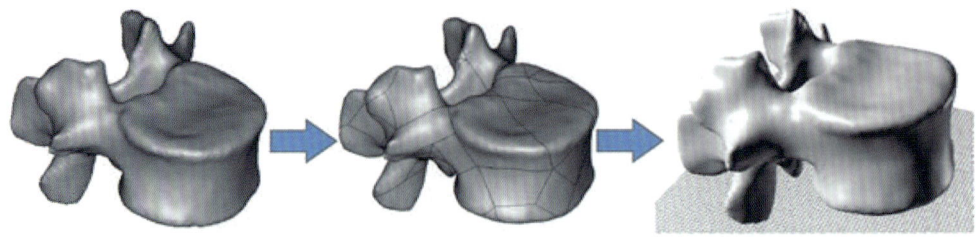

그림 15. 미믹스에서 만든 3D모델을 Surface patches로 바꾼 다음, IGES로 export해서 CAD 소프트웨어에서 새로운 작업을 가능하게 함

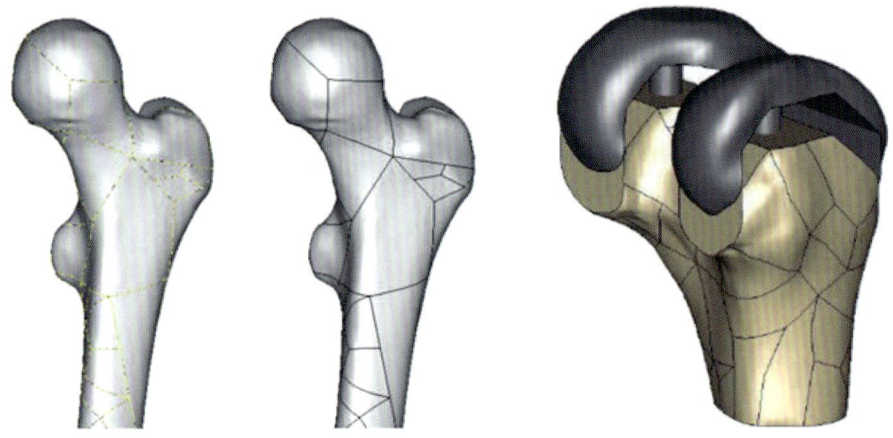

그림 16. 미믹스에서 만든 넙다리뼈의 3D모델을 Surface patches로 바꾼 다음, IGES로 export한 데이터를 다른 CAD 소프트웨어로 import한 후, 무릎관절의 임플란트 설계를 수행함

이번 장에서는 미믹스를 통해 2D 영상으로 3D모델을 만들고, 다양한 시뮬레이션에서 활용하는 방법에 대해 알아보았다. 미믹스 소프트웨어에 대한 자세한 정보는 http://www.materialise.com에서 볼 수 있다. 다음 장에서는 의학 구조물의 3D모델을 임플란트 시술에 적용하는 사례를 소개할 예정이다.

*미믹스에 관련된 자료를 제공해주신 퓨전테크사(FusionTech Co.)의 김인명 사장님께 감사 드립니다.

02 치과 분야에서 인비보의 활용

::머리글

 최근 CT의 보급으로 치과에서 진료 계획 및 시뮬레이션에서 CAD의 사용이 늘어가고 있다. CT영상과 치과 분야에 특화된 CAD 소프트웨어의 발달로, 환자의 3D영상을 구현, 횡단면 분석, 신경관 탐색, 임플란트 식립계획 수립, 영상의 인쇄, 영상의 저장 등의 과정이 개인용 컴퓨터를 통해 수행되고 있다. 이번 호에서는 인비보 5.1을 통해 치과 분야에서의 CAD의 활용에 대해 알아본다.

::본문

 인비보 5.1(Invivo 5.1)은 아나토마지(Anatomage)사에서 개발한 치과용 CAD 소프트웨어로서, 환자의 DICOM 데이터를 열어서 3차원으로 재구성하고, 치료계획 및 시뮬레이션을 수행하는 기능을 가진 소프트웨어이다..

 인비보 5.1의 초기화면은 다음과 같다. 여타 의료 3D를 다루는 소프트웨어와 다르지 않다. 초기화면에서는 X, Y, Z평면(축상면, 관상면, 시상면, 사용자 지정면)이 동시에 나타나므로, 사용자가 2차원 영상에서 영상을 자세히 확인하거나 수치를 측정할 수 있다. 또한 영상에 특정한 빛깔을 지정해서 볼 수 있다.

3차원 의학영상

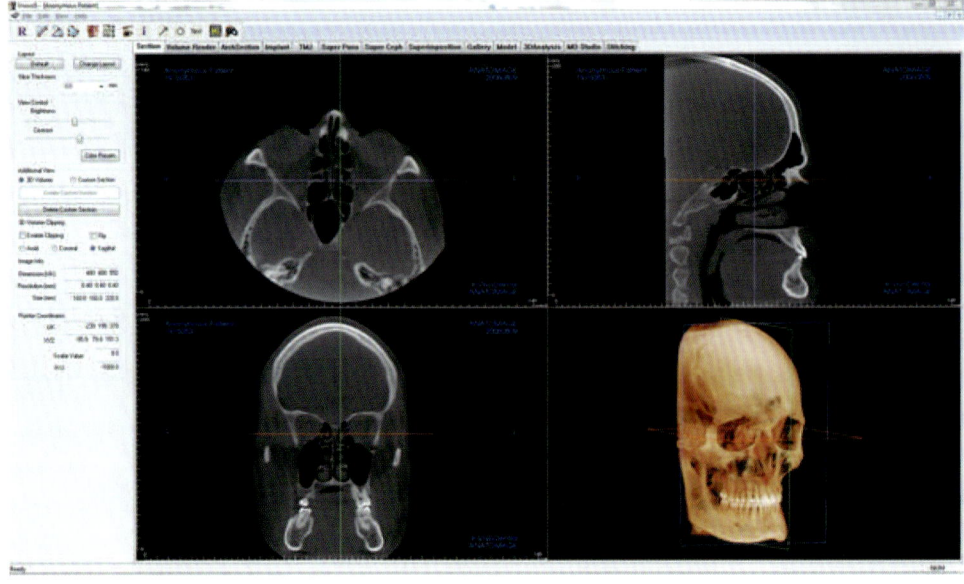

그림 1

3차원으로 재구성된 영상은 마우스 조작으로 자유롭게 확대/축소, 이동, 잡아 돌리기, 회전 등이 가능하다.

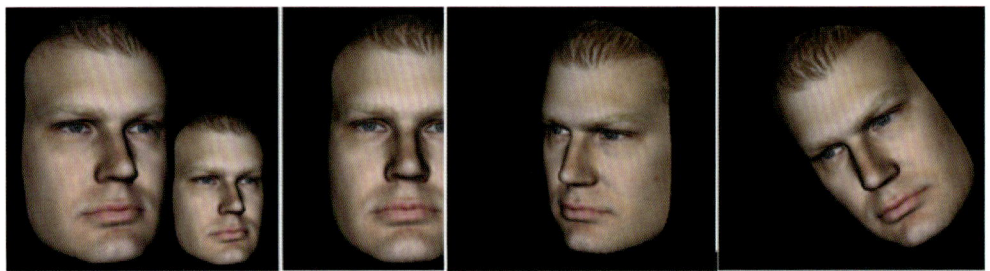

그림 2

스크롤 조작으로 3차원 영상의 단면, 즉 3차원 영상과 CT 영상을 함께 볼 수 있다.

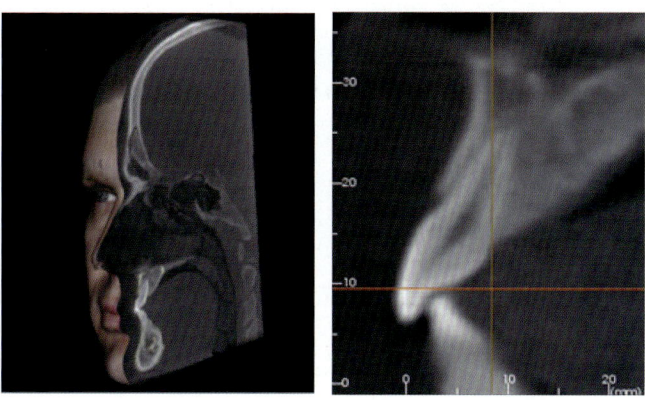

그림 3

볼륨렌더 탭에서 환자의 CT 영상을 3차원으로 재구성해 보여줌으로써 이전에는 확인하기 힘들었던 환자 내부의 해부학적 구조를 쉽게 탐색할 수 있다.

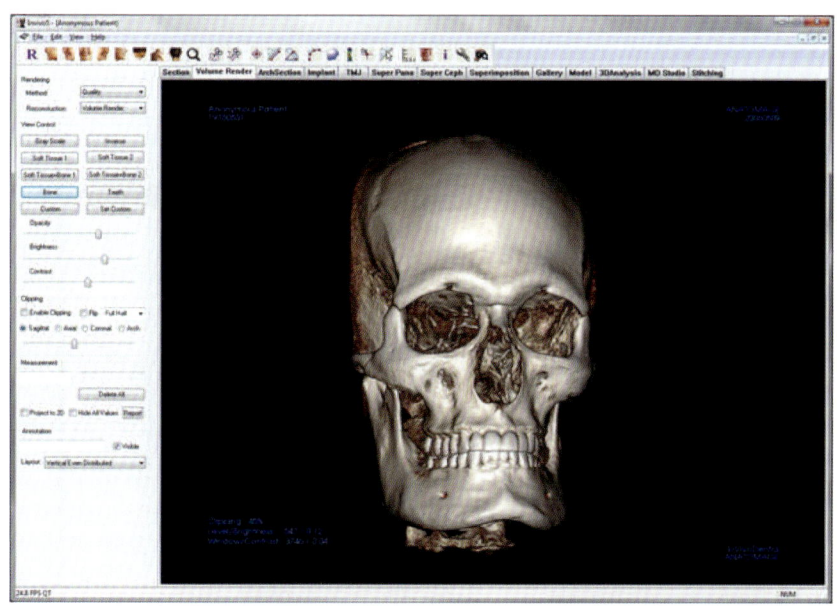

그림 4

렌더링을 했을 때, 렌더링 창에서 환자 영상의 불투명도, 명도, 대조도값을 선택적으로 골라서 표시할 수 있다.

3차원 의학영상

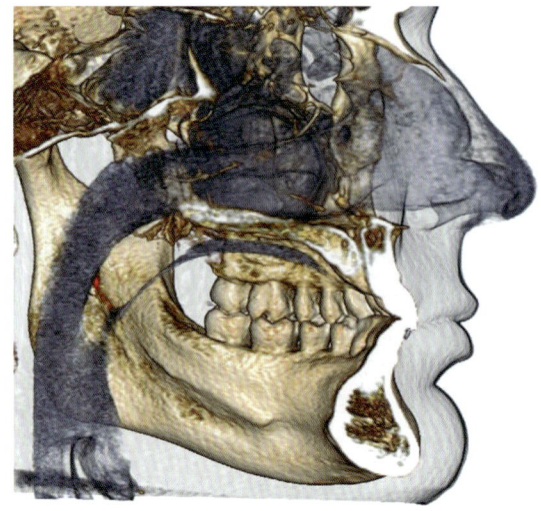

그림 5

부피측정 기능을 써서 특정한 해부학적 구조물의 부피를 cc 또는 mm² 단위로 측정할 수 있다. 이를 위해서, 측정하고자 하는 부분만을 남기고 다른 부분을 모두 잘라내어야 한다.

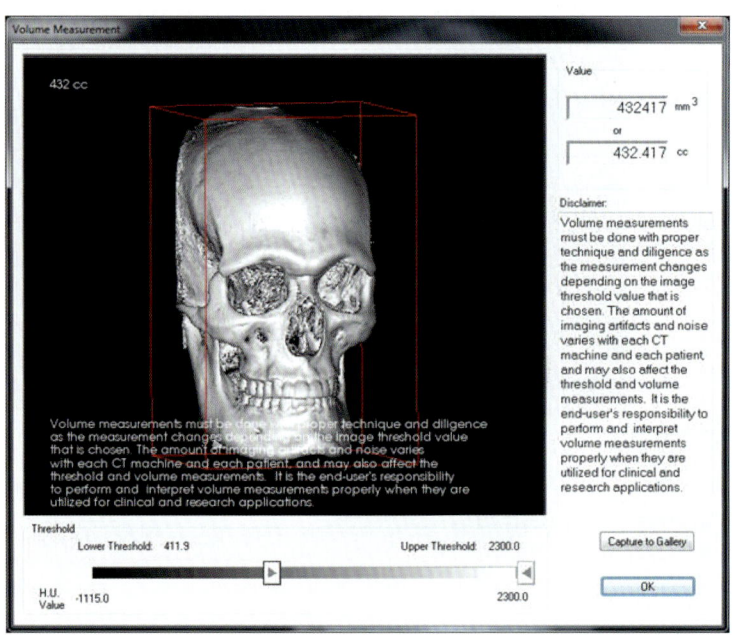

그림 6

인비보 5.1에서는 아치섹션뷰라는 단면영상을 탐색하는 기능을 제공한다. 아치섹션뷰는 일반적인 의료영상을 다루는 소프트웨어에서의 X, Y, Z단면과 달리, 치의학적인 관점에서 악궁을 따른 다중횡단면을 보여줌으로써 치의학에 특화된 영상을 제공한다.

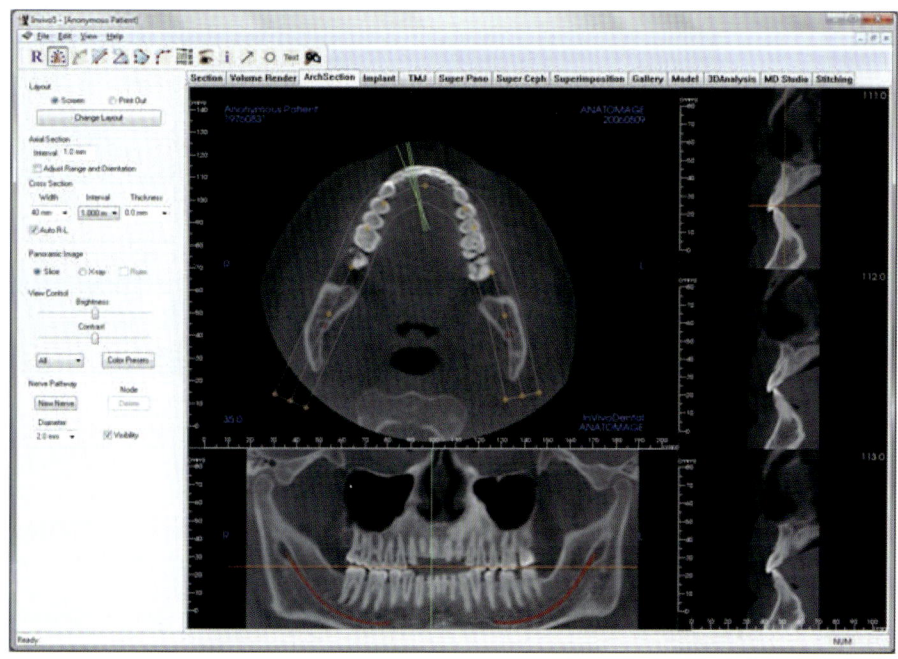

그림 7

인비보 5.1에서 제공하는 중요한 기능 중의 하나는 임플란트 식립계획에 필요한 기능이다. 이 기능을 써서 임플란트를 가상으로 식립하면서 시뮬레이션을 할 수 있다.

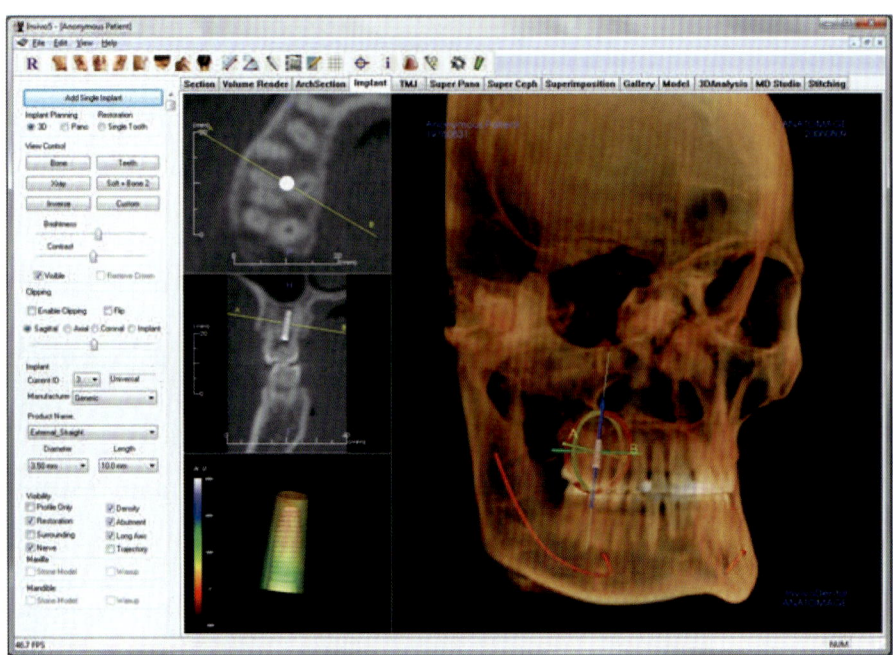

그림 8

임플란트를 식립하기 위한 계획의 단계를 간략하게 설명하면 다음과 같다.

(1) 환자의 3D영상에서 임플란트를 식립할 위치를 선택하면, 그 자리에 임플란트의 3D모델이 생긴다.

(2) 횡단면에서 임플란트의 위치를 재조정한다.

(3) 최종적으로 임플란트의 위치를 정한다.

인비보 5.1에서는 각 치아에 대한 임플란트 모델을 제공하고 있다.

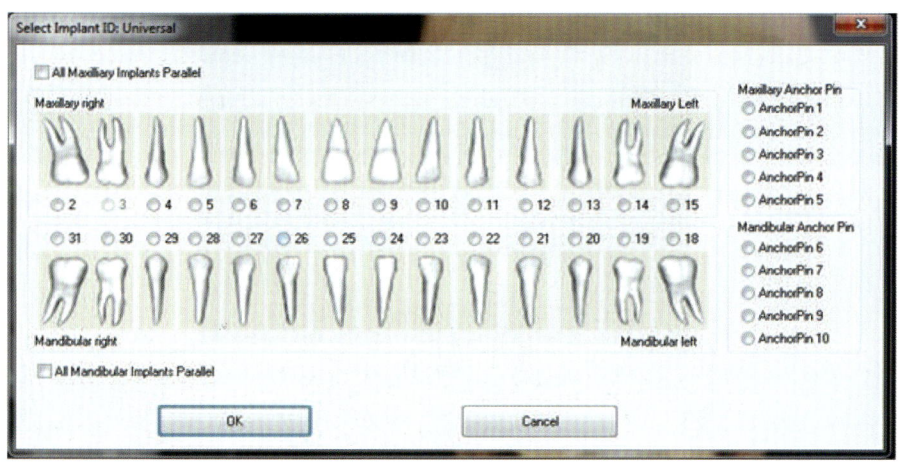

그림 9

파노라마뷰를 통해 임플란트가 위치할 곳이 정해지면, 보철물의 크기를 조절한다.

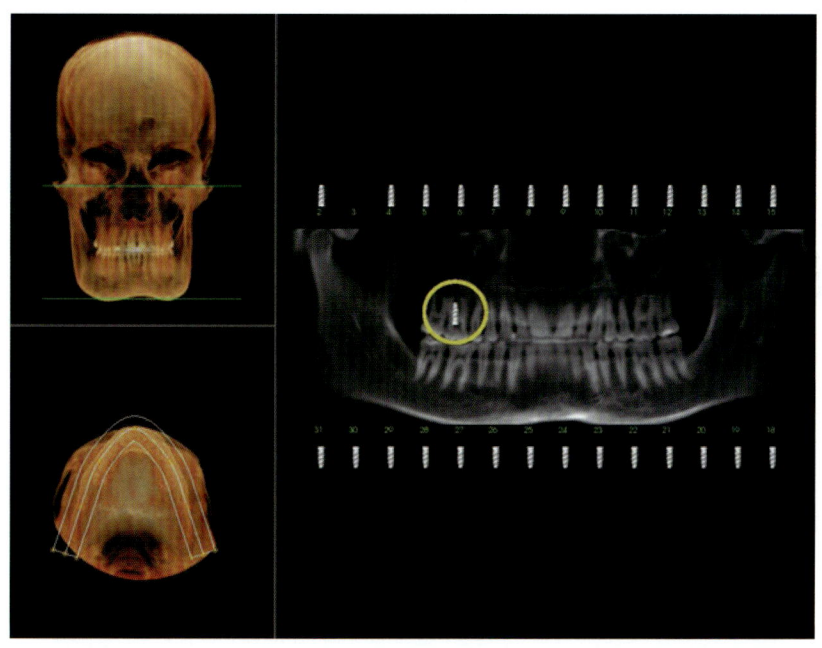

그림 10

영상중첩뷰에서는 서로 다른 두 개의 3차원영상을 동시에 읽어서 입체적으로 비교할 수 있다. 이 기능은 환자의 치료 전후의 상태를 비교평가하는 데 사용된다.

3차원 의학영상

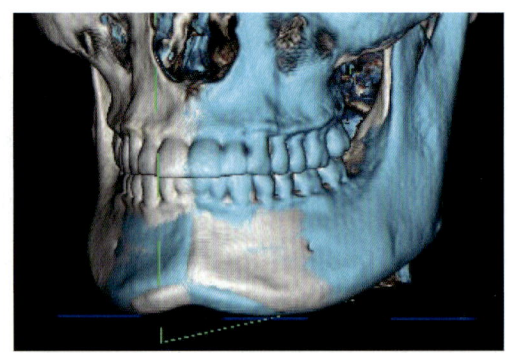

그림 11

치과에서 진료를 받을 때, 풋스위치를 이용해서 여러 각도의 사진을 찍는 것을 경험한 적이 있을 것이다. 인비보 5.1에서는 캡처기능을 통해 다양한 영상을 사진으로 만든다. 갤러리탭에서는 캡처한 사진을 열어볼 수 있고, 원하는 위치로 사진을 저장하거나 외부에서 사진을 불러들일 수도 있다. 또한 캡처한 사진에 대한 설명이나 메모를 추가할 수도 있다. 이러한 기능은 특정한 증례를 수집하는 경우에도 유용하게 사용된다.

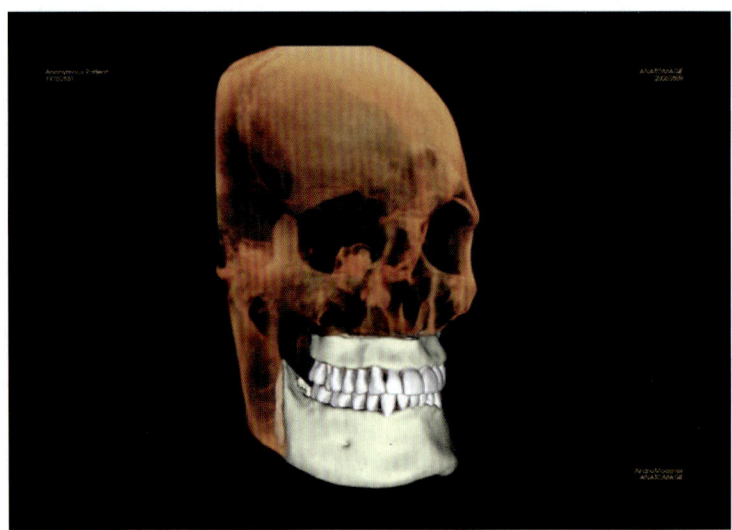

그림 12

모델탭에서는 환자의 해부모델이나 3차원 사진을 표시하며, 수술이나 교정 시뮬레이션을 만들고, 이에 따른 입체적인 변화를 예측할 수 있는 기능을 가지고 있다.

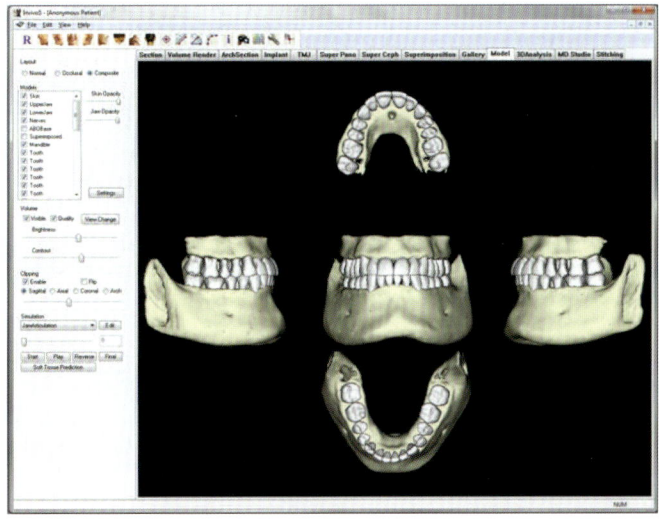

그림 13

렌더링 창에서는 해부학적 모델, 3차원 사진, 시뮬레이션 등을 시각적으로 표현하며, 이렇게 만든 영상은 진단을 위한 자료 및 사례보고를 위한 자료로 활용될 수 있다.

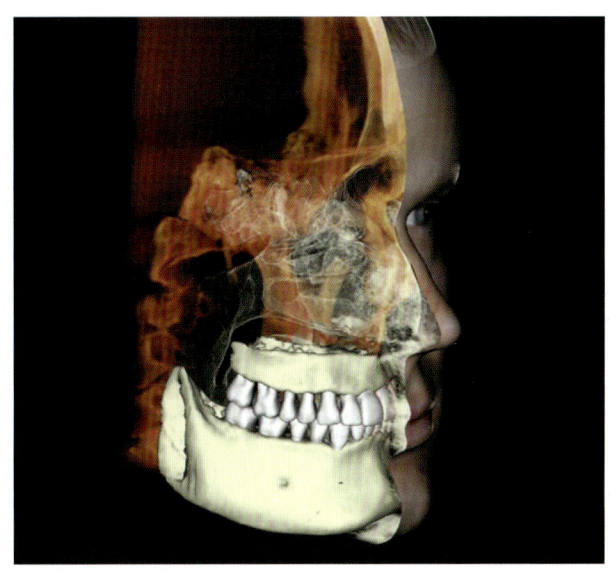

그림 14

3차원 의학영상

　이번 장에서는 인비보 5.1을 통해 치과 분야에서의 CAD의 사용에 대해 알아보았다. 아직까지는 이러한 시스템이 대중적으로 사용되지는 않지만, 점차 CT의 가격 하락 및 소비자의 요구에 의해 치과 분야에서의 CAD의 사용이 점차 확대되리라는 것은 의심할 여지가 없다.

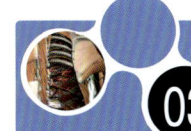 03 의료 시뮬레이션에서 유니티 3D의 활용

::머리글

 유니티(Unity) 3D(이하 유니티)는 3D게임이나 건축 시각화, 실시간 3D 애니메이션과 같은 상호작용이 가능한 콘텐츠를 제작하기 위한 통합 저작 도구이다. 유니티는 윈도와 Mac OS X상에서 실행되어 윈도우나 Mac, Wii, 아이패드, 아이폰 플랫폼으로 콘텐츠를 만들 수 있다. 유니티는 게임엔진으로 많이 알려져 있지만 게임 이외에도 앱, 건축, 디자인, 인테리어, 시뮬레이션, 의학, 군사 등 다양한 분야에서 활용되고 있다. 이번 장에서는 의학 시뮬레이션에서 유니티의 활용에 대해 알아본다.

::본문

 유니티는 게임 개발을 위해서 만들어졌지만, 현재 게임 이외의 다양한 애플리케이션을 개발하기 위한 도구로 사용되고 있다. 이는 자체적으로 내장된 풍부한 소스뿐 아니라, 전 세계의 수십 만 명의 개발자들이 새로운 기술 및 플랫폼, 주변기기에 맞추어 새로운 플러그인을 개발하여 배포하는 열린 개발 환경 때문이다. 따라서 새로운 기술의 변화를 따라가며, 동시에 손쉬운 접근을 통한, 빠른 개발 및 보급이 가능하다는 장점을 가지고 있다. 즉, 개발자들로 하여금 '어떻게 만들 것인가' 보다 '무엇을 만들 것인가'에 집중할 수 있도록 해준다.

 유니티를 써서 개발된 애플리케이션은 Web, PC, iOS, Android, XBOX, PS3, Wii 등의 플랫폼에서 손쉽게 실행할 수 있으며, 이렇게 다양한 플랫폼을 지원하는 엔진 및 도구는 유니티가 유일하다. 또한 PC 및 MAC 기반에서 유니티 무료 버전으로 애플리케이션을 개발하는 것이 가능하다. 물론 무료 버전에 몇 가지 기능(실시간 그림자 기능, 동영상 플레이 기능 등)이 빠져 있지만 이러한 기능도 구현하려면 큰 프로젝트일 것이고, 그러한 경우에는 프로젝트 비용으로 구입하는 것이 바람직할 것

3차원 의학영상

이다.

유니티는 3D 렌더링에 관련된 고급 기술 및 플러그인뿐 아니라, 3D 공간에 대한 데이터 최적화를 위한 기술, 라이트 매핑 소프트웨어인 Beast 엔진 등을 기본적으로 탑재하고 있으며, 이로 인해 간단한 3D 애플리케이션부터, 복잡한 3D 애플리케이션까지 많은 분야에 효과적으로 사용되고 있다.

최근 3D 의료 시뮬레이션의 수요가 급증하고 있으며, 이로 인해 의학분야에서도 유니티의 사용이 증가하고 있다. 의학분야에서는 인체모델을 통해 해부학을 배울 수 있는 애플리케이션, 수술과정을 배울 수 있는 게임, 응급상황에서의 대처를 시뮬레이션하는 애플리케이션들이 대표적이며, 몇 가지 사례를 살펴본다.

VISIBLE BODY(http://www.visiblebody.com)에서는 인체 구조물을 3D로 돌려보면서 해부학을 익힐 수 있는 다양한 애플리케이션을 유니티로 개발해서 판매하고 있으며, 이 애플리케이션은 PC와 Mac OS 기반에서 사용할 수 있다.

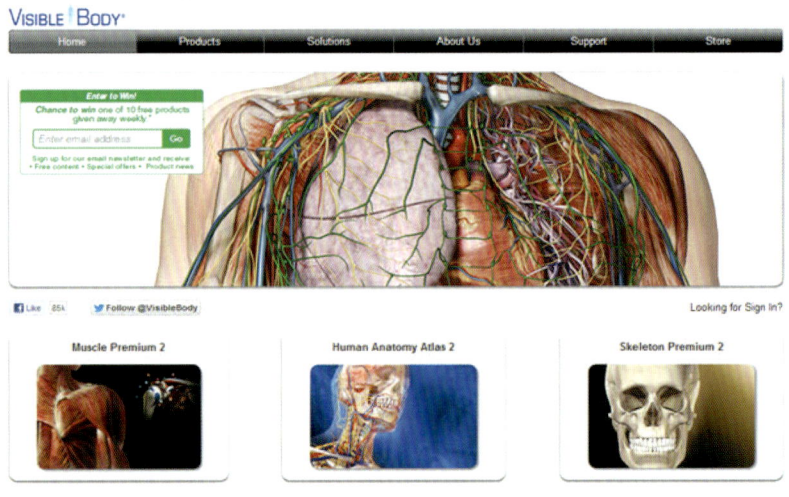

그림 1

응급상황 및 다양한 상황에 대한 시뮬레이션을 위한 어플리케이션도 개발 중에 있으며, 이러한 애플리케이션은 교육을 위한 목적으로 사용된다.

(http://youtu.be/Xsi82qEfwMM, http://vimeo.com/50524784)

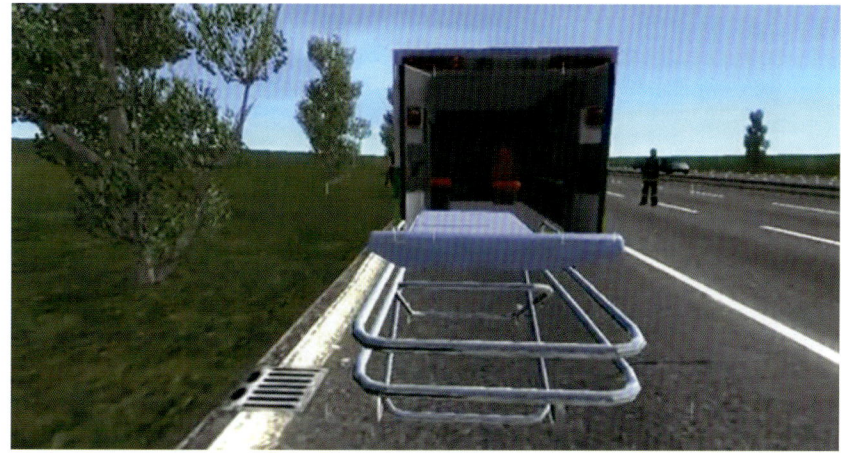

그림 2

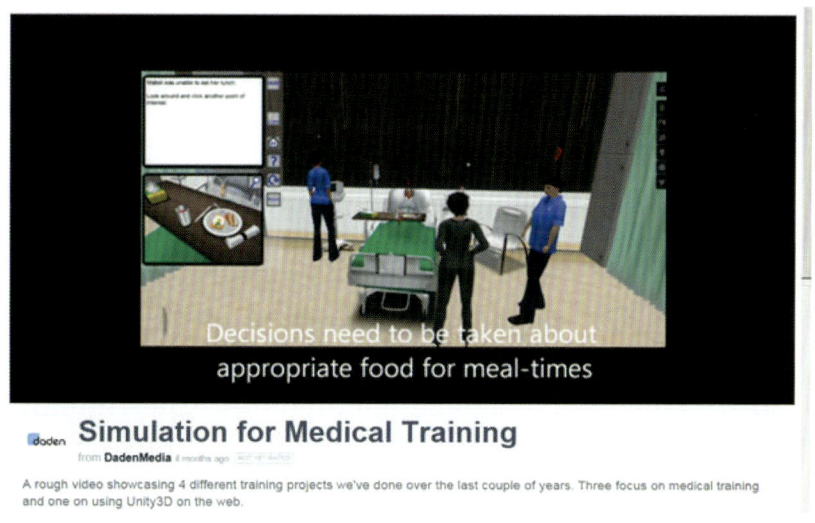

그림 3

시뮬레이션 외에도 게임을 통해 수술 과정을 익히기 위한 다수의 애플리케이션도 개발되고 있다. 다음은 심장 수술을 위한 게임이다.
(http://www.85play.com/unity-3d-games/11776/surgeon-simulator-2013.html)

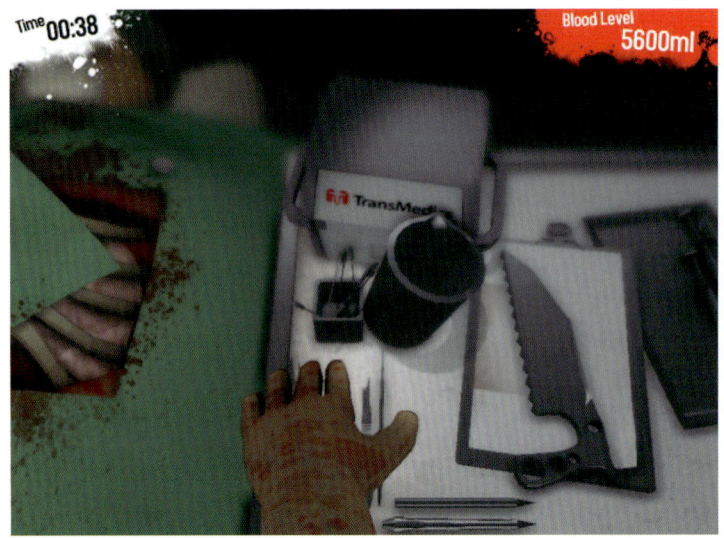

그림 4

이 외에도 유니티로 만들어진 수술에 관련된 게임은 수백 종류에 달하고 있으며, 유니티 게임에 관련된 사이트에서 볼 수 있다.
(http://www.thegameslist.com/games/search/term/surgery)

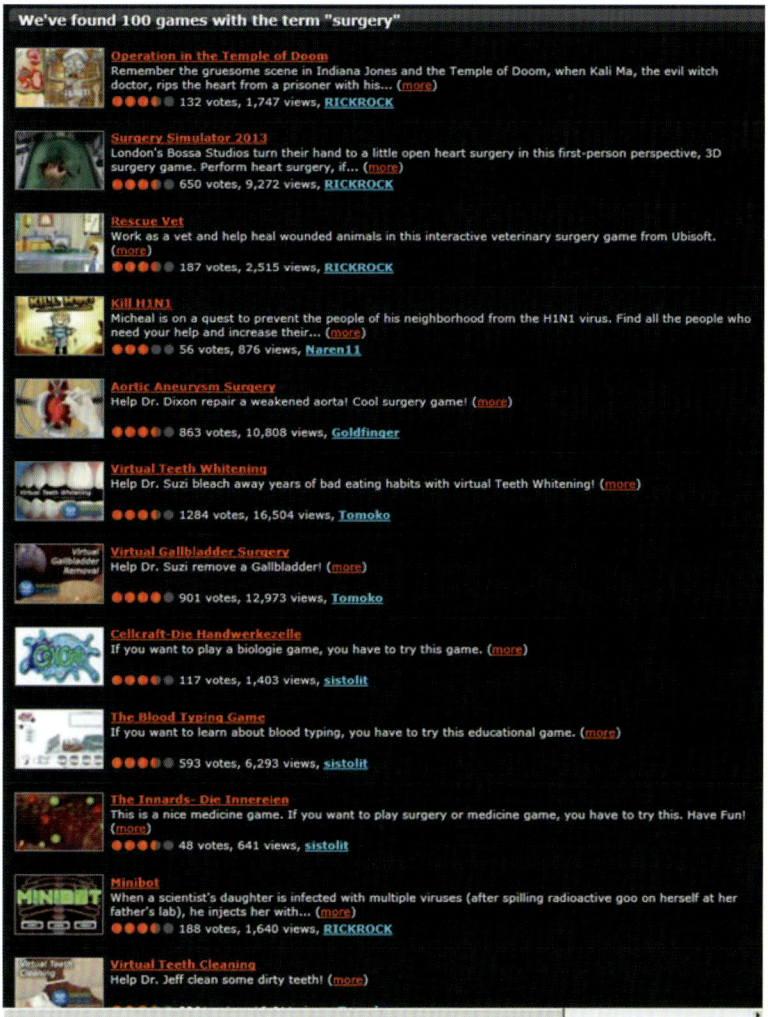

그림 5

일반인을 대상으로 한 수술 게임 외에도 의료 종사자를 대상으로 한, 전문적인 내용을 다루는 수술 게임도 다수 개발되고 있다.
(http://games4cf.com/?s=surgery&submit=Search)

3차원 의학영상

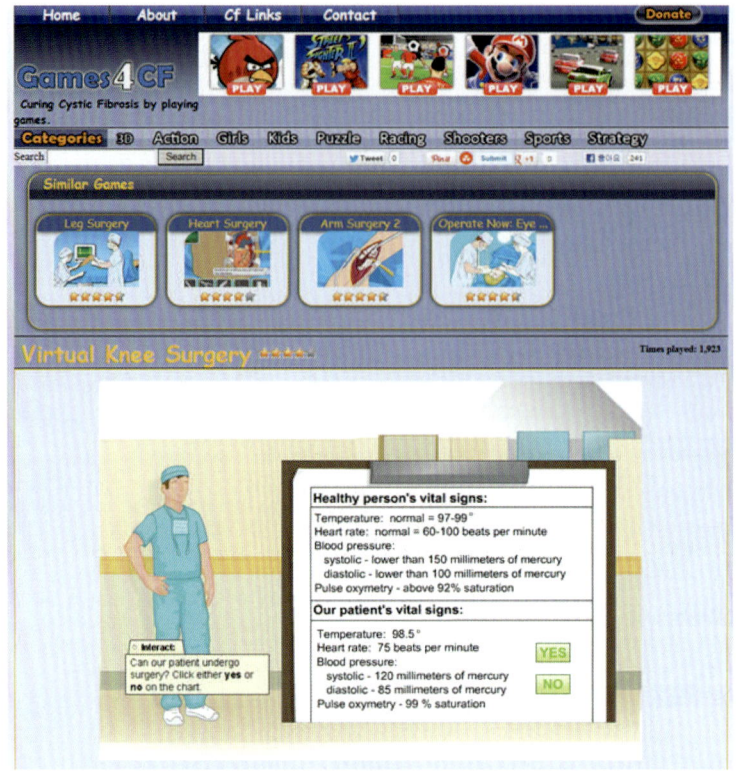

그림 6

　PC, 모바일을 비롯한 다양한 디바이스의 발달로 의학에 관련된 정보의 전달 및 웹 콘텐츠, 수술 시뮬레이션 등을 3D로 구현하려는 수요는 증가하고 있으며, 이러한 요구에 따라 다양한 애플리케이션이 개발되고 있다. 의학에 관련된 애플리케이션은 객관적이기 때문에 문화적 요소가 많이 들어 있지 않다. 즉, 한국에서 만든 의학 애플리케이션을 언어만 바꾸면 외국에서도 그대로 쓸 수 있기 때문에 다양한 애플리케이션이 개발되면 수출은 물론, 생명공학 및 의학 연구의 한 분야로 발전할 가능성을 가지고 있다.

3차원 의학영상

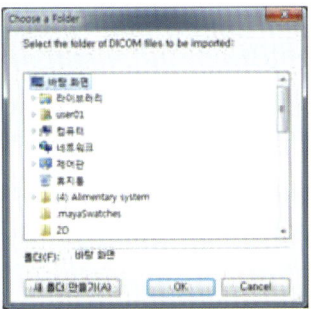

그림 1

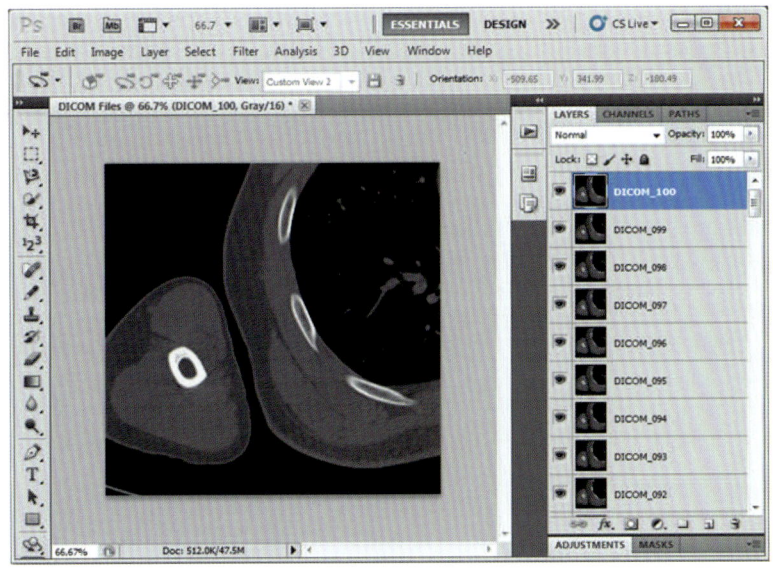

그림 2

레이어를 모두 선택한 다음, 3D 〉 New Volume From Layers를 선택하면 생성할 복셀(voxel)의 크기를 입력하는 창이 열린다. 여기에서 사용된 DICOM 파일은 간격이 2 mm이기 때문에 모두 2를 입력하고 OK 버튼을 누른다.

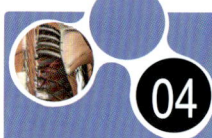
04 포토샵을 사용한 DICOM 파일의 3차원 재구성

::머리글

　DICOM(Digital Imaging and Communications in Medicine)은 의료용 기기에서 디지털 영상표현과 통신에 사용되는 여러 가지 표준을 총칭한다. 이전의 병원 장비들에서 획득한 정보가 아날로그에서 디지털로 전환되는 과정에서 각 장비, 회사에 따라 호환성 문제가 생김에 따라 미국방사선의학회(ACR)와 미국전기공업회(NEMA)로 구성한 연합 위원회에서 DICOM 표준을 정하게 되었다. DICOM은 현재까지 지속적으로 보완되어가고 있으며 매년 학회도 열리고 있다. 이러한 DICOM형식으로 된 파일은 의료영상을 다루는 소프트웨어에서만 한정적으로 볼 수 있었지만 최근 포토샵에서도 DICOM형식으로 된 파일을 지원하게 됨으로써, 포토샵에서 이러한 파일을 열어보거나 3차원으로 재구성할 수 있게 되었다. 이번 장에서는 DICOM 형식으로 된 의료영상을 포토샵에서 3차원으로 재구성하는 방법에 대해 알아본다.

::본문

　ADOBE 포토샵 버전이 업데이트 됨에 따라 처리할 수 있는 파일의 형식도 다양해졌고, CS3 Extended 버전에서부터 DICOM 파일을 사용할 수 있게 되었다. 본 글에서는 CS5 Extended 버전을 써서 DICOM 파일을 포토샵에서 열고, 볼륨 3D모델을 만드는 것을 알아본다.

　포토샵을 실행한 후, File 〉 Scripts 〉 Load Multiple DICOM 선택하면 DICOM파일이 있는 폴더를 선택하는 창이 열리고, 이 창에서 DICOM 파일이 있는 폴더를 선택하면 폴더에 있는 DICOM 파일들이 각 레이어로 들어가게 된다.

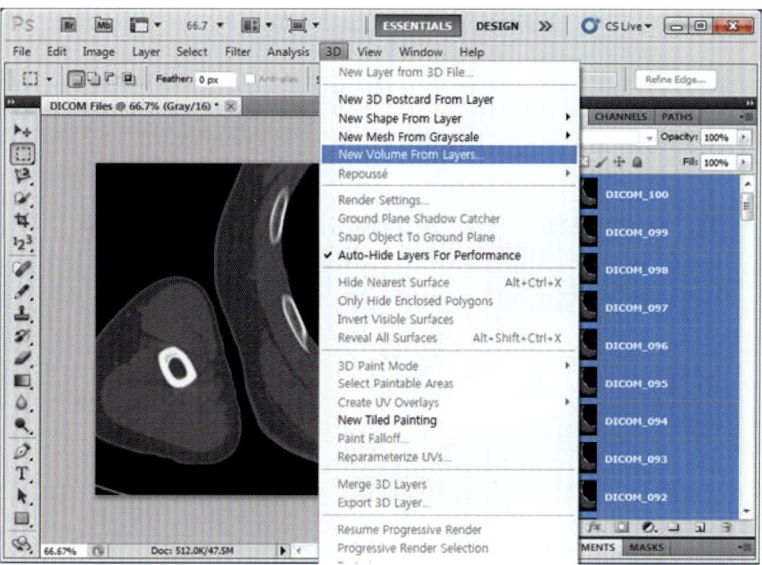

그림 3

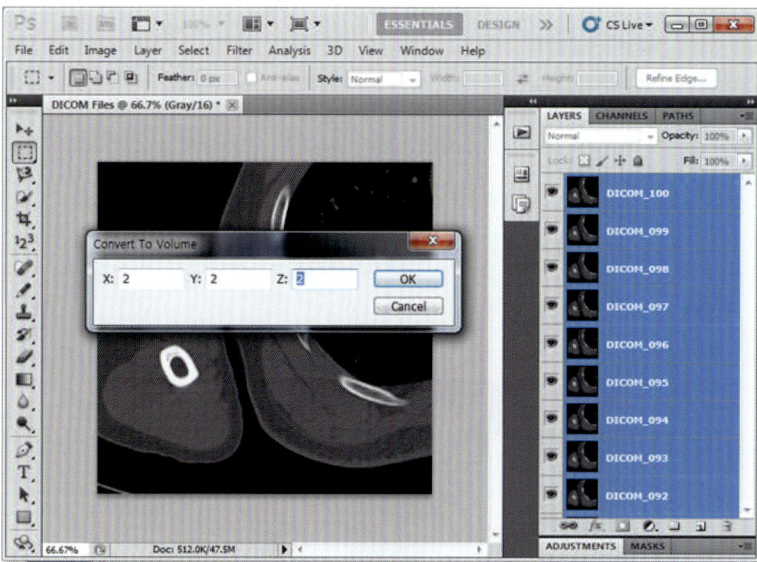

그림 4

이 결과로 다음처럼 볼륨 모델이 생성된 것을 볼 수 있다.

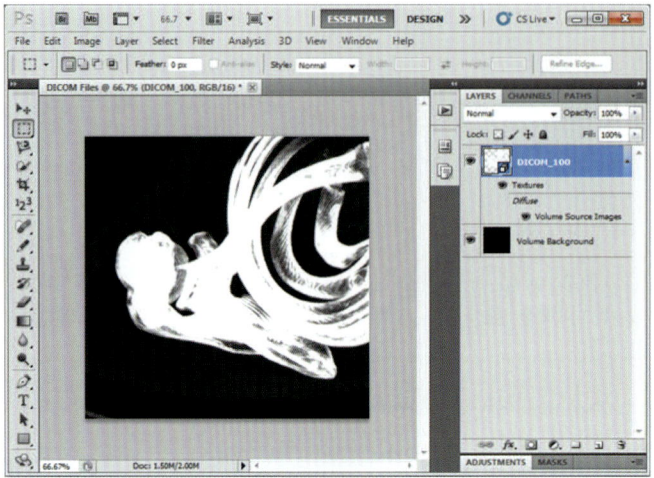

그림 5

이렇게 만들어진 볼륨 모델을 Object Rotate Tool (단축키 K)을 써서 돌려보거나 확대, 축소할 수 있다.

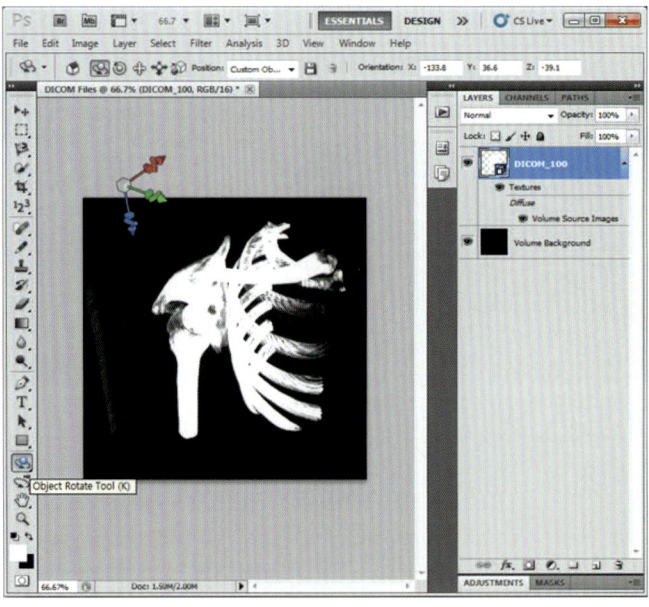

그림 6

DICOM 레이어를 선택한 다음 마우스 오른쪽 버튼을 누르면 나오는 메뉴에서 Render Settings…를 선택하면 다양한 렌더링 옵션을 선택할 수 있다. Preset을 통해 이미 정의되어 있는 옵션으로 볼륨 모델을 볼 수 있고, Custom Render Setting을 선택해서 이미 정의되어 있는 옵션을 조절하거나 새로운 옵션으로 볼륨 모델을 볼 수도 있다.

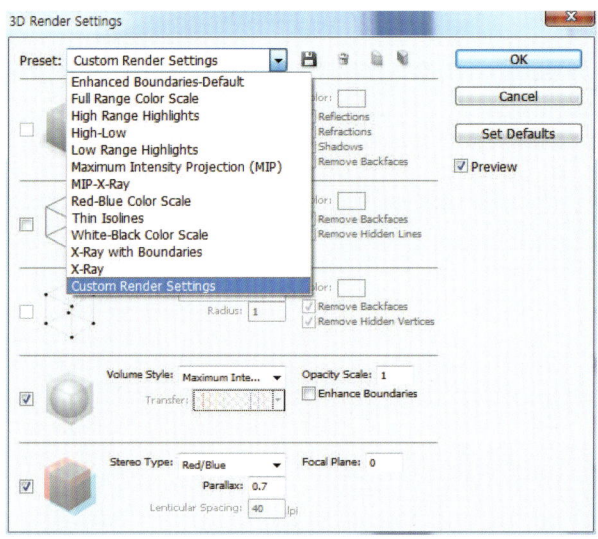

그림 7

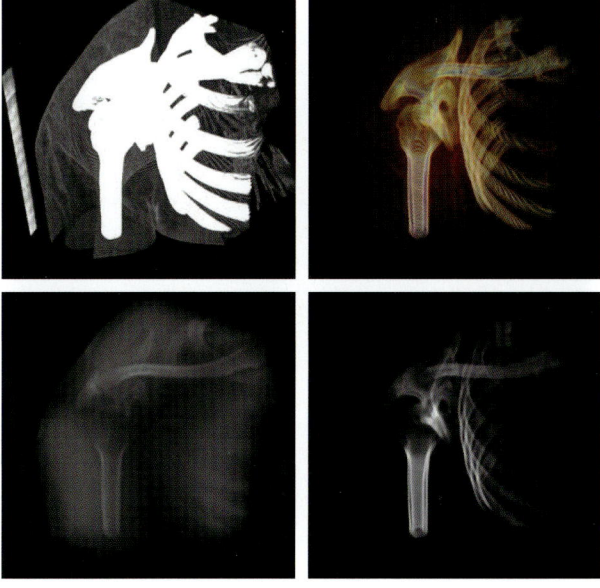

그림 8, 9, 10, 11

3차원 의학영상

　이번 장에서는 포토샵 CS5 Extended에서 DICOM 파일을 써서 볼륨 모델을 만드는 방법에 대해 알아보았다. 포토샵에서 만든 볼륨 모델은 다른 소프트웨어로 내보낼 수 없고, 서피스 모델로 바꿀 수도 없다. 하지만 많은 사람들이 두려워하는, 의료영상을 다루는 소프트웨어 없이 포토샵만으로 CT, MRI와 같은 2차원의 인체영상을 3차원으로 재구성해서 다양한 렌더링을 통해 보는 것만으로도 활용가치가 있다고 할 수 있다. 또한 포토샵의 강력한 사진편집기능으로, 의료영상을 다루는 소프트웨어에서 불가능한 다양한 표현을 할 수 있다는 점은 포토샵을 사용한 3차원 재구성의 장점이라고 할 수 있다.

05 포토샵을 사용한 DICOM 파일의 측정

::머리글

　DICOM(Digital Imaging and Communications in Medicine)은 의료용 기기에서 디지털 영상 표현과 통신에 사용되는 여러 가지 표준을 총칭한다. 이전의 병원 장비들에서 획득한 정보가 아날로그에서 디지털로 전환되는 과정에서 각 장비, 회사에 따라 호환성 문제가 생김에 따라 미국방사선의학회(ACR)와 미국전기공업회(NEMA)로 구성한 연합 위원회에서 DICOM 표준을 정하게 되었다. DICOM은 현재까지 지속적으로 보완되어가고 있으며 매년 학회도 열리고 있다. 이러한 DICOM 형식으로 된 파일은 의료영상을 다루는 소프트웨어에서만 한정적으로 볼 수 있었지만 최근 포토샵에서도 DICOM 형식으로 된 파일을 지원하게 됨으로써, 포토샵에서 이러한 파일을 열어보거나 다양한 분석 및 측정을 할 수 있게 되었다. 이번 장에서는 DICOM 형식으로 된 의료영상을 포토샵에서 측정하는 방법에 대해 알아본다.

::본문

　ADOBE 포토샵의 버전이 업데이트됨에 따라 처리할 수 있는 파일의 형식도 다양해졌고, CS3 Extended 버전에서부터 DICOM 파일을 사용할 수 있게 되었다. 본 글에서는 CS5 Extended 버전을 써서 DICOM 파일을 포토샵P에서 측정하는 방법을 알아본다.

　포토샵을 실행시키면 화면 상단의 일곱 번째 메뉴에서 Analysis 메뉴를 볼 수 있다. 이 메뉴에 있는 기능들을 써서 길이 및 선택영역의 넓이를 구하거나 오브젝트의 카운트를 할 수 있다. 또한 이렇게 측정한 결과를 텍스트 형식의 파일로 저장할 수 있다.

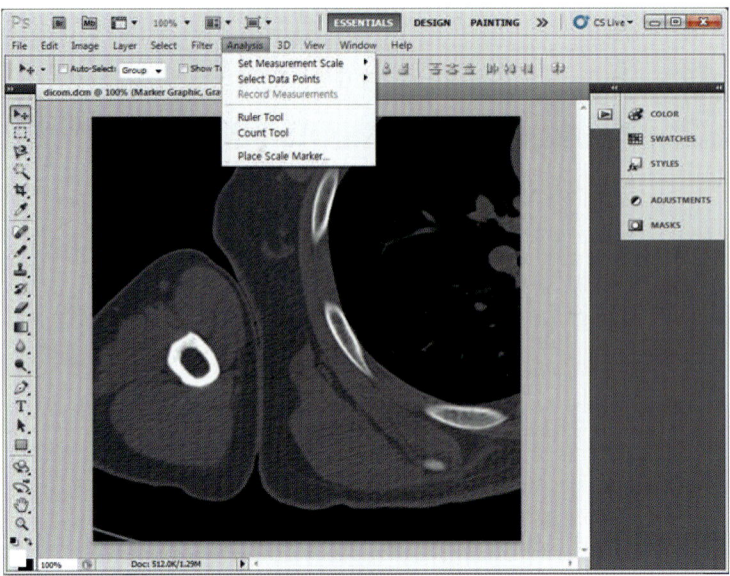

그림 1

(1) 측정 비율의 설정

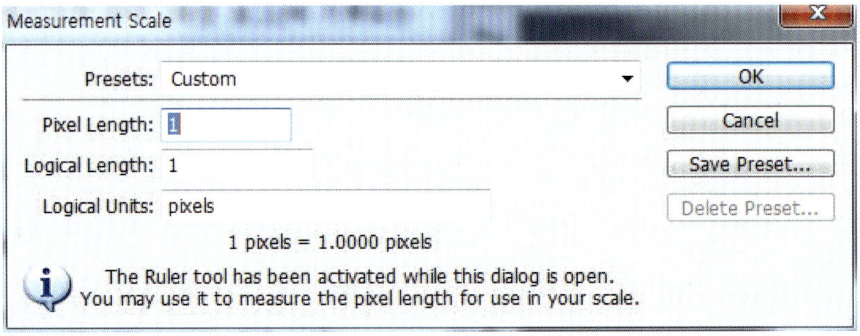

그림 2

측정 비율의 설정은 이미지에서 지정된 픽셀 개수를 인치, 밀리미터, 미크론과 같은 다양한 픽셀 단위에 맞도록 설정하는 것이다. 이러한 설정을 여러 가지 단위로 할 수 있지만, 한 개의 문서의 한 개의 단위만 사용할 수 있다. 참고로, DICOM 파일을 열면, DICOM 파일이 포함하고 있는 정보를 통해 측정 비율이 자동으로 설정된다.

(2) 길이의 측정

Analysis > Ruler Tool을 선택하면 길이를 측정할 수 있다. 측정하고자 하는 시작점에서 마우스 왼쪽 버튼을 누른 상태로 끝점까지 드래그하면 화면 상단에 측정자의 X, Y좌표와 넓이, 높이, 각도 등의 정보가 표시된다.

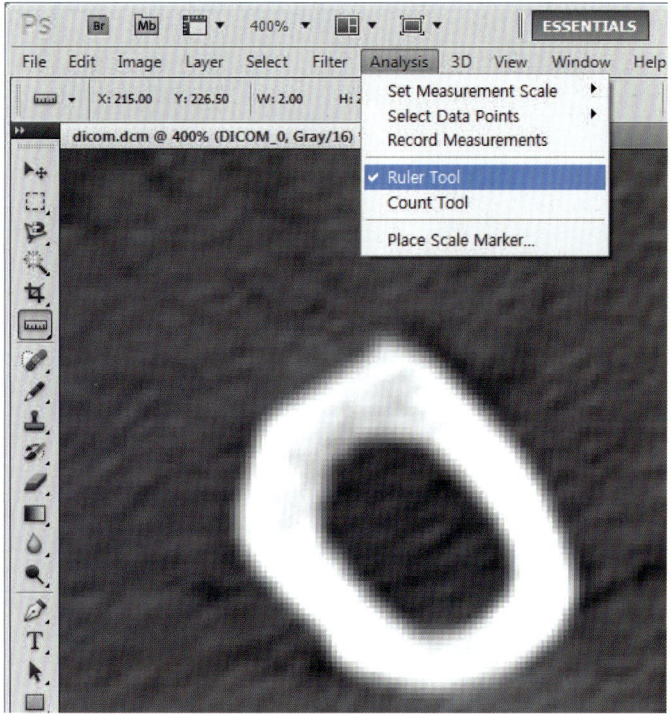

그림 3

위팔뼈의 단면의 두께를 측정한 결과로 X, Y좌표, 넓이, 높이, 각도 등의 정보를 알 수 있다.

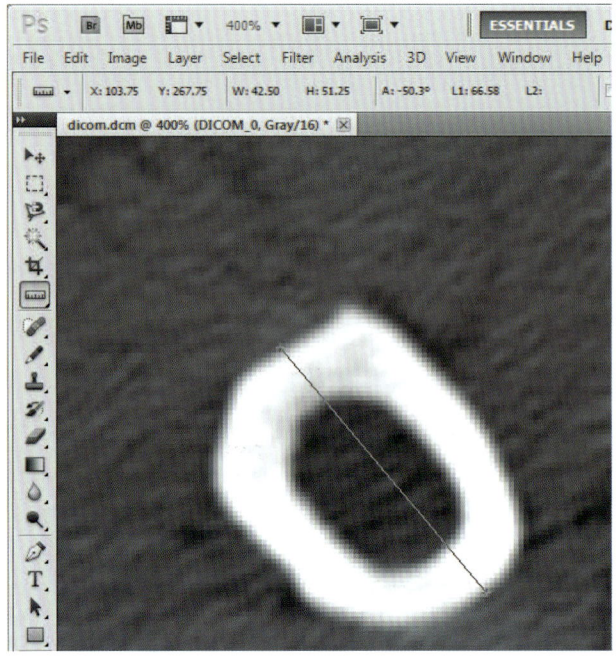

그림 4

이렇게 측정한 정보를 저장하기 위해 Analysis 〉 Record Measurements를 선택한다. 이 결과로 MEASUREMENT LOG창이 열리면서 측정정보가 기록된다.

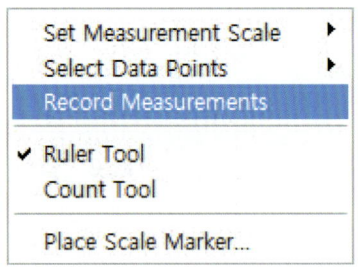

그림 5

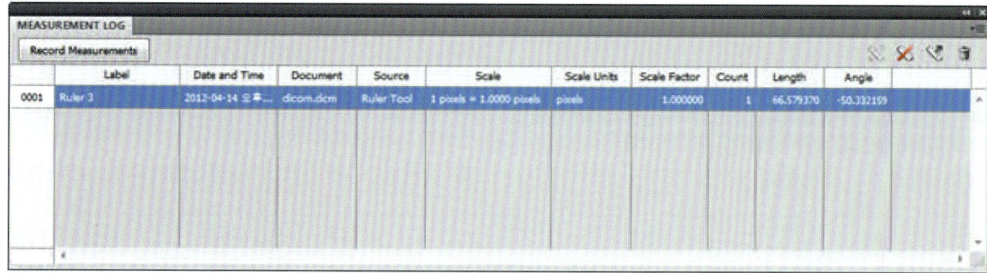

그림 6

(3) 넓이의 측정

앞에서는 위팔뼈의 한 단면의 길이를 측정했는데, 이번에는 위팔뼈의 넓이를 측정해본다. 뼈는 주변 구조물과 빛깔 차이가 뚜렷하기 때문에 Magic Wand 또는 Quick Selection도구를 써서 테두리에 Selection을 그린다. 주변 구조물과의 빛깔 차이가 뚜렷하지 않은 구조물은 Lasso 도구를 써서 손으로 정밀하게 그려야 한다. 아무튼, 이렇게 Selection이 그려진 상태에서 Analysis > Record Measurements를 선택하면 그려진 Selection에 대한 다양한 정보가 기록이 된다. 앞서의 Ruler Tool을 사용한 기록에는 넓이 및 Gray Value에 대한 항목이 없었지만, 넓이를 측정했기 때문에 이에 대한 다양한 정보가 기록이 된 것이다.

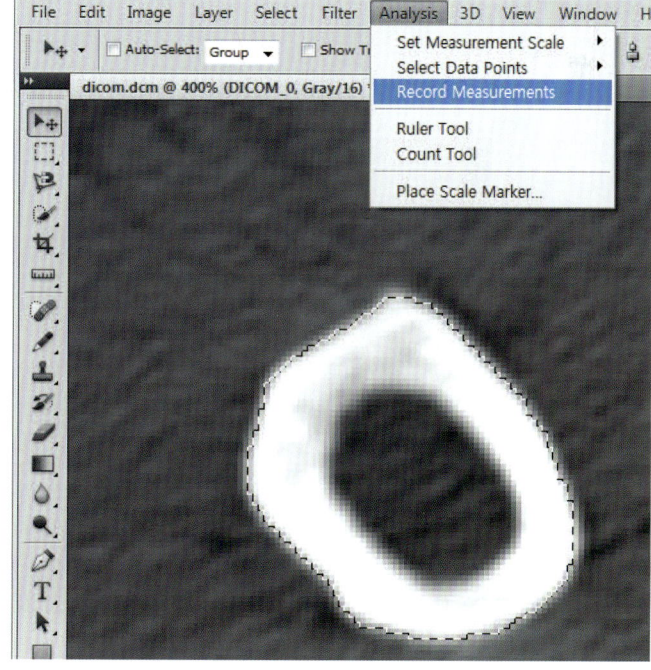

그림 7

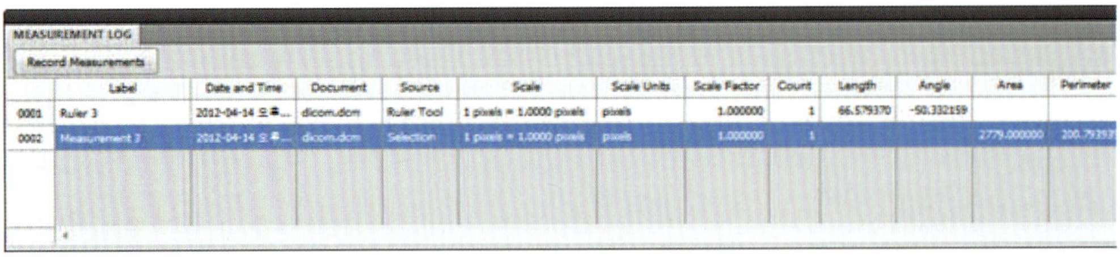

그림 8

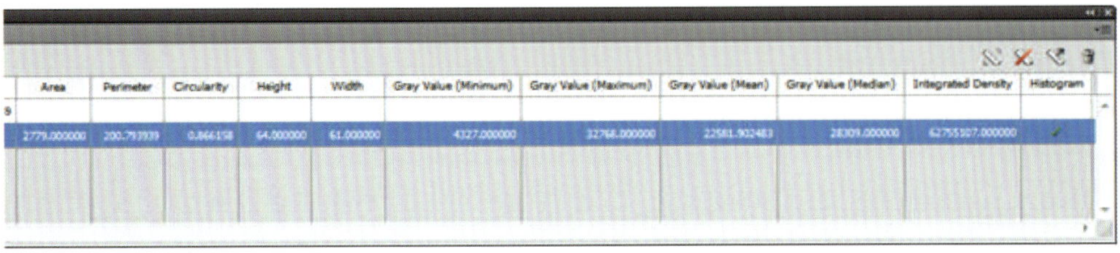

그림 9

(4) 카운트 측정

Analysis 〉 Count Tool을 선택하면 문서에 원하는 개수만큼의 카운트를 찍을 수 있다. 다음 그림은 허파에 있는 기관지가 단면 영상에서 몇 개가 보이는지를 Count Tool을 써서 측정한 것이다.

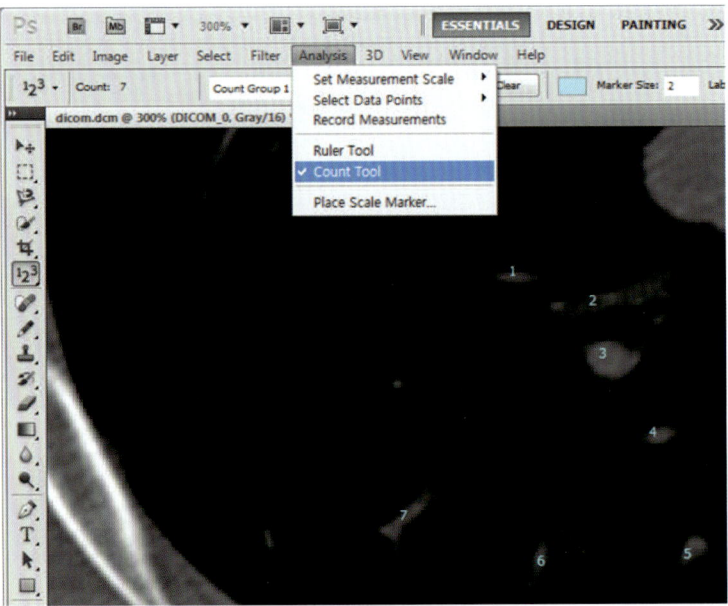

그림 10

이러한 카운트 정보도 Analysis 〉 Record Measurements를 선택해서 저장할 수 있다.

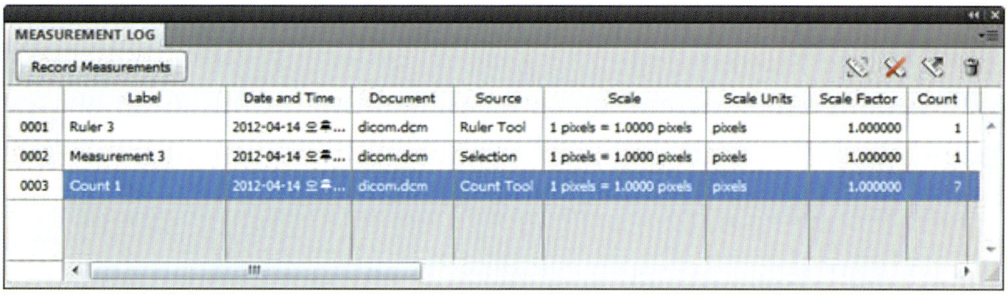

그림 11

MEASUREMENT LOG창에 기록된 내용들은 MEASUREMENT LOG창의 세 번째 아이콘인 Export selected measurements 버튼을 클릭함으로써 텍스트 형식의 파일로 저장할 수 있으며, 저장된 내용은 다음과 같다.

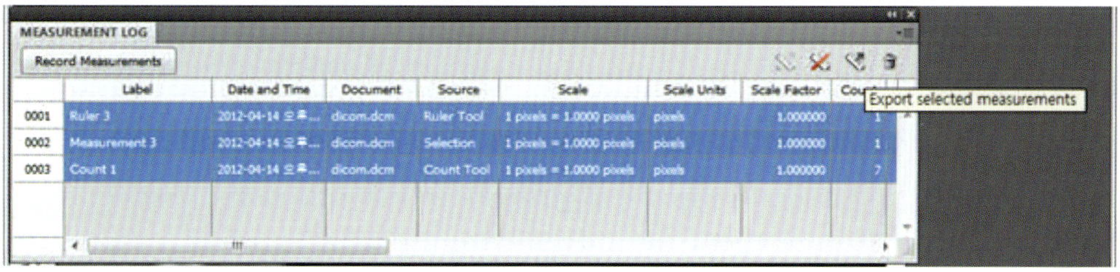

그림 12

"Label"   "Date and Time"   "Document"   "Source"   "Scale"   "Scale Units"   "Scale Factor"   "Count"   "Length"   "Angle"   "Area"   "Perimeter"   "Circularity"   "Height"   "Width"   "Gray Value (Minimum)"   "Gray Value (Maximum)"   "Gray Value (Mean)"   "Gray Value (Median)"   "Integrated Density"   "Histogram"
"Ruler 3"   "2012-04-14T18:12:18+09:00"   "dicom.dcm"   "Ruler Tool"   "1 pixels = 1.0000 pixels"   "pixels"   "1.000000"   "1"   "66.579370"   "-50.332159"
"Measurement 3"   "2012-04-14T18:14:49+09:00"   "dicom.dcm"   "Selection"

3차원 의학영상

"1 pixels = 1.0000 pixels"   "pixels"   "1.000000"   "1"   "2779.000000"   "200.793939"   "0.866158"   "64.000000"   "61.000000"   "4327.000000"   "32768.000000"   "22581.902483"   "28309.000000"   "62755107.000000"   "Histogram-1.csv"   "Count 1"   "2012-04-14T18:21:10+09:00"   "dicom.dcm"   "Count Tool"   "1 pixels = 1.0000 pixels"   "pixels"   "1.000000"   "7"

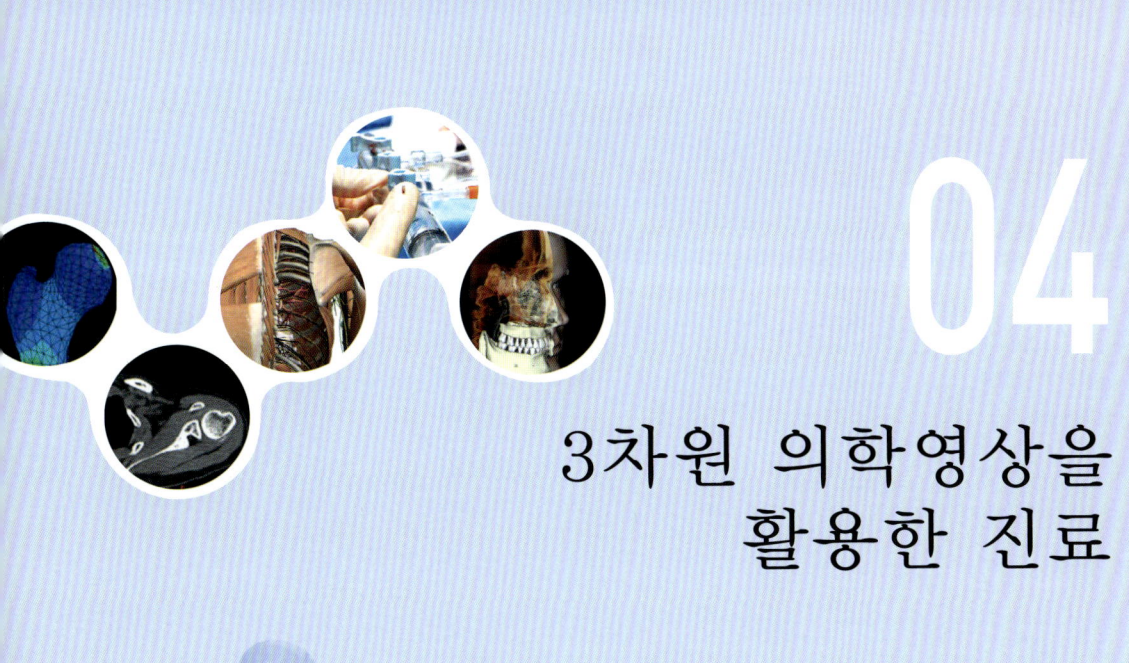

04

3차원 의학영상을 활용한 진료

01 3차원 내시경

::머리글

3차원 의학영상의 발전은 가상 내시경(virtual endoscope), 가상 수술 시뮬레이션(surgical simulation)과 같이 이전에는 없던 새로운 기술 분야를 창출하며 21세기의 새로운 영역으로 발전해 나가고 있다. 특히 유비쿼터스 네트워크를 통한 초고속 정보통신 환경에서 다양한 애플리케이션에 적용할 수 있는 가능성이 풍부한, 매우 흥미로운 응용 분야라고 할 수 있다. 현재 많은 의료 분야에서 치료에 앞서 치료 계획을 세우기 위한 시뮬레이션 기법들이 중요한 이슈가 되고 있다. 이번 장에서는 이러한 시뮬레이션 기법 중 최근에 각광받고 있는 가상 내시경의 연구 동향을 소개하고, 앞으로 이러한 기술과 연구결과들이 생활에 어떠한 영향을 미치게 될지를 알아본다.

::본문

내시경 시술은 인체의 내부에 초소형 잠망경과 같은 광학기기를 삽입하여 인체의 내부를 관찰하는 방법으로, 광학기기에서 얻어진 상을 광섬유를 통해 외부의 모니터에 전달한다. 이 방법은 사람의 몸 안에 직접 내시경 카메라를 삽입하기 때문에 다른 의료영상을 만드는 방법들보다 고화질의 영상을 얻을 수 있다는 장점이 있지만 환자에게 불편과 고통을 주며 출혈, 감염 등과 같은 부작용이 발생할 수 있고 진단 범위도 제한적이다.

가상 내시경은 CT, MRI와 같은 전산화 단층 촬영장치를 써서 인체의 연속된 단면영상을 얻어낸 후, 이러한 단면 영상을 써서 인체의 3차원적 구조를 재구성함으로써 내시경 카메라로 보는 것과 같은 가상의 3차원 영상을 만들어내는 기법을 말한다. 가상 내시경을 이용하면 환자에게 아무런 고통, 외상, 또는 감염의 우려 없이 인체의 내부를 3차원 영상으로 재구성할 수 있다.

가상 내시경을 현실감 있게 구현하기 위해서는 먼저 의료장비에서 획득한 다수의 2차원 의료영상을 하나의 3차원 영상으로 재구성하는 과정이 필요하다. CT나 MRI와 같은 의료장비에서 환자 한 명에 대한 수백 장의 2차원영상이 만들어지는데, 만약 이것들을 하나씩 확인한다면 많은 시간과 노력이 필요할 것이다. 또한 이러한 과정은 2차원 도면만을 보고 완성된 제품을 상상해야 하는 것과 같은 어려움도 가지기 때문에 숙련된 의료영상 판독자만이 할 수 있다. 따라서 3차원 영상으로 재구성하면 판독자는 빠른 시간에 진단에 필요한 정보를 얻을 수 있다.

현재 가상 내시경 시스템이 사용되는 분야는 크게 네 가지 분야로 압축할 수 있다. 각각을 살펴보면 다음과 같다.

(1) 가상 관절경(virtual arthroscope)

가상 관절경이란, 수술 전 CT 또는 MRI를 찍어서 진단한 증상을 기본으로 가상의 관절을 모니터상에서 만들어 관절 수술을 연습하고 실제로 시술해 보기 위한 컴퓨터 기반의 3차원 프로그램 및 장치이다. 가상 관절경을 단지 교육용으로만 사용하기 위해서는 아래와 같은, 기본적인 인체의 모델을 장착한 장비가 사용된다. 인체 모델, 햅틱 디바이스, 모니터가 장착된 이러한 장비를 통해 일반적인 관절경 수술과정을 익힐 수 있다.

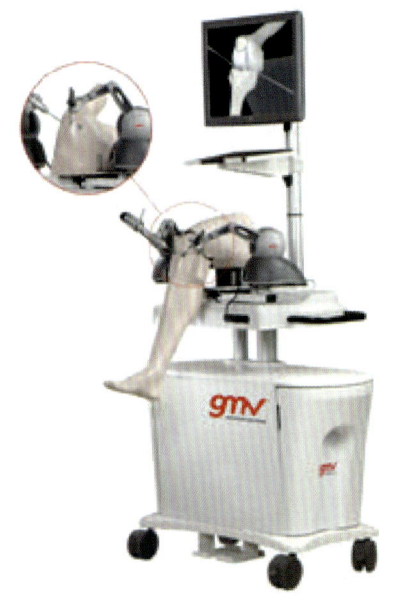

출처: (c)GMV INNOVATION SOLUTIONS (http://www.gmv.com)

그림 1

하지만 이러한 수술 연습용 도구는 독립된 기계장치로 이루어져 있고, 정상의 관절 혹은 제한된 병변을 가진 관절만을 보여줄 뿐더러, 실제의 상황과도 매우 달라 연습용 이상의 가치는 없는 실정이다. 또한, 기존의 사체 분석물, CT, MRI 기반의 모델을 이용한 결과물은 시술과정, 관절경 특성을 고려하지 않았기 때문에 실제 관절경의 소견과 다른 결과물을 보여줄 수밖에 없다는 단점을 가지고 있다. 따라서 가상 관절경을 실제 환자에 적용하기 위해서는 환자의 CT, MRI를 써서 즉시 3차원 모델을 만들고, 햅틱 등의 장치를 써서 가상으로 수술을 시뮬레이션해야 한다. 이러한 목적을 위한 가상 관절경의 일반적인 과정은 다음과 같다.

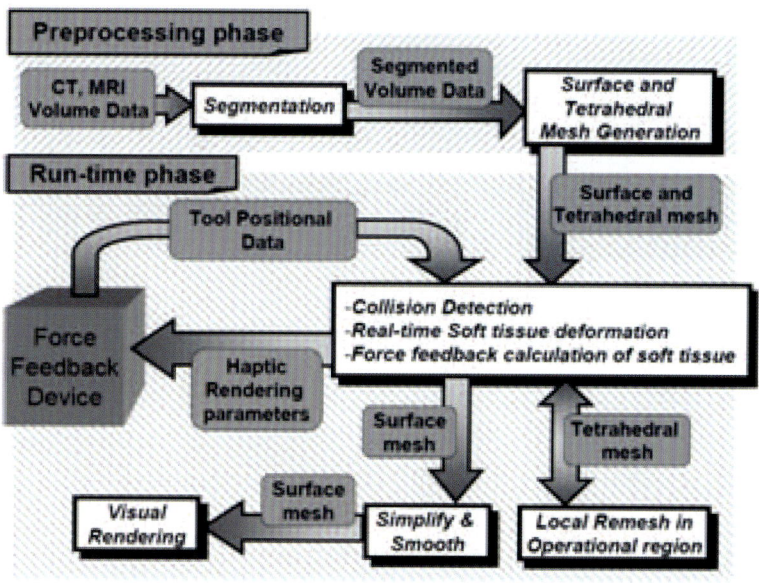

그림 2

본문에서는 필자가 만들고 있는 가상 관절경 시스템을 보기로 들어서 설명한다. 가상 관절경은 크게 나누어 관절경을 위한 3D 인체 모델, 컴퓨터에서 구현된 관절경과 관절경 수술도구, 컨트롤러로 이루어진다. 각 구성요소의 요구조건은 다음과 같다.

■ 관절경을 위한 3D 인체 모델

한국인의 표준 데이터(MRI - 2560케이스, CT - 324케이스, Pet CT - 7000케이스)를 써서 다양한 증상에 대한 표준 3D모델로 만든다. 또한 실제 환자의 수술에 적용하기 위해, 환자의 데이터를 즉시 3D모델로 만들어서 사용해야 한다.

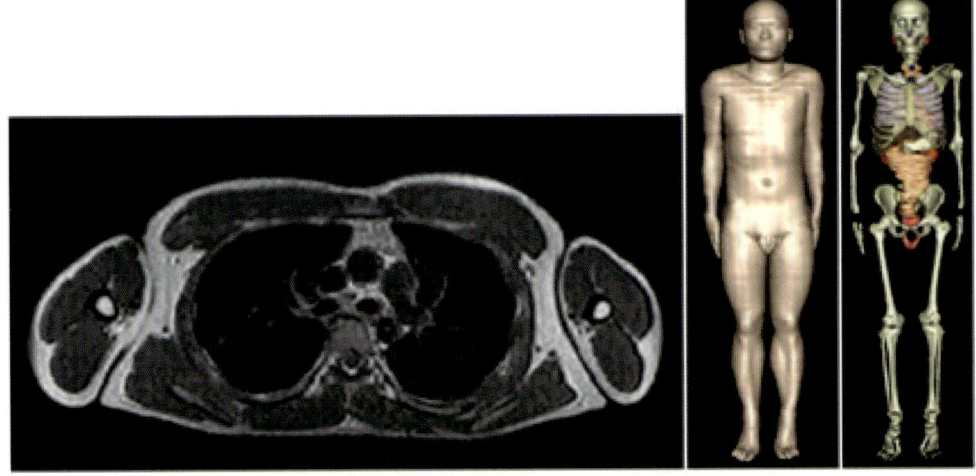

그림 3

■ 컴퓨터에서 구현된 관절경과 관절경 수술도구

관절경을 컴퓨터에서 구현하기 위해서는 관절경에 사용되는 도구들을 사실적인 3D모델로 만들어야 한다.

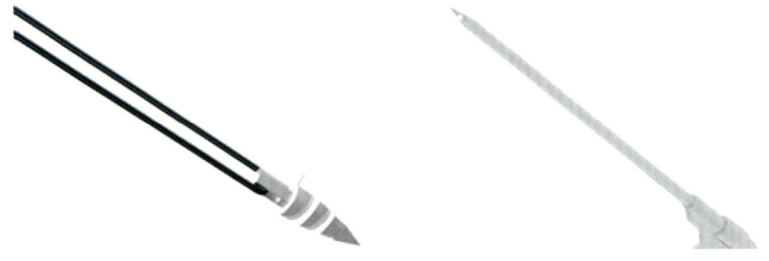

그림 4. 3D모델로 만든, 수술에 사용되는 봉합용 나사, 손상된 조직을 꿰매는 기구

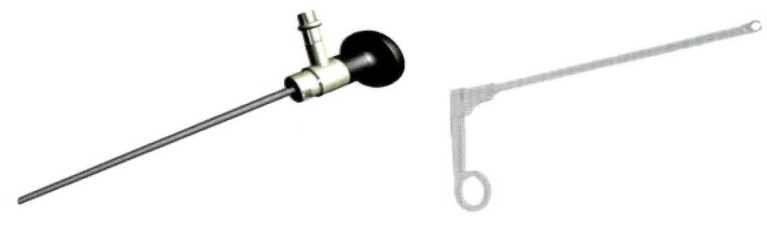

그림 5. 3D모델로 만든 관절 내시경, 꿰맨 실을 밖으로 빼내는 기구

■ 컨트롤러

사용자가 3D 인체모델을 찔러보고, 잘라보는 등의 조작을 하기 위해서는 시스템과 사용자 간의 컨트롤러가 필요하다. 이러한 컨트롤러로는 가장 구하기 쉬운 마우스 및 조이스틱, 햅틱 디바이스 및 블루투스 주변 장치를 사용할 수 있다.

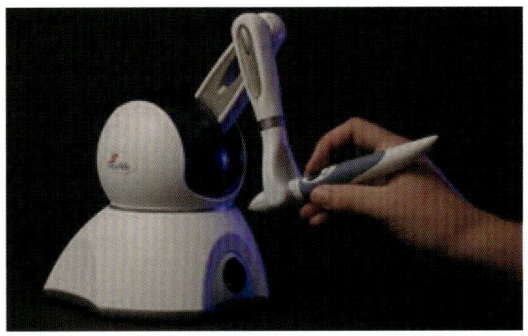

(출처: (c)SensAble technologies (http://www.sensable.com/)

그림 6

일반적인 관절경 시뮬레이터들은 이러한 요소들을 통해 만들어졌다. 하지만 이러한 실사에 근거한 3D 인체모델과 도구들을 이용함에도 불구하고, 실제 관절경 시술을 통해 얻어진 결과물과는 큰 차이를 가진다. 관절경의 상은 120도 이상의 광각을 얻기 위하여 왜곡된 영상물을 열배 이상 확대하여 보여주는데 이러한 내용을 반영하지 않았기 때문이다. 따라서 필자는 국내 관절경을 1,000~10,000회 이상 시행한 경험이 있는 전문가들과 조율하여, 광학적 특성에 따라 재편집한 영상이 실제 수술실에서 관찰된 영상과 동일하도록 만들고 있다.

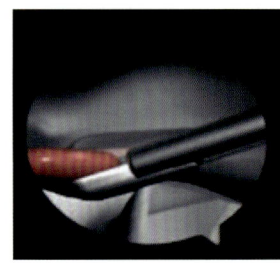 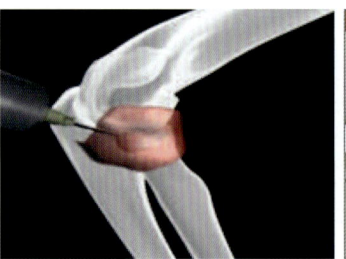 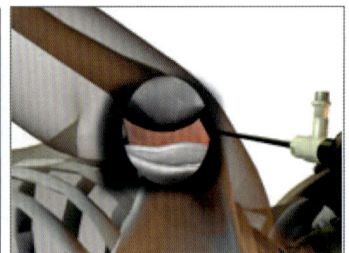

그림 7, 8, 9

(2) 가상 대장 내시경(virtual colonoscope)

대장암은 미국에서는 발생률 2위를 차지하고 있는 암이며, 최근 국내의 경우에서도 발병률이 증가하고 있는 대표적인 암이다. 대장암을 진단하기 위해서는 광학 내시경 기법이 가장 많이 사용되고 있다. 대장에 조영제(자기공명영상(MRI) 촬영이나 컴퓨터단층(CT) 촬영과 같은 방사선 검사 시에 조직이나 혈관을 잘 볼 수 있도록 위, 장관, 혈관, 뇌척수강, 관절강 등에 투입하는 약품)를 삽입하고 항문을 통해서 내시경 기기를 삽입하여 진단을 하게 된다. 하지만 이때 사용자가 불쾌감을 느끼거나, 장기가 파열(천공)될 수도 있는 문제점을 가지고 있다. 가상 대장 내시경은 이러한 문제점을 해결할 수 있는 시스템으로서, 대장을 CT 촬영한 후, 볼륨 렌더링 기법을 이용하여 재구성한다. 하지만 아직까지는 완벽하게 광학 내시경을 대체하지는 못하고 있는 실정이다. 광학 내시경 전에 의심이 되는 종양을 확인하거나, 교육적인 목적 등으로는 많이 사용하고 있는 실정이다. 국내에 나와 있는 대표적인 제품으로는 (주)인피니트가 개발한 Xelis Colon이 있다.

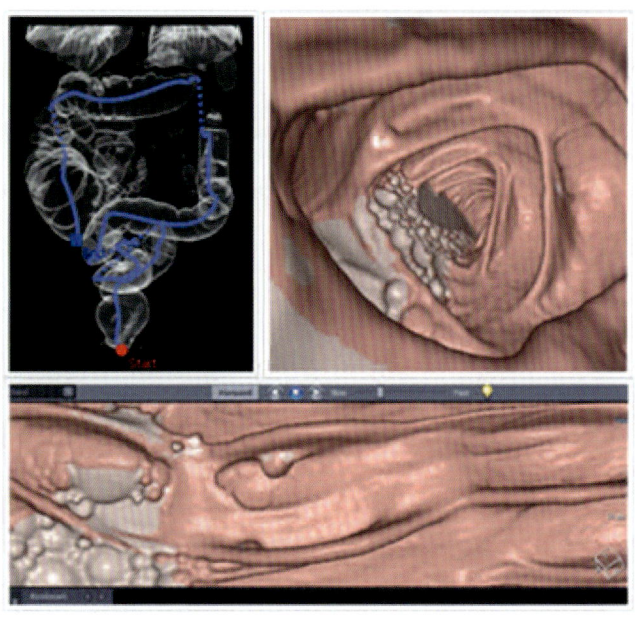

(출처: ㈜인피니트(http://www.infinitt.co.kr)

그림 10

(3) 가상 혈관경(virtual angioscope)

혈관경은 조영제를 혈관에 주입한 후, 혈관의 벽과 속공간 사이를 관찰하는 기법이다. 일반적으로 혈관의 분지 및 협착 여부를 진단할 때 사용된다. 실제 내시경으로 접근이 불가능한 미세 혈관을 진단하기 위해서 CT, MRI 영상을 이용한 가상 혈관경이 사용된다.

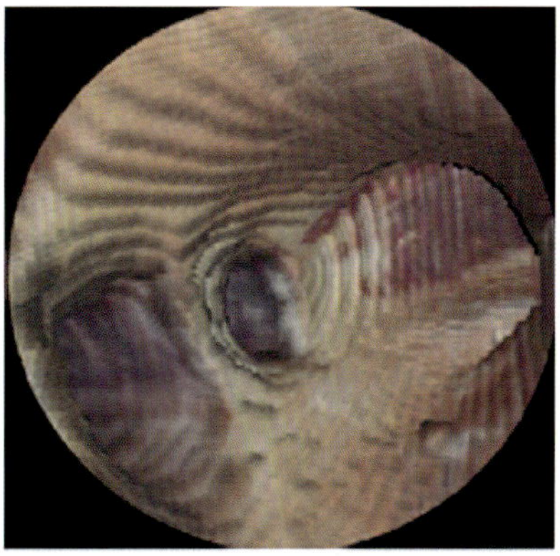

그림 11

(4) 가상 기관지 내시경(virtual bronchoscope)

기관지 내시경은 내시경을 기관지에 넣어서 종양이나 염증, 협착, 출혈 등을 검사하거나 이물질 및 가래를 제거하기 위한 용도로 사용된다. 실제의 내시경으로는 매우 가느다란 기관지를 보는 데 한계가 있기 때문에 가상 기관지 내시경이 사용된다.

이번 장에서는 가상 내시경의 연구 동향을 소개하였다. 이러한 가상 내시경 기술은 현재 많은 국내외의 연구기관에서 연구와 개발을 진행 중이며, 일부는 임상 및 교육에서 활용되고 있지만 아직 발전단계에 있는 기술이다. 이러한 연구는 의학, 영상학, 공학 등 여러 분야의 공동연구가 필수적이며, 따라서 각 분야 전문가들의 지속적인 관심과 노력이 필요하다. 이러한 연구가 발전할수록 빠른 진단과 그에 따른 효과적인 시술이 가능해지며, 이는 건강 증진에 큰 도움이 될 것으로 기대된다.

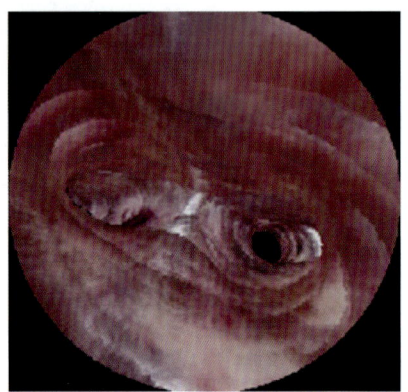

그림 12

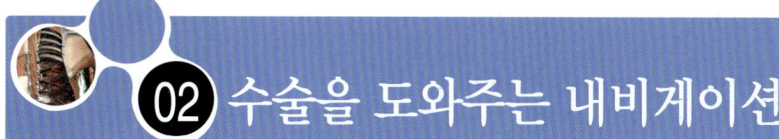 02 수술을 도와주는 내비게이션

::머리글

컴퓨터 내비게이션을 이용한 수술은 기존의 수술에서 발생 가능한 문제를 최소화하고, 수술의 정확도를 높이는 데 도움을 준다. 내비게이션 장치에 환자의 정보를 입력하면 컴퓨터가 이를 이용하여 수술 중 필요한 정보를 수술자에게 실시간으로 제공해주며, 수술자는 이러한 실시간 피드백(feedback)을 통해 수술의 진행과정을 확인할 수 있으므로 보다 정확한 시술이 가능하다. 이번 장에서는 내비게이션을 이용한 인공 견관절 치환술의 과정을 살펴봄으로써 내비게이션 수술의 원리 및 유용성에 대해서 살펴보고자 한다.

::본문

관절이란 뼈와 뼈가 만나는 부위이다. 관절은 뼈와 뼈 사이가 부드럽게 운동할 수 있도록 연골, 관절낭, 활막, 인대, 힘줄, 근육 등으로 구성되어 있으며, 움직임에 따라 발생하는 충격을 흡수하는 역할을 한다. 관절염은 여러 가지 원인에 의해 관절에 염증이 생긴 것으로, 이로 인해 나타나는 대표적인 증상은 관절의 통증이다. 견관절(어깨관절)이 외상을 입거나, 오랜 시간 과도한 사용을 하면 관절염이 발생하게 된다.

관절염이나 골종양 등으로 인하여 관절부의 뼈가 파괴되거나 관절손상을 입어 관절로서의 기능을 할 수 없게 된 경우에 그 관절을 절제하고 대신 인공관절을 삽입하는데, 이러한 수술을 인공관절 치환술이라고 한다. 인공관절은 관절구와 거기에 적합한 관절두를 짝지은 금속 또는 합성수지로 만든 것으로서, 관절의 기능을 대신할 수 있도록 만들어져 있으며, 견관절, 주관절, 고관절, 슬관절 등에 사용된다.

견관절 치환술을 시행해야 하는 증상이 있을 때, 내비게이션을 이용해 견관절 치환술을 시행하는 경우와 일반적인 견관절 치환술을 시행하는 경우의 증상은 거의 동일하다. 숙달된 수술자의 경우, 내비게이션이 별로 필요치 않을 수 있다. 하지만 골절이나 재치환술의 경우와 같이 정상적인 해부학적 구조가 아닌 경우, 숙달된 수술자들도 수술 중 혼동을 일으킬 수 있기 때문에 이러한 경우에는 내비게이션이 매우 유용하게 쓰일 수 있다.

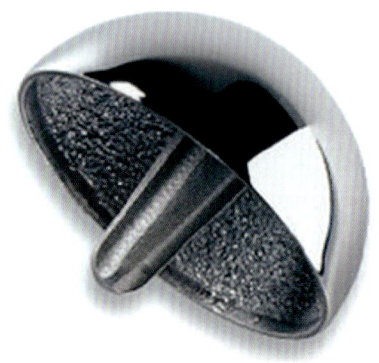

(출처: Copeland™ Humeral Resurfacing Head, BIOMET)
그림 1. 견관절 수술에 사용되는 인공관절

내비게이션의 작동 원리는 다음과 같다. 환자의 CT스캔을 통해 얻은 영상으로 3차원영상(Digital Mock-Up)을 만든 다음, 내비게이션에 내장된 3차원 영상(Prosthesis Mock-Up)을 여기에 정합한다. 이 결과로 만들어진 3차원 영상(Virtual Mock-Up)을 써서 수술 전에 어떻게 수술을 해야 할지에 대해 시뮬레이션을 하고, 수술 중에는 실시간으로 환자의 상태를 파악하게 된다.

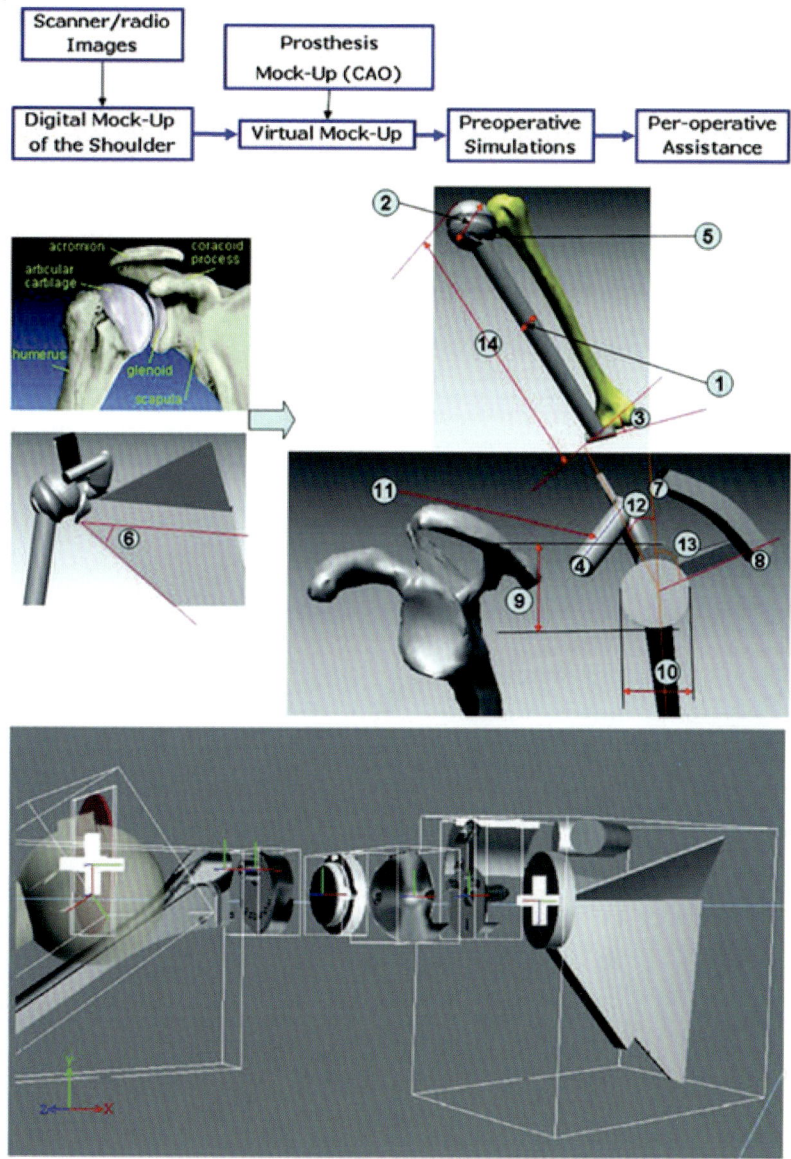

(출처: Atmani H, Merienne F, Fofi D, Trouilloud P. Computer aided surgery system for shoulder prosthesis placement. Comput Aided Surg. 2007; 12(1): 60-70)

그림 2. 내비게이션의 작동 원리

(출처: NaciProTM Image FreeTM Shoulder Navigation, KINAMED)
그림 3. 견관절 수술에서 사용되는 내비게이션

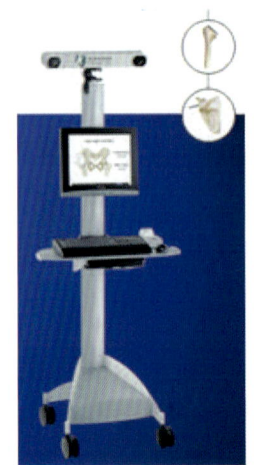

컴퓨터 내비게이션을 사용한 수술은 다음처럼 진행된다. 먼저 환자의 어깨관절이 노출되면 광학 표식자(marker)를 위팔뼈의 윗부분에 부착시킨다.

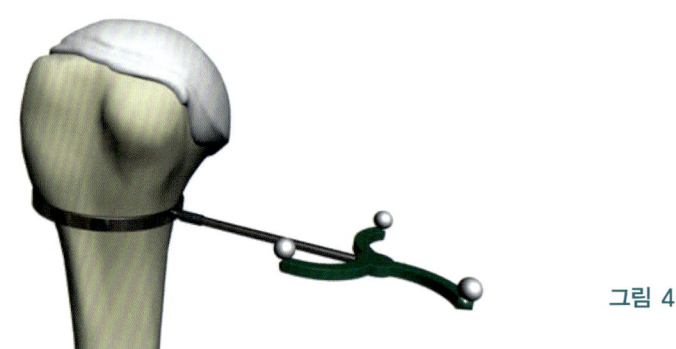

그림 4

위팔뼈의 아랫부분에는 점을 찍음으로써 뼈의 전체 모양을 내비게이션에 인식시킨다.

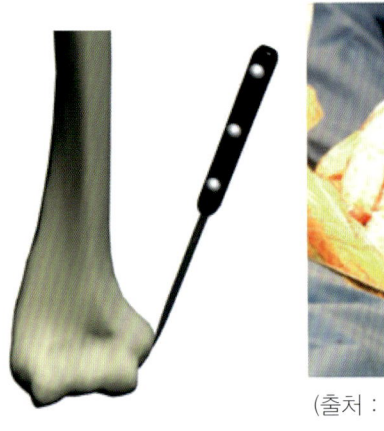

그림 5

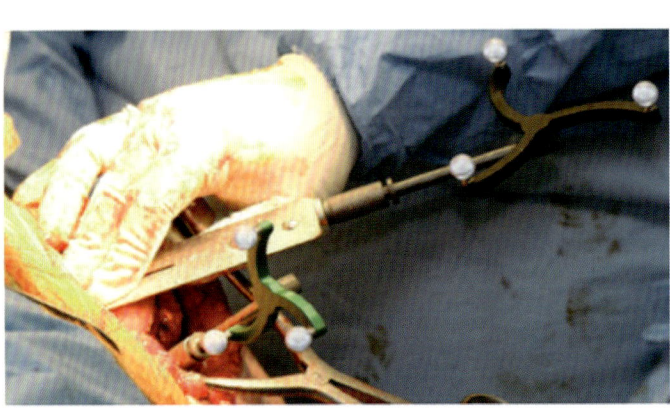

(출처 : Edwards T Bradley, Sarin Vineet K. Developments in Computer-aided Shoulder Arthroplasty. US Musculoskeletal Disease. 2007; 1: 48-50)

그림 6

또한 어깨뼈에도 표식자를 부착한다.

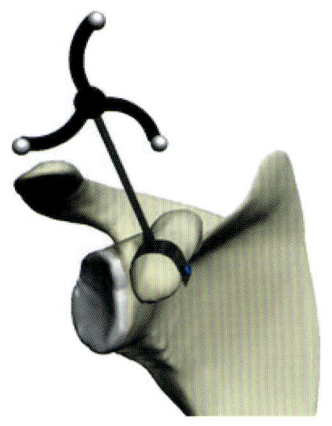

그림 7

관절와(관절의 오목한 부분)의 중심에 구멍을 뚫은 다음, 확공과 천공을 시행한 후 시멘트를 이용하여 관절와에 임시 삽입물을 삽입한다. 이때 표식자를 붙인 확공기를 사용함으로써 수술 계획대로 적절하게 확공을 하고 천공을 하는지를 내비게이션을 통해 실시간으로 확인한다. 확공된 구멍에 치환물을 삽입할 때에는 일반적으로 표식자를 부착하지 않고 시행한다. 치환물을 삽입한 상태에서 관절의 적절한 안정성을 확인한 후, 최종 삽입물을 삽입한다. 삽입이 끝나면 봉합을 함으로써 수술을 마친다.

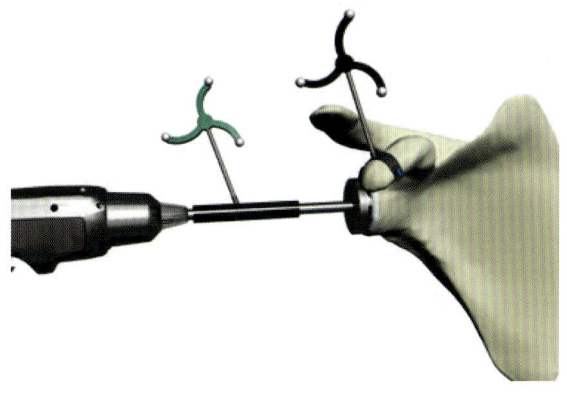

그림 8

3차원 의학영상

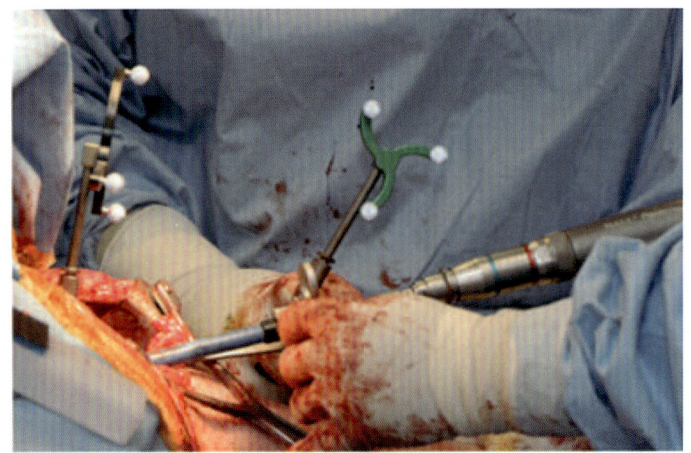

(출처: Edwards T Bradley, Sarin Vineet K. Developments in Computer-aided Shoulder Arthroplasty. US Musculoskeletal Disease. 2007; 1: 48-50)

그림 9

　인공 견관절 치환술에서 내비게이션의 사용은, 내비게이션이 수술 과정에서 실시간으로 해부학적 위치에 대한 정보(intraoperative information)를 제공하여 주기 때문에 수술의 정확도를 향상시키는 장점이 있다. 하지만 고정 핀을 사용하기 위해 추가적인 절개를 필요로 하고, 고정부에 골절이 발생할 수 있다는 단점도 있다. 특히, 인공관절 주위의 자연 감염이나 활동성 감염이 있는 경우는 이러한 수술 방법이 적합하지 않다. 또한 수술 시간 및 비용의 증가가 따르며 전문적인 훈련을 받은 수술자가 필요하다. 이외에도 컴퓨터 관련 장애, 표식자 이완(tracker loosening)으로 인한 내비게이션의 오류 등이 발생할 수 있다. 따라서 이의 임상적 결과와의 상관관계는 추가적인 연구 및 장기간의 추시가 필요하다. 하지만 자동차의 내비게이션이 경우에 따라 운전자에게 필요없거나 큰 도움을 주기도 하듯, 수술에서 내비게이션의 사용은 경우에 따라서는 수술에 큰 도움을 주는, 매우 유용한 방법이 될 수 있다는 것은 의심할 여지가 없다.

03 재활을 도와주는 의료용 로봇

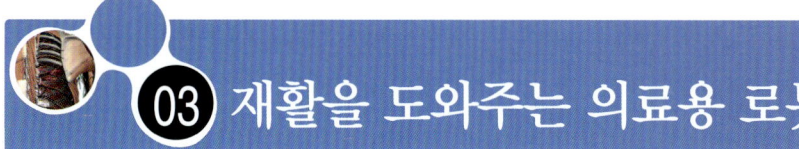

::머리글

　의료용 로봇 분야는 최근 20년에 걸쳐 눈부신 발전을 이룬 로봇 분야로서 연구 분야는 물론, 새로운 제품 및 서비스 시장에서도 놀라울 정도로 발전했다. 현재의 의료용 로봇은 서비스 로봇의 성공 사례로 평가되고 있다. 현재 연구되고 있는 의료용 로봇은 크게 수술로봇(surgery robot), 재활로봇(rehabilitation robot), 마이크로로봇(micro robot), 원격진료로봇(remote diagnosis robot) 등으로 나눌 수 있다. 현재 상용화되어 있는 수술로봇은 미국의 Intuitive Surgical사가 개발한 다빈치(da Vinci)로봇이 있으며, 국내에서 이미 여러 종합병원에 설치되어 실제 수술에 사용되고 있다. 또한, 미국의 InTouch Technologies사는 RP-7이라는 로봇을 미국 내 병원에 보급하여 의사가 원격에서 환자를 진료할 수 있는 환경을 제공하고 있다. 이번 장에서는 의료용 로봇의 종류와 대표적인 의료용 로봇에 대해 알아본다.

::본문

　의료용로봇 중에서 가장 시장이 활성화되어 있고, 세계 의료용로봇 시장을 주도하는 분야는 수술로봇이다. 수술로봇은 로봇이 갖고 있는 초정밀 제어 기능과 원격제어 기능을 이용하여, 의사를 보조하여 수술을 시행하는 로봇이다. 가는 구조의 팔과 내시경 덕분에 최소한의 부위를 절개하고 수술할 수 있기 때문에, 환자의 회복속도가 빠를 뿐만 아니라 수술의 성공률을 높일 수 있다. 현재 다양한 수술로봇이 개발 및 상품화되고 있으며, 시장 확대와 함께 기술개발도 활발히 진행되고 있는 분야이다. 대표적인 수술로봇은 다음과 같다.

　AESOP로봇은 복강경 시술을 할 때 보조의사의 역할을 대신하여 주는 로봇으로, 로봇의 팔에 카메라를 연결한 후 카메라의 위치를 시술자의 명령에 따라 좌우 혹은 상하로 조절하는 로봇이다. 이는 시술자와 보조의사 간의 잘못된 의사전달로 인한 수술 시간의 지연이나 보조의사의 피로도에 따른 사고 위험성을 줄이는 데 커다란 도움이 되었다.

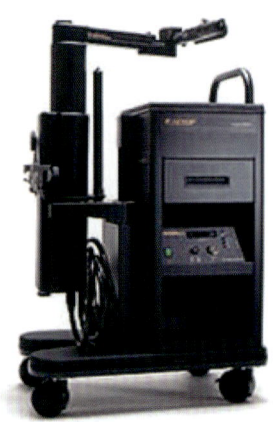
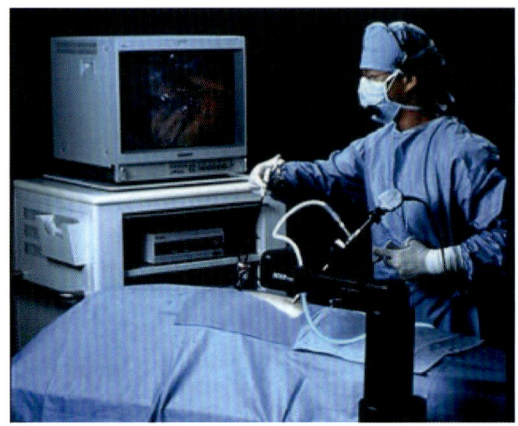

그림 1. Computer Motion, Inc의 AESOP로봇

AESOP의 안정적 작동에 힘입어 로봇응용이 확대되었으며, 이후 원격 수술을 위한 ZEUS로봇이 탄생되었다. 이는 시술자의 양손을 로봇이 대신하여 수술 기구를 잡아주고 의사의 시술 동작을 로봇이 따라 하도록 한 수술용 로봇이었다. 하지만 ZEUS의 경우 단순히 복강경 기구를 잡아주는 역할만 가능하였고 입체적 영상 전달이 불가능하여 원격 수술의 가능성만을 확보한 채 실제 의료에 큰 역할을 하지 못하고 da Vinci로봇의 등장 이후, 제품의 생산과 사용이 중단되었다.

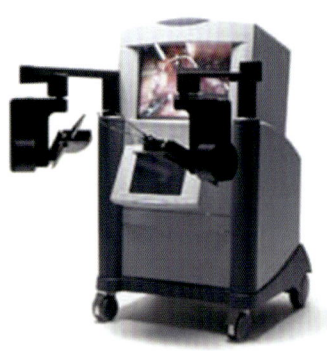
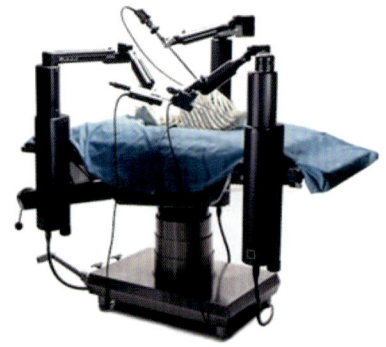

그림 2. Computer Motion, Inc의 ZEUS로봇

ZEUS로봇 이후, da Vinci로봇이 등장하였다. Da Vinci로봇은 일반외과, 흉부외과, 심장외과, 비뇨기과, 산부인과, 소아외과 등 복강경 수술의 대부분을 할 수 있는 로봇이다. 초기의 ZEUS로봇이 복강경 수술기구들을 시술자 대신 잡아 주는 역할만을 한 반면, Da Vinci로봇은 몸 안에 직접 삽입되는 로봇으로서, 시술자의 손처럼 움직여 마치 환부를 열고 시술자가 직접 시술하는 것과 같이 수술하는 로봇이다. 이는 시술자에게 좌우반전없이 10배~15배의 확대된 입체영상을 전달하고 시술자의 움직임을 정교하게 5~8mm의 작은 로봇 팔에 전달함으로써 기존의 매우 어렵거나 불가능하였던 시술을 가능하게 하였다. 다빈치의 사용은 미국과 유럽의 거의 모든 우수 대학 병원과 수련 병원에 사용하고 있을 정도로 이미 보편화되어있다. Da Vinci로봇은 현재 복부 수술로봇의 주종을 이루고 있다. 세 개의 복강경 로봇 팔과 1개의 카메라 로봇 팔이 사용된다. 복강경 로봇 팔은 7자유도를 가지고 있어서 의사의 손동작을 자유롭게 구현할 수 있다는 장점을 가지고 있다. 기존의 복강경 수술과 비교할 때 절개부위 및 접근부위의 손상을 최소화하여 입원기간을 줄이고 정상기능으로의 회복기간도 단축시키고 있다. 또한 의료진의 고된 수술작업을 훨씬 쉽게 하여 앞으로 환자뿐 아니라 의료진의 환경개선을 위해서도 좋은 대안으로 각광을 받고 있다.

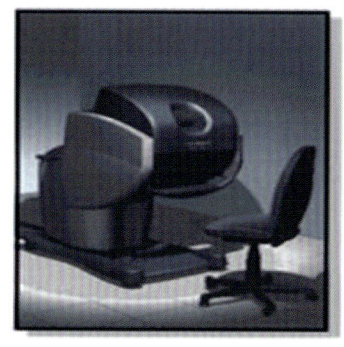
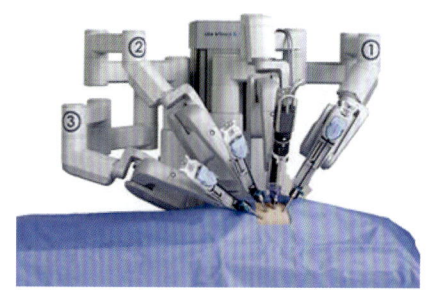

그림 3. Computer Motion, Inc의 ZEUS로봇

수술로봇 중에서 가장 먼저 상용화된 분야이며 로봇의 강점인 강성과 정밀도를 활용할 수 있는 로봇은 관절수술로봇이며, 대표적인 제품으로 ROBODOC로봇을 들 수 있다. CAM데이터를 받아 공작기계가 가공하듯이 1mm 간격으로 컴퓨터단층촬영(CT: Computerized Tomography)한 데이타를 활용하여 수평다관절로봇(SCARA)이 자동 수술하는 방식이다.

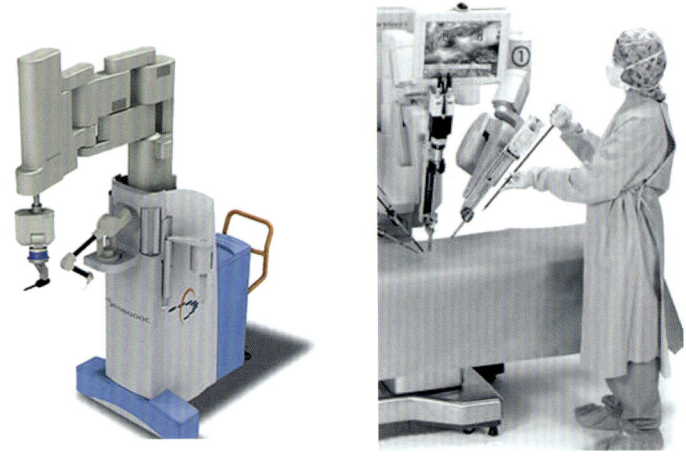

그림 4. Curexo Technology Corporation의 ROBODOC로봇

마이크로 기술이 발전함에 따라 이러한 기술을 의료용 로봇에 접목하는 시도가 이루어졌고, 이러한 시도의 결과로 마이크로로봇이 등장하였다. 몇 가지 종류의 마이크로로봇이 시장에 나오고 있으며 일부 제품은 이미 시장을 형성하고 있다. 마이크로로봇의 대표적인 로봇이 캡슐내시경로봇이다. 기존의 내시경 시술이 피시술자에게 불편함을 준다는 문제가 있기 때문에 이를 해결하기 위한 방안으로서 알약 크기의 캡슐내시경을 캡슐내시경에 포함된 카메라가 소화기관을 촬영하는 방식이다. 캡슐내시경로봇은 아직까지는 인체의 연동운동으로 움직이지만 추후 자체적인 능동이동기능을 갖출 경우 획기적인 의료기기 및 로봇기술의 발전이 이루어질 수 있으며 시장 확대 및 주도를 기대할 수 있다.

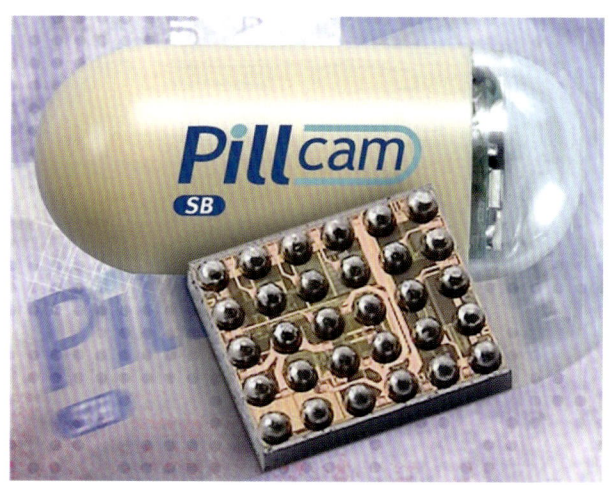
그림 5. Given의 Pillcam 캡슐내시경

최근 마이크로로봇을 개발하여 혈관치료에 적용하고자 하는 시도도 이루어지고 있다. 심장혈관 질환의 원인은 동맥 안에 콜레스테롤이나 칼슘, 미네랄 등이 쌓여 혈소판과 뭉치면서 생기는 혈전이다. 이 혈전이 혈관을 막으면 뇌졸중, 심근경색, 말초동맥 질환과 같은 심장혈관 질환이 생기는 것이다. 이 질환은 지금까지 심도자(Catheter)를 활용해 치료해 왔지만 치료의 어려움 때문에 대체기술에 대한 요구가 계속돼왔다. 전남대학교로봇연구소에서는 이러한 혈전을 제거하기 위해 외부에서 마이크로로봇의 이동을 제어해서 마이크로로봇에 달린 마이크로 드릴로 막힌 혈관을 뚫는 마이크로로봇시스템을 개발한 바 있으며, 상용화가 예상되고 있다.

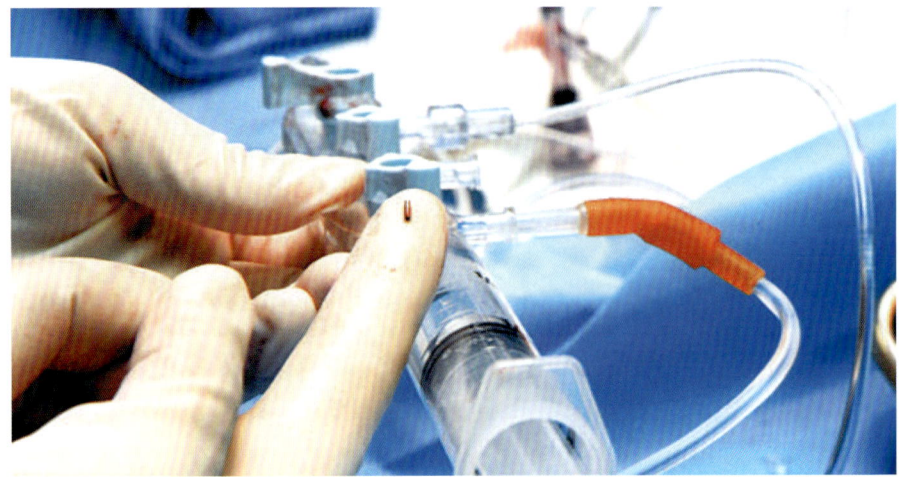

그림 6. 전남대학교로봇연구소의 마이크로로봇

 마이크로 기술을 이용한 의료용 로봇으로 카테터(catheter) 로봇도 있다. 카테터란 체강 또는 내강이 있는 장기 내로 삽입하기 위한 튜브형의 기구이다. 최근 의료진이 카테터를 수작업으로 조정하던 이제까지의 방식에 원격조종(teleoperation)과 역각궤환(force feedback) 기능을 부가하여 로봇화한 제품이 출시되었다.

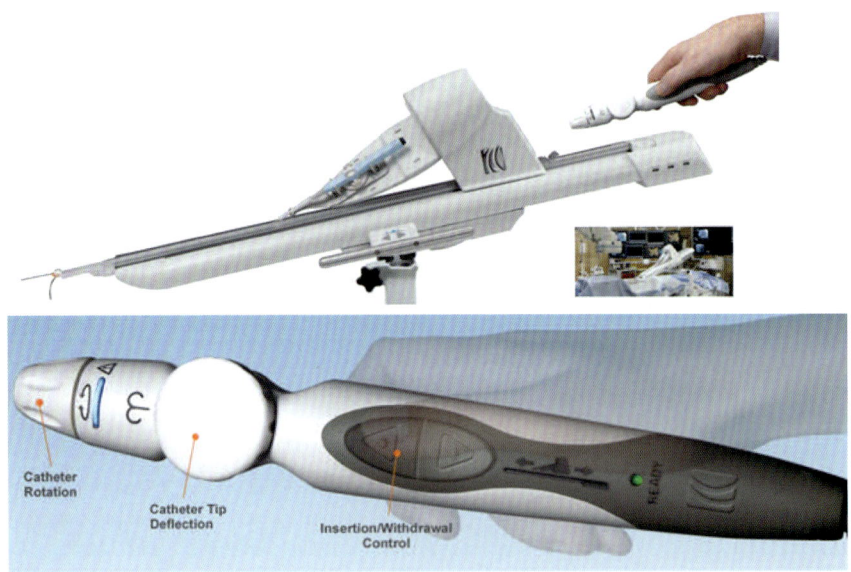

그림 7. Catheter Robotics, Inc의 Amigo Remote Catheter System과 컨트롤러

수술로봇이 실제 수술을 도와준다면, 수술 시뮬레이터는 가상 시뮬레이션을 통해 얻어진 예측으로 의사의 수술계획 수립에 도움을 주는 역할을 한다. 수술 시뮬레이터를 의료용 로봇이라고 하기에는 모호한 감이 있지만, 의료용 로봇과 밀접한 관계를 맺고 있기 때문에 간단히 소개한다. 수술 시뮬레이터를 통해 수술계획을 세우면 환자의 시간과 비용을 줄이고 수술에 대한 부담감도 감소시킬 수 있고, 로봇을 이용한 수술에서는 필수적인 전 단계라고 할 수 있다. 즉, 의료용 로봇의 유연성과 정밀도를 확보하기 위해 필수적인 Navigation 소프트웨어 기술로서 국내외적으로 기술개발이 활발히 진행되고 있다.

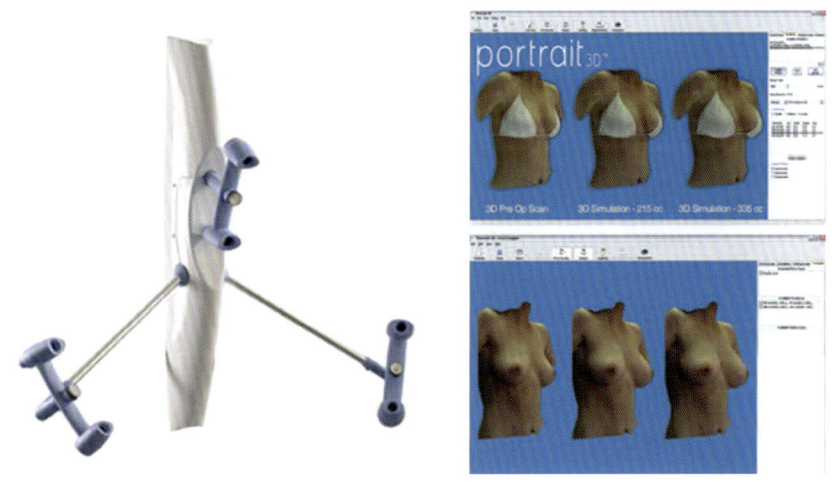

그림 8. Axis Three사의 XS 300 3D스캐너와 Portrait 3D 소프트웨어

원격진료란 환자 및 정보가 먼 거리로 떨어져 있거나 시간적으로 많은 차이가 발생하는 등 여러 가지 문제로 인해 도달할 수 없는 경우 의료정보 및 전문적 조언을 원격으로 제공하는 시스템으로, 환자 진료뿐 아니라 의료행정, 의학교육, 자문과 의뢰 등을 포함하는 포괄적인 개념으로 쓰인다. 미국에서 최근 RP-7이라는 원격진료 로봇을 출시하여 새로운 의료용 로봇분야를 개척하였다. 일반적인 고정된 PC모니터 대신, 이동로봇이 움직이며 머리부위에 부착된 PC화면에 자유도를 부가하여 사람 머리처럼 움직여서 화면에 나오는 의료진과 환자 간에 대화 및 간단한 진료를 함으

로써 유비쿼터스 진료개념을 구체화하였다. 이러한 원격진료로봇은 오지나 도서 지역과 같이 첨단 의료 혜택을 받지 못하는 지역에서부터, 가정에서의 치료, 장기요양 환자, 교도소나 군대와 같은 특수 지역까지, 광범위한 분야에 수혜가 가능하다. 하지만 원격수술로봇은 단순한 로봇기술보다도 원거리 통신에서의 치명적인 시간지연 문제를 해결하지 않고서는 실제로 사용하기에는 무리가 있다는 과제를 안고 있다.

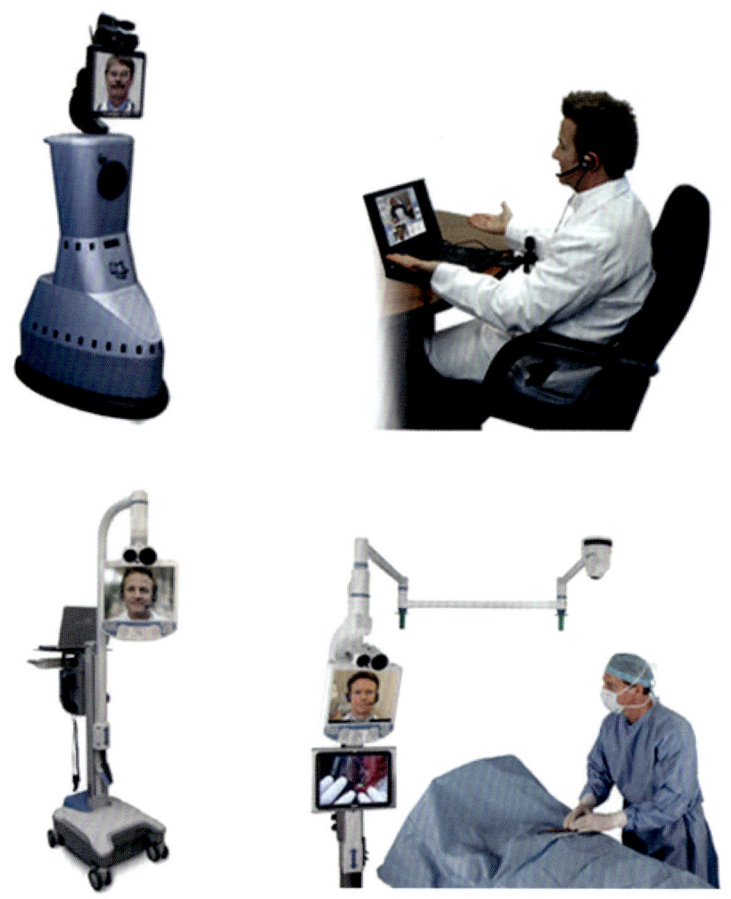

그림 9. InTouch Technologies사의 RP-7로봇

삶의 질 향상과 고령화를 대비한 복리증진 관점에서 향후 시장이 성장하는 분야는 재활로봇 분야이며, 로봇기술을 이용하여 장애인과 고령자의 운동을 보조하는 로봇들이 개발되고 있다. 사고나 뇌 손상으로 인한 신체의 운동기능을 회복하기 위한 여

러 가지 로봇 장치들이 연구되고 있으며, 특히 구미 선진국의 경우 물리 치료사에 의존하는 전통적인 방법에서 탈피하여 장시간 재활이 가능한 로봇 개발에 심혈을 기울이고 있다. 로봇에 의한 재활의 장점은 치료의 질을 향상시키고, 각각의 환자에 맞는 일정한 속도와 힘으로 훈련이 가능하고 치료 비용을 절감할 수 있다. 또한 사람의 수작업에 의존하던 재활에 비교하여 재활 시간을 좀 더 길게 할 수 있으며, 상지나 하지의 강직(spasticity)이 심한 환자의 경우도 로봇을 이용한 재활 프로그램이 가능하여 물리치료사에 의존하던 방법보다 활용범위가 매우 넓다. 또 다른 한 편으로는 의수, 의족을 로봇기술을 이용하여 인간의 의도대로 손쉽게 움직이는 기술이 개발 및 상용화되고 있다. 아직까지 시장은 초기단계이나 향후 성장이 기대되는 분야이다.

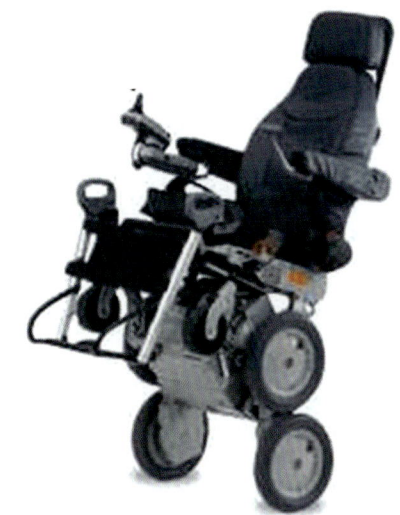

그림 10. iBOT® Mobility System사의 로봇 휠체어

3차원 의학영상

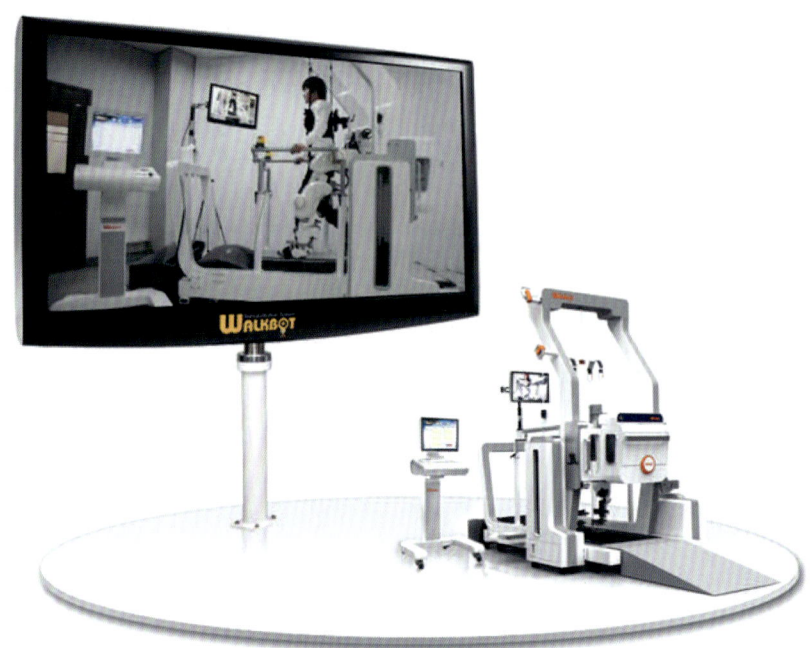

그림 11. ㈜피앤에스미캐닉스의 WALKBOT로봇

　의료용 로봇은 이 외에도 간호로봇, 심리치료로봇 등이 있다. 의료용 로봇은 무엇보다도 인체를 대상으로 하는 의료행위를 포함하고 있다는 점에서 다른 로봇과 구분된다. 인간의 질병 및 생명과 연관되는 의료용 로봇의 특성상, 경제성보다는 신뢰성이 중요하다. 이러한 신뢰성의 확보가 어렵기 때문에 현재의 세계 의료용 로봇시장이 거의 독과점 형태이고, 새로운 기술이 즉시 적용되기가 힘들다는 점이 의료용 로봇 시장의 특징이라고 할 수 있다. 현재 세계 의료용 로봇시장은 급성장하고 있다. 한국은 도입단계로서 수입시장이 급성장하고 있으며, 국민들의 관심도 크게 높아지고 있지만 우리나라 의료기기 시장은 매우 취약하다. 이는 여러 가지 요인을 들 수 있는데, 신뢰성을 중시하여 수요자인 의료진의 국제 메이저회사 제품을 선호하는 경향 및 의료기기 개발 및 국내외 인증을 얻기까지 소요되는 막대한 자본 및 경험 부재 등을 꼽을 수 있다. 그러나 이제까지의 로봇 또는 의료기기와 달리 의료용 로봇은 로봇이라는 특성을 의료기기에 접목한 새로운 개념이기 때문에 로봇분야와 의료기기,

의학 분야의 효율적인 공동연구가 활발히 이루어지고, 여기에서 얻어진 결과물의 신뢰성을 얻게 되면, 지금까지의 로봇 및 의료기기 시장의 취약점을 해결할 수 있는 대안이 될 수 있을 것이다.

05

3차원 의학영상을 활용한 해부학 교육

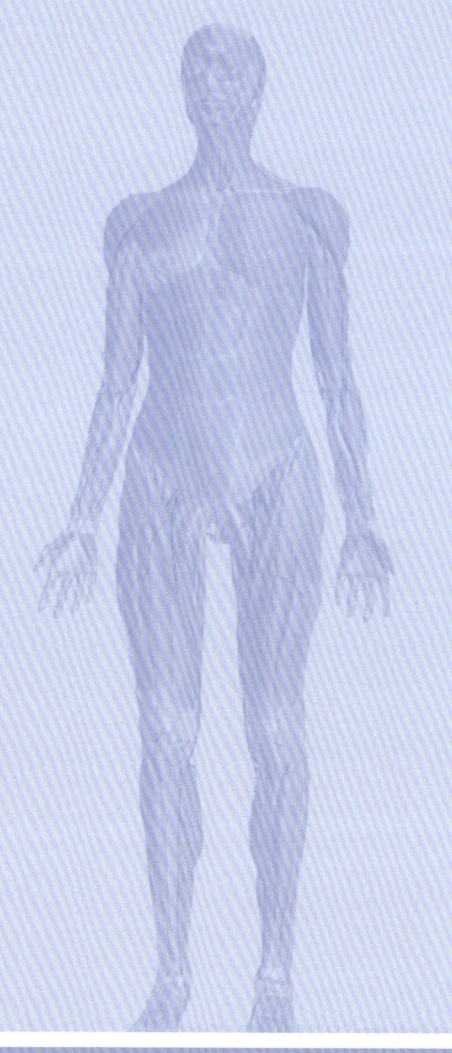

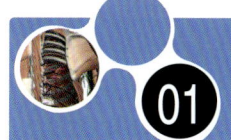

01 인체의 내부 구조를 3D영상으로 볼 수 있는 바디브라우저

::머리글

인체를 3D영상으로 만드는 노력은 3D영상의 발전과 함께 시작되었고, 여러 나라의 회사 및 학교에서 인체의 3D영상을 만들고 있다. 그중, 2010년 첫 선을 보인 구글 바디브라우저는 3D영상으로 만든 인체를 웹에서 실시간으로 관찰할 수 있고, 무료라는 장점으로 각광을 받고 있다. 이번 호에서는 바디브라우저에 대해 알아본다.

::본문

2010년에 만들어진 구글 바디브라우저는 리뉴얼 과정을 거쳐서 2012년부터 다시 서비스되고 있다. 예전에는 여성모델만 제공되었는데 새로운 버전에서는 남성모델도 추가되었고, 주소가 http://www.zygotebody.com으로 바뀌었다(예전 주소를 적어놓지 않아서 모르지만, 바뀐 것은 확실하다.).

바디브라우저는 인터넷 익스플로러에서는 볼 수 없으며, 파이어폭스, 사파리, 크롬, 오페라 브라우저에서 볼 수 있다.

바디브라우저의 주소로 접속하면 다음과 같이 광고, 개발자 소개 등도 없이 다짜고짜 인체의 3D영상이 열린다.

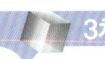 3차원 의학영상

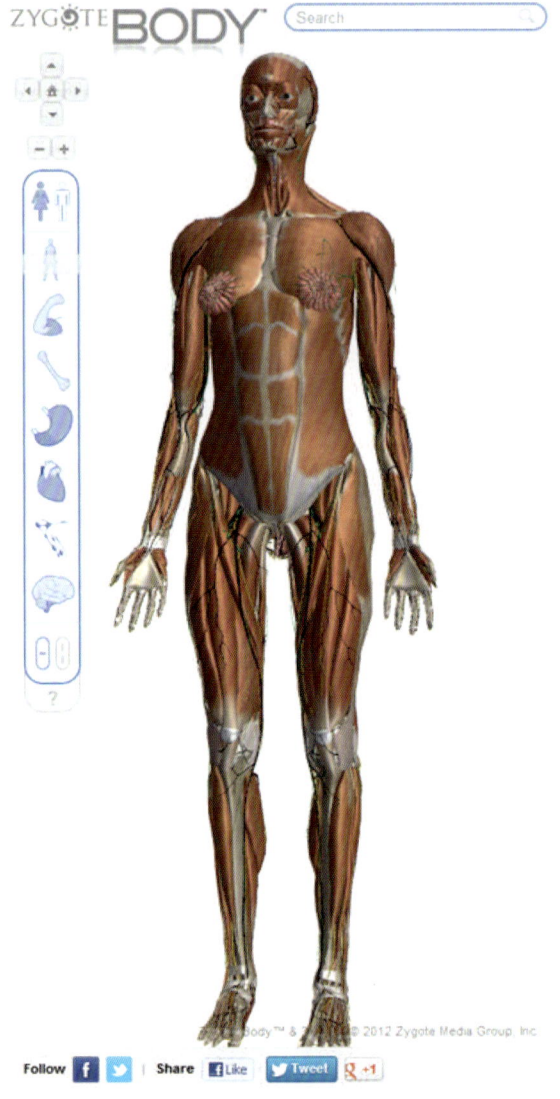

그림 1

사용법은 간단하며, 다음과 같다. 인터페이스의 화살표를 클릭해서 이동 및 회전을 할 수 있다. 또한 마우스를 클릭한 상태에서 드래그하거나 키보드의 화살표를 써서도 이동 및 회전을 할 수 있다. 같은 방법으로 인터페이스의 +, −를 클릭해서 확대 및 축소를 할 수 있고, 마우스의 스크롤 버튼 또는 키보드의 Page Up, Page Down으로도 확대 및 축소를 할 수 있다.

인터페이스에 나열된 장기 모양의 아이콘을 하나씩 클릭해서 계통별로 벗겨서 볼 수 있는데, 이때 인터페이스 아래쪽에 있는 두 개의 슬라이더를 써서 두 가지 모드로 골라서 볼 수 있다. 첫 번째 슬라이더를 쓰면 몸 전체에서부터 근육계통, 골격계통, 내장기관, 심혈관계통, 림프계통, 신경계통까지를 순서대로 볼 수 있고, 두 번째 슬라이더로 각 계통의 투명도를 조절할 수 있다.

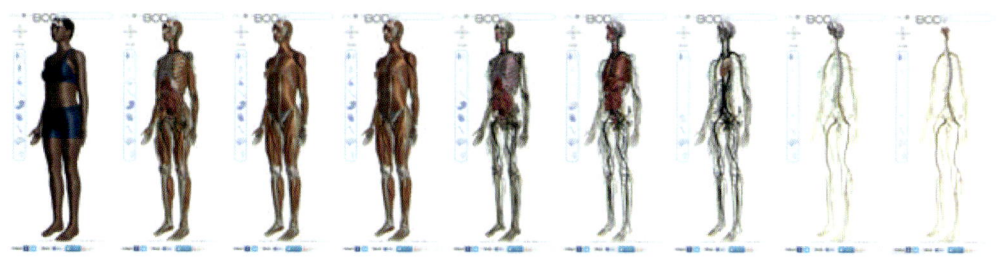

그림 2

　키보드의 Ctrl키를 누른 상태에서 구조물을 선택하면 선택한 구조물이 사라진다. 이러한 방법으로 원하는 구조물만 남겨놓을 수 있다.

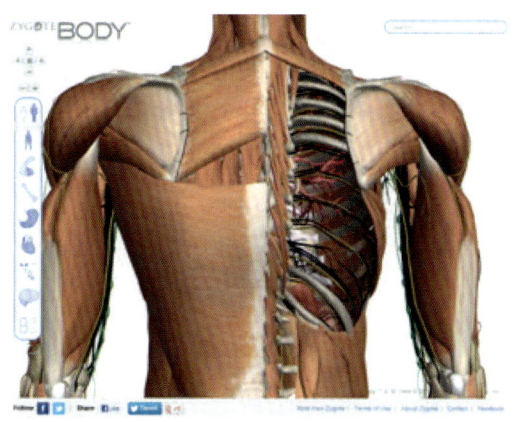

그림 3

구조물을 선택하면 선택한 구조물의 이름을 볼 수 있고, 키보드의 Shift키를 누른 상태에서 구조물을 차례로 선택하면 여러 개의 구조물을 동시에 선택할 수 있다. 이러한 방법으로 원하는 구조물만 남기고 이름을 볼 수 있다.

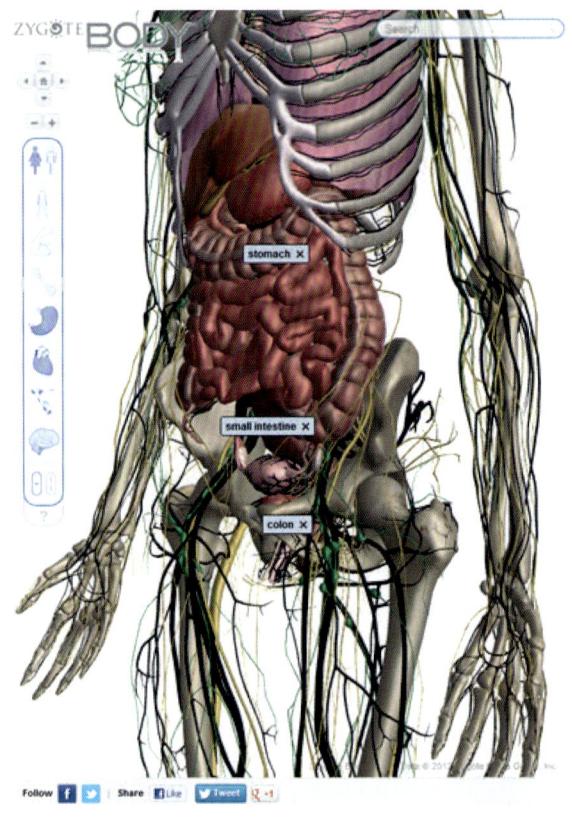

그림 4

화면 우측 상단의 검색창에 구조물의 이름을 넣으면 그 구조물의 위치를 보여준다.

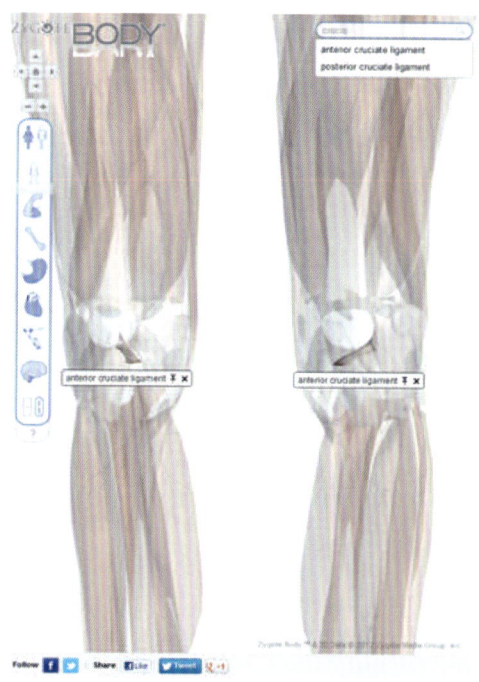

그림 5

이렇듯 바디브라우저는 방대한 모델링과 쉬운 사용법으로 인해 인체의 구조를 보기 원하는 사람들에게 획기적인 도움을 주는 도구라고 할 수 있다. 굳이 아쉬운 점을 꼽자면, 양쪽의 구조물들이 대칭으로 모델링되어 있어서 인체 구조물의 사실적인 특성을 반영하지 못하고 있다는 것(고환의 경우, 양쪽의 높이가 다른 것이 정상이다)과 모델링된 구조물들이 서로 겹쳐서 해부 구조에 어긋나는 것(혈관은 신경을 통과할 수 없다)이 눈에 띈다는 점들을 들 수 있다.

3차원 의학영상

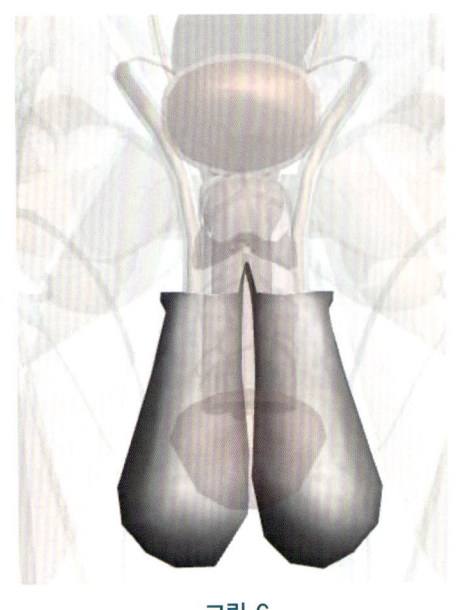

그림 6

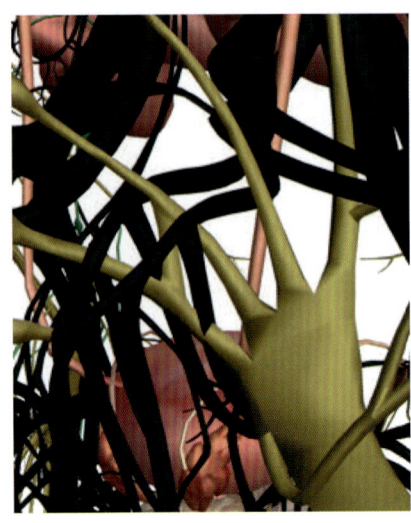

그림 7

바디브라우저는 인체의 3D모델을 마음대로 돌려볼 수 있기 때문에 웬만한 교재보다 인체에 대한 이해에 도움이 된다. 또한 사용에 제한이 없는 무료이기 때문에 의학에 관련된 강의나 자료제작, 발표를 할 때 도움이 될 것으로 기대된다.

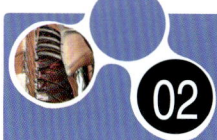

02 가상 해부를 위한 도구-아나토마지 테이블

::머리글

　인체 구조에 대한 이해는 의료, 보건 계통뿐 아니라 운동, 미술 분야에서도 필요하다. 이러한 구조를 배우기 위해서는 해부가 필요하고, 직접 해부하는 것이 가장 좋은 방법이지만 현실적으로 불가능하다. 따라서 가상 해부를 위한 수많은 모형, 소프트웨어들이 개발되었고, 최근에는 인터넷의 발달과 함께 웹 또는 모바일을 기반으로 한 소프트웨어들도 개발되고 있다. 또한 디스플레이와 같은 기기의 발달로 인해, 이를 이용한 새로운 형태의 교육 도구들도 개발되고 있다. 이번 장에서는 가상 해부를 위한 도구, 그중에서도 가상 해부 테이블에 대해 알아본다.

::본문

　가상 해부 테이블(virtual dissection table)은 아나토마지사(Anatomage Inc.)에서 개발된 가상 해부를 위한 도구이다. 이 테이블의 윗면은 실제 사람 크기의 디스플레이로 이루어져 있고, 내장된 인체의 3차원 영상을 다양하게 잘라보거나 골라봄으로써 몸의 구조를 익힐 수 있게 된다.

3차원 의학영상

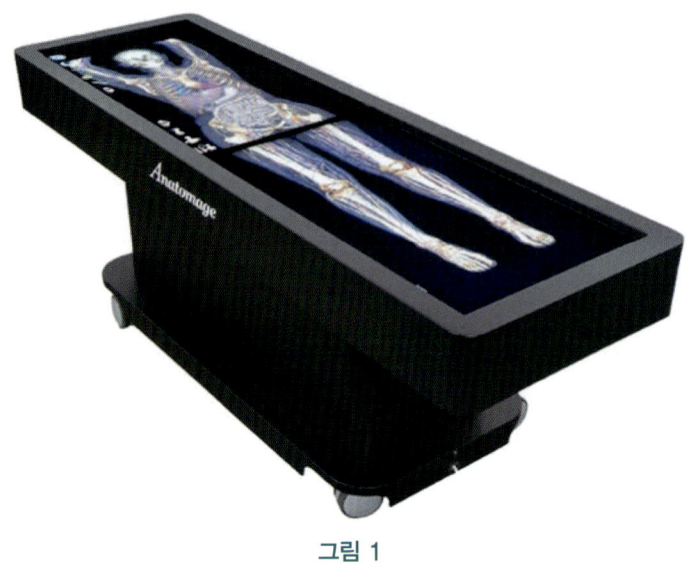

그림 1

이 테이블에는 특정 장기에 국한된 모델이 아닌, 온몸 구조물의 3차원 모델이 내장되어 있으며, 이러한 모델들을 독립적으로 골라보거나 묶어서 볼 수 있다. 이러한 3차원 모델은 CT와 절단면 영상을 기반으로 만들어졌기 때문에 인체 구조물의 실제 모습을 사실적으로 보여준다.

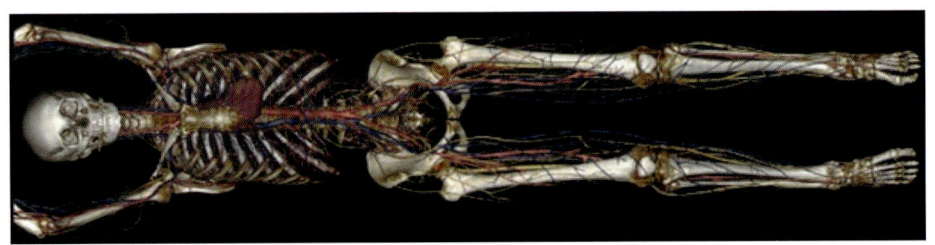

그림 2

테이블에 장착된 디스플레이는 터치를 지원하기 때문에, 디스플레이에 터치해서 3차원 모델들을 돌려보거나 잘라서 볼 수 있다.

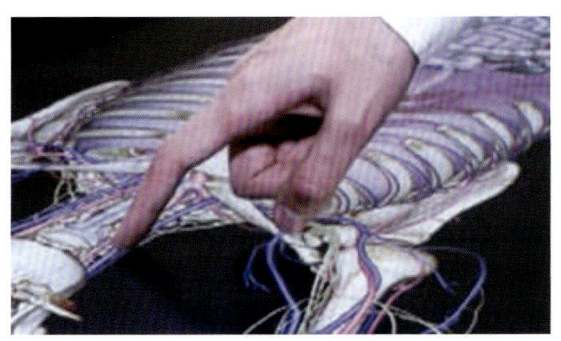

그림 3

 디스플레이는 세워서 볼 수 있도록 만들어지는 것이 일반적이지만, 테이블에서는 디스플레이를 눕혀서 봄으로써, 시신이 있는 테이블 주위에 둘러서 관찰하고 토론하는 실제 해부 현장과 조금이라도 더 비슷하도록 만들어졌다. 또한 실제 해부에서는 찾은 구조물에 실을 이용해서 이름표를 붙이는 과정을 거치는데, 테이블에서는 각 슬라이스 또는 3차원 모델에 이름을 붙일 수 있도록 함으로써 이러한 과정을 구현하였다.

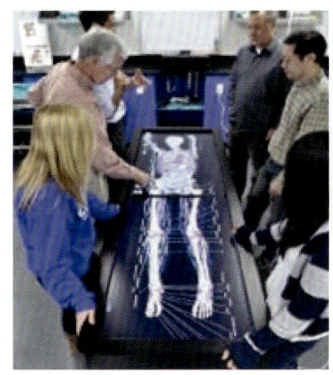 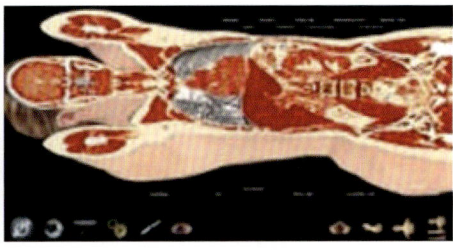

그림 4, 5

 테이블에 들어 있는 3차원 모델은 CT 영상을 기반으로 만들었지만, MRI, 초음파 스캐너에서 얻은 영상으로 만들어진 3차원 모델도 불러올 수 있다. 또한 임플란트와 같은, 수술 도구의 3차원 모델을 불러서 가상으로 시술을 할 수도 있다.

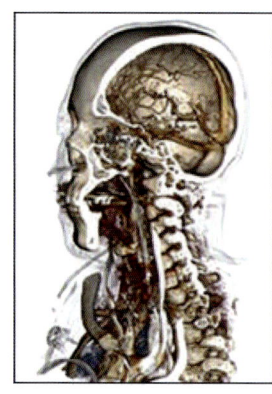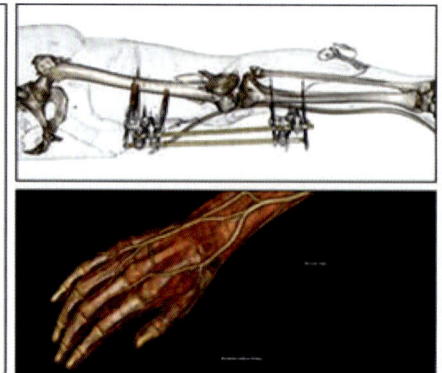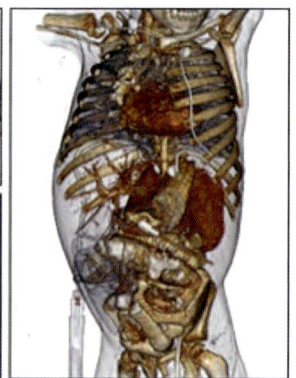

그림 6

실제 해부에서는 한 층씩 벗기는 데 시간이 오래 걸리지만 테이블에서는 실시간으로 한 층씩 벗겨서 볼 수 있다(당연한 일이지만). 실제 해부에서는 구조물을 벗기다가 잘못 자르는 등의 실수를 하면 되돌릴 수가 없지만, 테이블에서는 undo 기능을 써서 되돌릴 수가 있다. 하지만 되돌릴 수 없다는 강박감이 없어지므로 긴장감이 떨어진다는 단점은 있다.

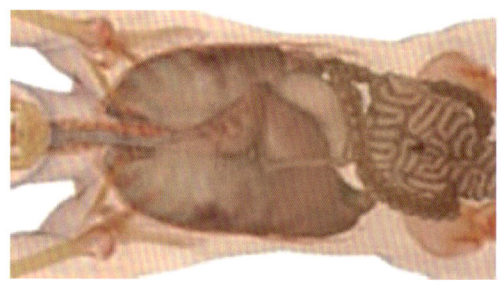

그림 7

테이블은 인체 구조를 배우는 목적 외에도, 써서 환자에게 증상과 시술 과정을 설명하는 데에도 효과적으로 사용될 수 있다. 증상을 3차원 모델로 표현할 수 있고, 수술과정도 3차원 모델로 구현할 수 있기 때문에 환자는 자신의 증상과 시술 과정을 보다 잘 이해할 수 있게 된다.

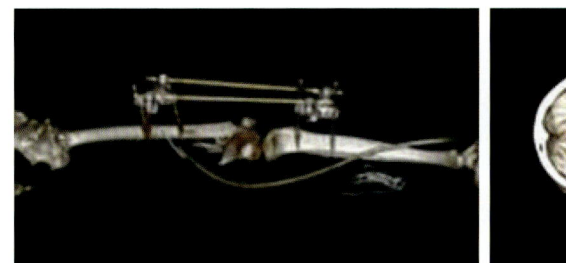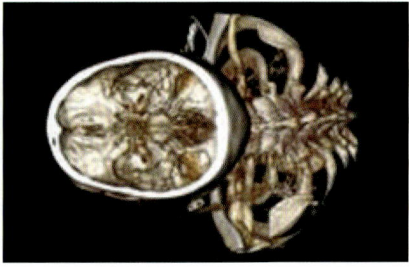

그림 8, 9

테이블은 현재 국내외 의과대학 및 병원에서 해부학 교육에 사용되고 있으며, 특히 병원에서는 다양한 증상에 대한 데이터를 추가해서 다양한 목적으로 사용하고 있다.

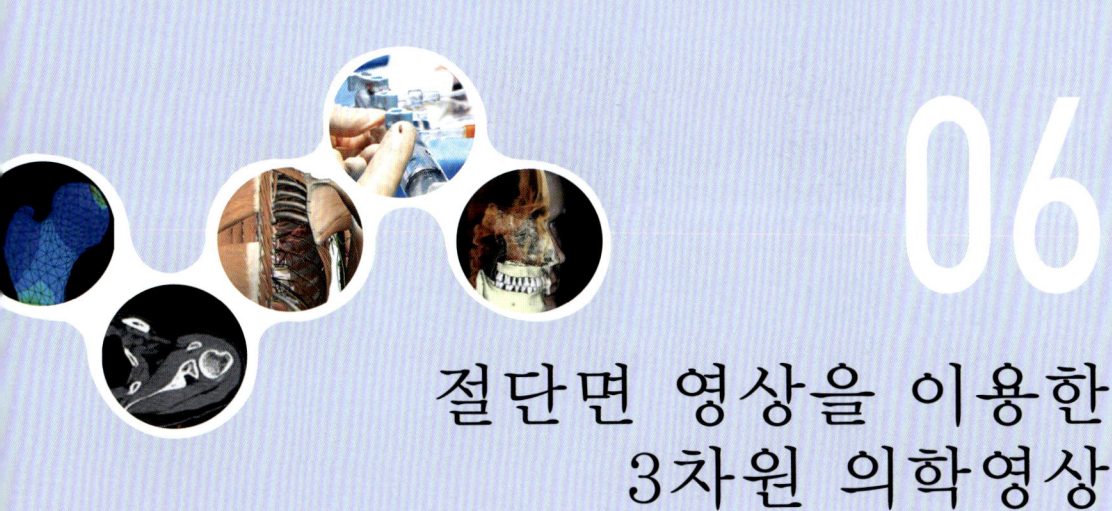

06

절단면 영상을 이용한 3차원 의학영상

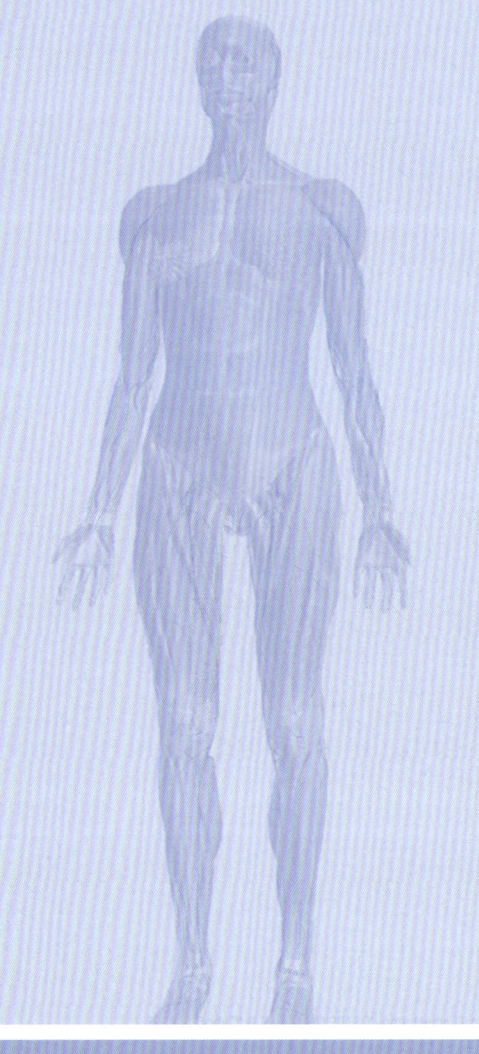

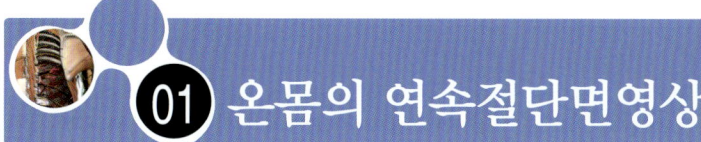 01 온몸의 연속절단면영상

::머리글

시신을 연속으로 절단하고, 절단면을 사진으로 찍어서 만든 온몸의 연속절단면영상은 CT, MRI와 달리 생체의 실제 빛깔을 가지고 있기 때문에 이러한 영상이 있으면 실감나는 3차원영상을 만들 수 있으며, 이러한 연구는 미국, 한국, 중국에서 이루어지고 있다. 미국에서의 연구가 Visible Human Project이며, 한국에서의 연구는 Visible Korea이다. 중국에서는 두 곳의 연구소에서 연구를 진행하고 있으며, 각각의 명칭은 Virtual Chinese Human과 Chinese Visible Human이다. 이번 호에서는 각 나라에서 만든 연속 절단면과 이를 활용한 다양한 애플리케이션에 대해서 알아본다.

::본문

각 나라에서 만든 연속절단면영상은 각각 장점과 단점이 있기 때문에 사용자는 목적에 따라 데이터를 선택할 수 있다.

3차원 의학영상

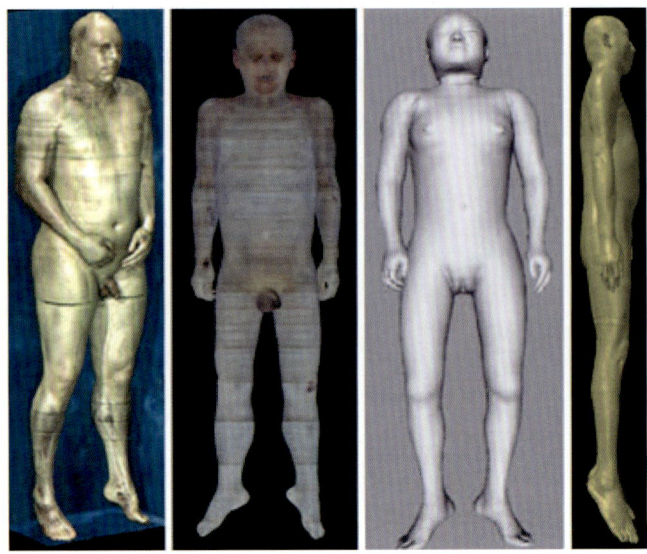

그림 1. 3차원으로 재구성한 Visible Human Project, Visible Korea, Chinese Visible Human, Virtual Chinese Human(왼쪽부터)

각 데이터의 종류, 절단간격, 영상의 화소크기는 다음과 같다.

	제작시기	성별	나이	절단간격(mm)	화소크기(mm)
Visible Human Project	1994	Male	38	1	0.33
	1995	Female	59	0.33	0.33
Visible Korea	2002	Male	33	0.2	0.2
	2010	Female	26	0.2-1	0.1
Chinese Visible Human	2003	Male	35	0.1-1	0.25-0.5
	2003	Female	22	0.25-0.5	0.17
	2003	Male	21	0.1	
	2003	Female	25	0.25-1	
	2003	Female	25	0.2	
Virtual Chinese Human	2003	Female	19	0.2	0.2
	2003	Male	24	0.2	0.2
	2004	Female	10 months old	0.1	0.1
	2005	Male	28	0.2	0.1

연속절단면영상을 제작하는 과정은 다음과 같다. 시신을 젤라틴으로 포매(embedding)한 다음, 얼려서 연속절단기로 절단한다. 하지만 0.1 또는 0.2mm 간격으로 자르는 것은 거의 불가능하기 때문에 0.1 또는 0.2mm 간격으로 갈아낸다고 보면 된다.

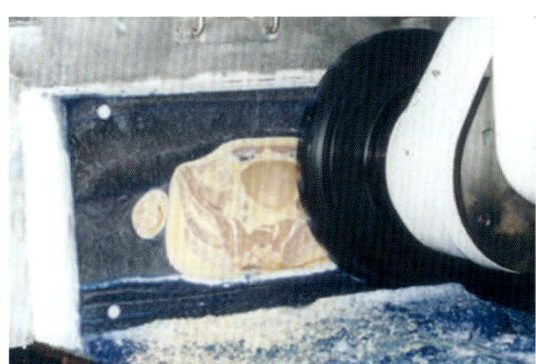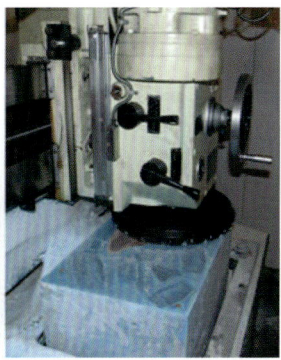

그림 2. 절단장면. 한국에서는 눕힌 상태에서 절단을 하였고, 중국에서는 세운 상태에서 절단을 하였음.

이러한 연구의 목적은 절단해부학, 즉 MRI, CT를 판독하기 위한 교육자료를 만드는 것이다. 따라서 연구의 결과물인 절단면영상으로 만든 여러 종류의 책이 출판되었다.

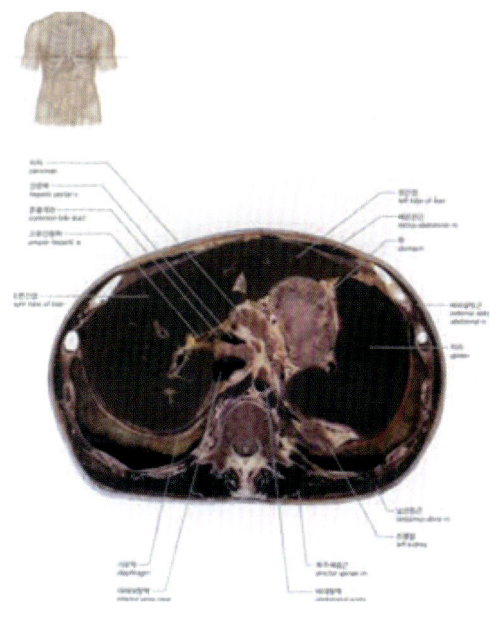

그림 3. 연속절단면영상으로 만든 책

3차원 의학영상

　이러한 연구의 또 다른 목적은, 이러한 연속절단면영상을 써서 정밀한 3차원영상을 만드는 것이다. 연속절단면영상은 CT, MRI와 달리 생체의 실제 빛깔과 높은 해상도, 좁은 절단간격을 가지고 있기 때문에 이러한 영상을 써서 생체의 실제 빛깔을 가진 3차원영상을 만들 수 있다. 이렇게 만든 3차원영상은 해부학교육 및 가상수술 시뮬레이터를 만드는 데에도 사용되고 있다.

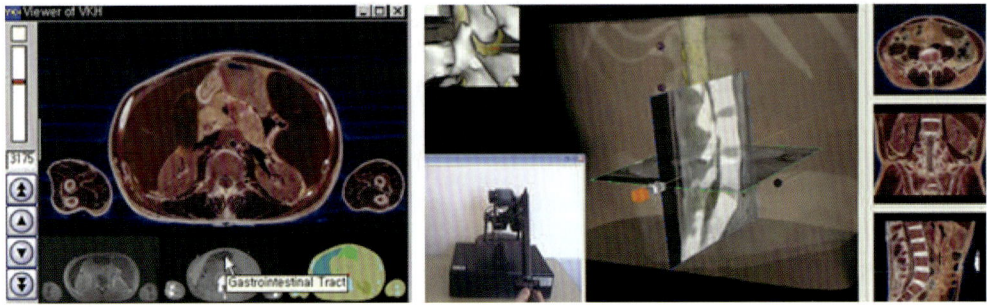

그림 4. 연속절단면영상으로 CT, MRI 판독을 배우기 위한 소프트웨어와 연속절단면영상으로 만든 가상 허리천자 시뮬레이터(한국)

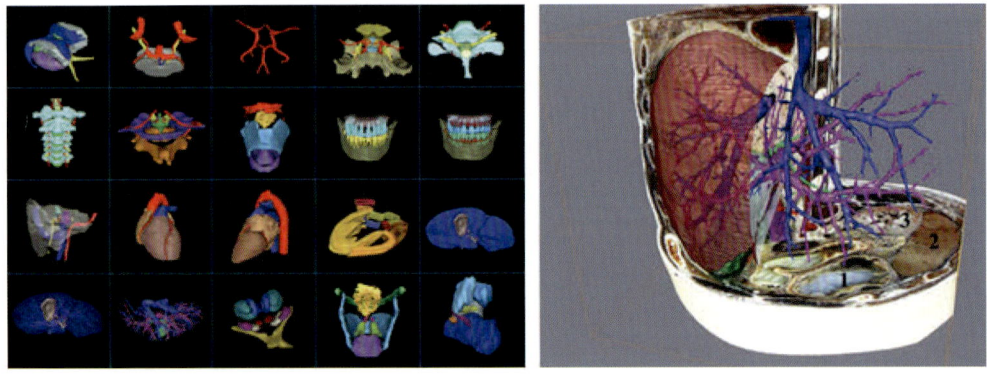

그림 5. 연속절단면영상으로 만든 표면 3차원 영상과 표면 3차원 영상과 부피 3차원영상을 겹쳐서 보는 소프트웨어(중국)

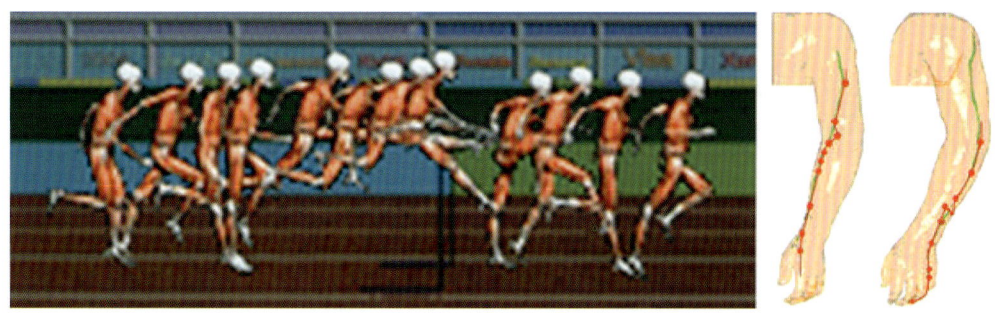

그림 6. 근골격계통의 움직임 시뮬레이션과 침술을 익히기 위한 소프트웨어(중국)

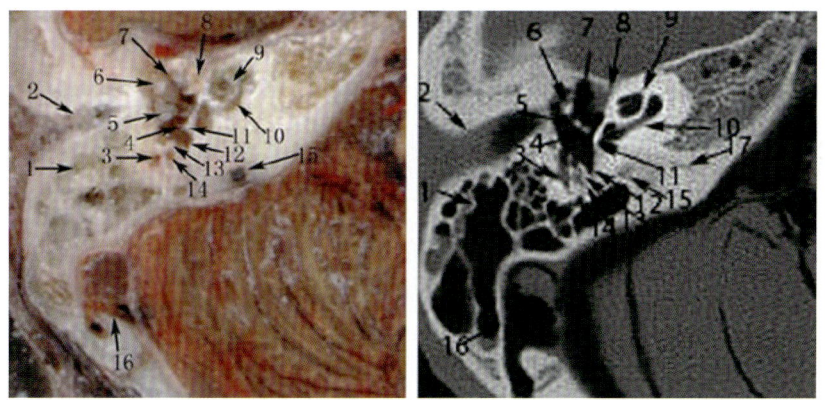

그림 7. 절단면영상과 CT를 비교하면서 CT를 판독하는데 도움을 주는 교육자료

각 나라에서 만든 온몸의 연속절단면영상은 각각 다른 종류의 장비, 시신으로 만들었기 때문에 연구자들은 각자의 목적에 따라 선택하게 된다. 이러한 연구들의 최종 목적은 가상 도서관을 만들어서 전 세계 어디에서든지 이러한 연속절단면영상에 접근할 수 있고, 이 영상을 써서 의학교육, 수술연습 등에 사용할 수 있는 3차원영상 및 애플리케이션을 개발하는 데 도움을 주는 것이다.

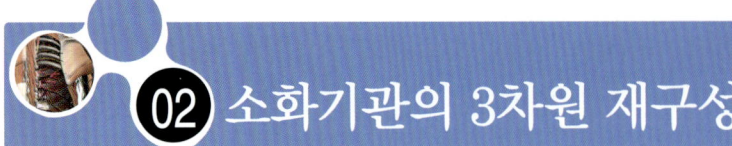

02 소화기관의 3차원 재구성

::머리글

 최근 들어 의학분야에서 수술에 앞서 수술을 연습하기 위한 시뮬레이터의 개발이 늘어나고 있다. 이러한 시뮬레이터를 사용하여 충분한 연습을 거치면 보다 능숙한 시술이 가능하다는 장점이 있다. 이번 장에서는 소화기관의 3D모델을 만들고 이 모델을 다양한 애플리케이션에 적용한 사례에 대해 알아본다.

::본문

 소화기관(digestive organ)이란 사람 또는 동물이 섭취한 영양소를 저장, 소화, 흡수하는 작용을 하는 기관이다. 소화기관은 크게 소화관(digestive tract)과 소화샘(digestive gland)으로 나눌 수 있다. 소화관은 입에서 항문에 이르는 음식의 소화 및 흡수에 관여하는 기관의 총칭으로, 소화기관 중 소화샘을 제외한 것이다. 고등 척추동물에서는 식도 → 위(胃) → 샘창자[십이지장(十二指腸)] → 빈창자[공장(空腸)] → 돌창자[회장(回腸)] → 막창자[맹장(盲腸)] → 잘록창자[결장(結腸)] → 곧창자[직장(直腸)] → 항문관까지 하나로 이어지는 관을 뜻한다. 소화샘은 소화관에 부속되어 소화액을 분비하는 기관으로, 침샘을 비롯해 쓸개즙을 만드는 간과 이자액을 분비하는 이자가 있으며, 위벽에는 위액을 분비하는 위샘이 있고, 장벽에는 장액을 분비하는 장샘이 있다. 이번 장에서는 절단면영상을 써서 소화관의 3D모델을 만들고, 이 영상으로 가상내시경 소프트웨어를 만드는 과정을 소개한다.

(1) 절단면영상에서 구조물을 찾음

3차원영상으로 만들어야 하는 구조물을 절단면영상에서 찾았다. 이때 구조물의 테두리를 뚜렷하게 만들기 위해서 포토샵의 필터링기능을 사용할 수 있다. 소화관처럼 주변구조물과 빛깔이 비슷한 구조물은 shapen 필터를 사용하는 것이 효과적이고, 뼈처럼 주변구조물과 빛깔이 확연히 다른 구조물은 median 필터를 사용하는 것이 효과적이다.

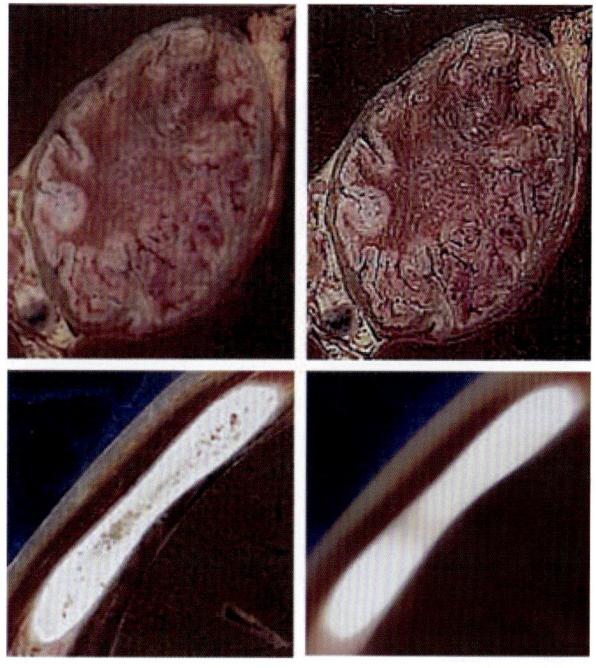

그림 1

(2) 구조물의 테두리를 그림

구조물의 테두리를 그릴 때, 영상의 개수가 많지 않으면 포토샵을 사용할 수 있지만, 영상의 개수가 많은 경우 Combustion, After effect 등의 영상합성프로그램을 이용하기도 한다. 구조물의 테두리를 그리는 과정이 마스킹 작업을 하는 과정과 동일하기 때문이다. 또한 해부구조물의 테두리는 조금씩 바뀌기 때문에 모션 트래킹 기능을 써서 빠르게 그릴 수도 있다.

3차원 의학영상

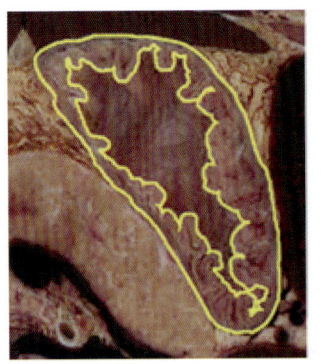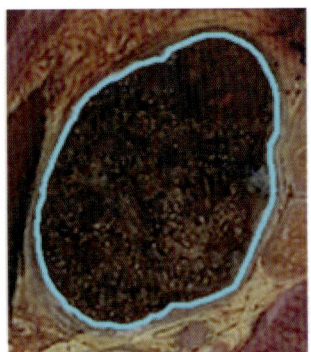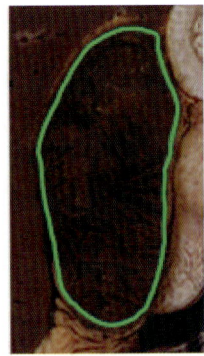

그림 2

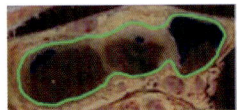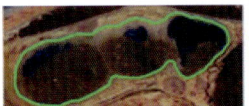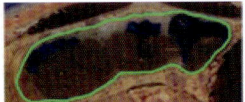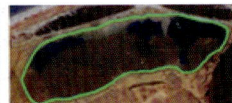

그림 3

(3) 표면재구성을 함

2차원의 테두리를 3D모델로 만들기 위해, 구조물의 테두리를 커브로 바꾸었다. 이렇게 커브로 바뀐 테두리를 Maya, Max 또는 스크립트를 사용할 수 있는 프로그램에서 스크립트를 써서 자동으로 쌓아 올린다. 다음 그림은 쓸개의 테두리와 이것을 쌓은 것이다.

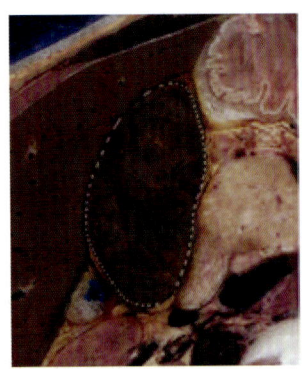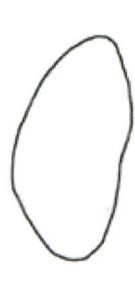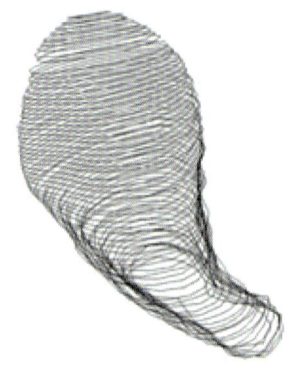

그림 4

이제 이 테두리 사이에 면을 채워야 한다. 해부구조물은 구조물에 따라 특유의 모양을 가지고 있기 때문에 한 가지 모델링 방법으로 모든 구조물을 만들 수 없다. 따라서 모양에 따라 다른 모델링방법을 사용해야 한다. 쓸개의 경우, 테두리를 채워서 면을 만들고, 이 면을 다음 테두리까지 끌어올려서 볼륨모델을 만들고, 다시 서피스 모델로 바꾼 다음 모양을 다듬는 방법을 사용했다. 이때 사용되는 소프트웨어는 Mimics, 3D-Doctor, Amira 등이 있다.

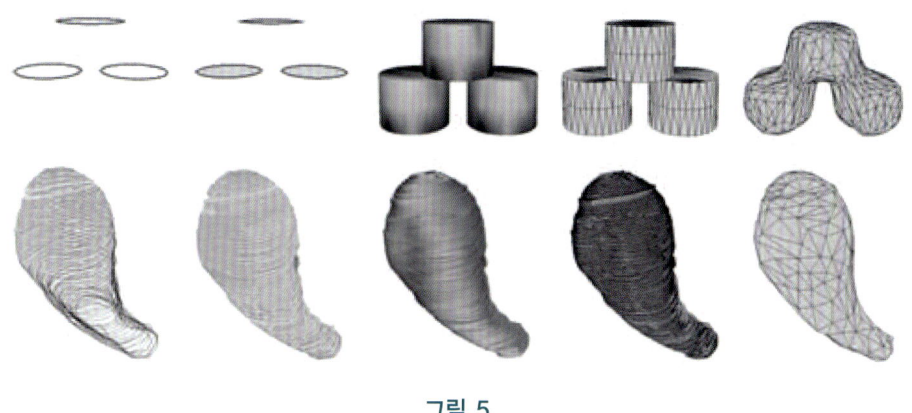

그림 5

하지만 가느다란 혈관 또는 신경의 경우 인접한 테두리가 겹치지 않기 때문에 앞서의 방법을 사용할 수 없다. 이러한 경우 각 가지를 이루는 커브의 사이에 면을 채우고, 이렇게 만든 모델을 합치는 방법을 사용했다. 이러한 방법은 Loft 기능을 쓸 수 있는 다양한 프로그램에서 가능하다.

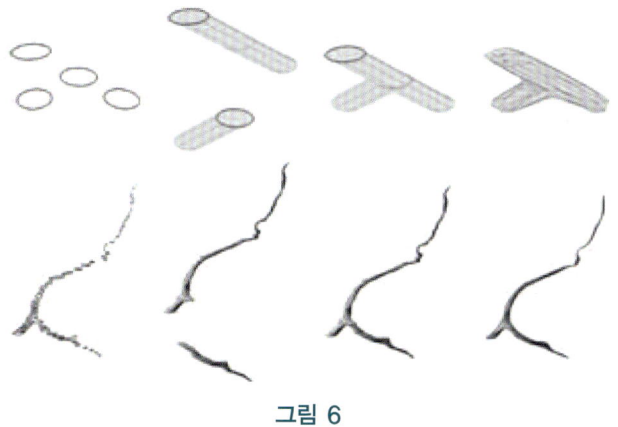

그림 6

소화관과 같은 구조물은 인접한 구조물과의 거리가 매우 좁기 때문에 한꺼번에 만들면 구조물의 각 부분이 서로 뭉치거나 하는 문제가 발생한다. 따라서 관의 각 부분을 나누어서 3D로 재구성한 다음 이어서 붙이는 방법으로 만들었다.

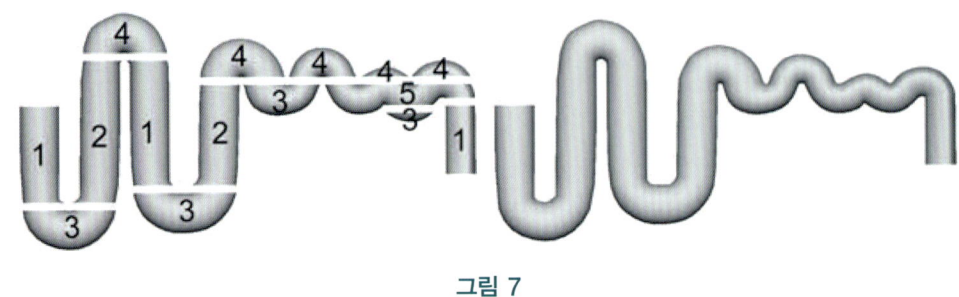

그림 7

이 결과로, 소화관의 위에서 항문까지 이어지는 소화관을 만들었으며, 이렇게 만든 3D모델에서 소화관의 각 부분을 나눌 수 있다. 소화관의 각 부분을 나누는 작업을 2D영상에서 하는 것은 매우 어렵지만, 3D모델을 써서 하면 쉽게 할 수 있으며, 이렇게 나눈 정보를 다시 2D영상에 적용하면 2D영상에서 각 구조물을 판독하는 데 도움을 줄 수 있다.

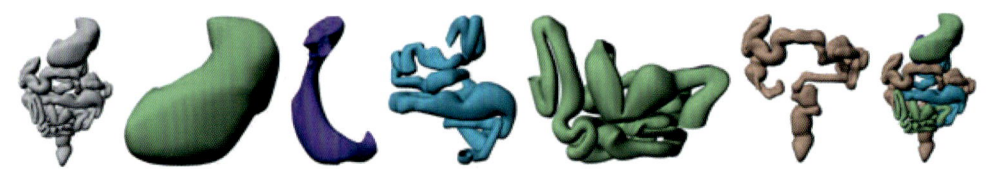

그림 8

(4) 주변 구조물의 3D모델을 만듦

소화관에 관련된 시뮬레이터를 만들기 위해서는 주변 구조물의 3D모델도 있어야 하기 때문에 소화관 주변의 뼈, 근육, 피부 등의 3D모델도 만들었다. 여러 소프트웨어에서 만든 3D모델들을 Maya에서 합친다. 즉, 구조물 개수만큼의 레이어를 만들고, 각 레이어에 구조물을 넣는다. 이렇게 합쳐진 3차원영상을 여러 각도에서 보고,

잘라보고, 일부분을 투명하게 보면서 서로의 위치관계가 들어맞는지를 확인할 수 있다.

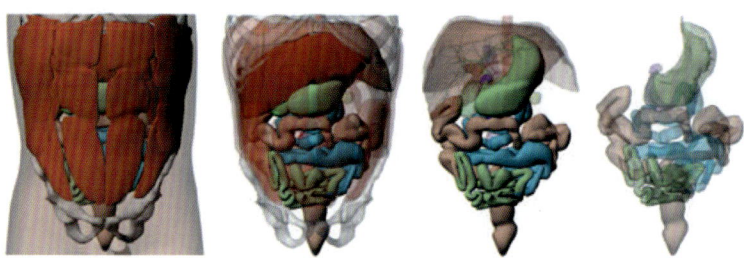

그림 9

(5) 3차원영상을 손으로 만들어서 추가함

소화관을 들여다볼 수 있는, 즉 가상내시경을 위한 소프트웨어를 만들었다. 아래 그림은 소프트웨어에서 위의 속을 들여다보는 것이다.

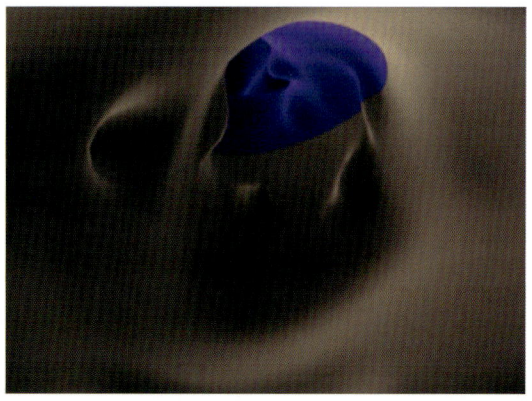

그림 10

앞서 만든 3D모델은 서피스모델이기 때문에 생체의 빛깔을 가지고 있지 않다. 따라서 3D모델을 만들기 위해 사용했던 테두리영상의 정보를 써서 볼륨모델을 만들고, 이 볼륨모델의 속을 관찰할 수 있는, 즉 가상내시경 소프트웨어를 만들었다. 이러한 소프트웨어는 혈관, 기관지 등 속이 빈 구조물에는 모두 적용할 수 있다. 아래

그림은 대장내시경, 기관지내시경, 혈관내시경이다.

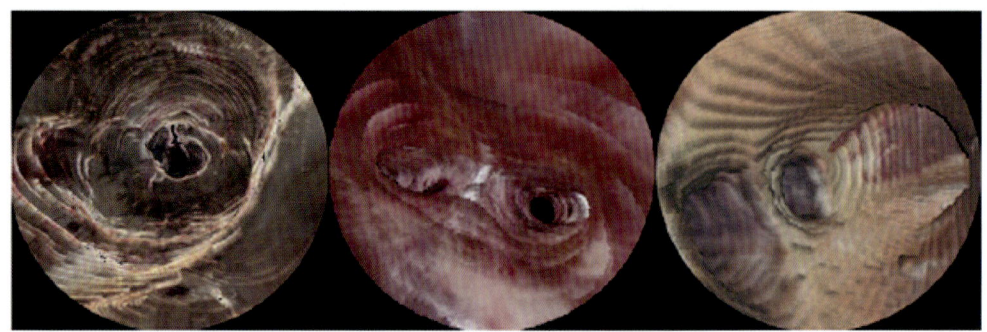

그림 11

　이번 장에서는 절단면영상을 써서 소화관의 3D모델을 만들고, 이 영상으로 가상내시경 소프트웨어를 만든 사례에 대해 알아보았다. 본 글에서는 시신의 절단면영상을 써서 만드는 방법을 소개하였는데, 이 경우 한 가지 경우에 대해서만 연습할 수 있다는 단점이 있다. 따라서 다양한 경우의 인체영상을 사용하면 다양한 경우의 시술을 연습해볼 수 있다. 특히 실제 환자의 CT 또는 MRI를 사용하면 실제 환자의 3차원영상을 만들어서 실제 시술을 하기 전에 시술을 시뮬레이션할 수 있다.

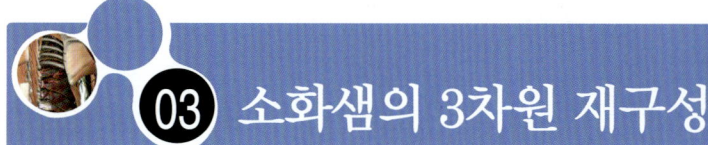
03 소화샘의 3차원 재구성

::머리글

　최근 들어 의학분야에서 수술에 앞서 수술을 연습하기 위한 시뮬레이터의 개발이 늘어나고 있다. 이러한 시뮬레이터를 사용하여 충분한 연습을 거치면 보다 능숙한 시술이 가능하다는 장점이 있다. 이번 장에서는 소화샘의 3차원영상을 만들고 이 영상을 다양한 애플리케이션에 적용한 사례에 대해 알아본다.

::본문

　소화기관(digestive organ)이란 사람 또는 동물이 섭취한 영양소를 저장, 소화, 흡수하는 작용을 하는 기관이다. 소화기관은 크게 소화관(digestive tract)과 소화샘(digestive gland)으로 나눌 수 있다. 소화관은 입에서 항문에 이르는 음식의 소화 및 흡수에 관여하는 기관의 총칭으로, 소화기관 중 소화샘을 제외한 것이다. 소화샘은 소화관에 부속되어 소화액을 분비하는 기관으로, 침샘을 비롯해 쓸개즙을 만드는 간과 이자액을 분비하는 이자가 있으며, 위벽에는 위액을 분비하는 위샘이 있고, 장벽에는 장액을 분비하는 장샘이 있다. 이번 장에서는 절단면영상을 써서 소화샘의 3차원영상을 만들고, 이 영상으로 가상내시경 소프트웨어를 만드는 과정을 소개한다.

　2차원영상을 3차원영상으로 만들기 위해서는 먼저 3차원영상으로 만들고자 하는 구조물을 2차원영상인 절단면영상, CT, MRI 등에서 찾아야 한다. 이번 작업에서는 다음의 목록과 같은 간(肝)과 주변구조물 31개의 3차원영상을 만들기로 하였다.

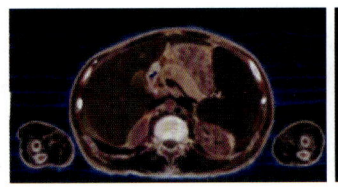 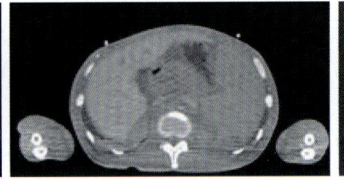 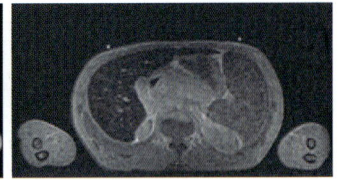

그림 1

소화계통 (11개)   간, 오른간관, 왼간관, 온간관, 쓸개주머니관, 쓸개, 온쓸개관, 이자관, 이자, 위, 샘창자
혈관계통 (12개)   복강동맥, 온간동맥, 고유간동맥, 오른간동맥, 왼간동맥, 쓸개동맥, 간문맥, 오른간문맥, 왼간문맥, 간정맥, 위창자간막동맥, 아래창자간막동맥
근육계통 (5개)   가로막, 배곧은근, 배바깥빗근, 배속빗근, 배가로근
뼈대계통 (2개)   갈비뼈, 복장뼈
외피계통 (1개)   피부

2차원영상에서 구조물의 위치를 찾고, 찾은 구조물에 각각의 마스크를 적용하거나 서로 다른 빛깔을 채워서 구조물의 영역을 표시한다. 즉, 구역화(segmentation) 작업을 한다.

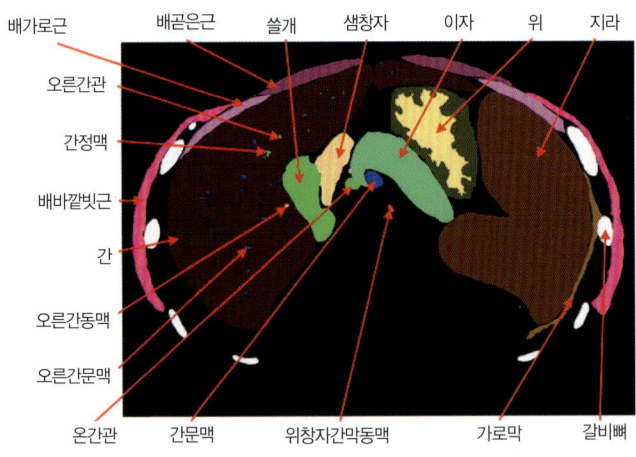

그림 2

구역화작업을 마친 구역화영상을 쌓고 표면재구성해서 3차원영상을 만든다. 이 과정은 지난 호에서 소개한 내용과 같은 방법을 사용하였다.

간 안에는 간관, 동맥, 문맥이라는 구조물이 있고, 이것을 묶어서 간세동이(portal triads)라고 한다. 이 세 가지 구조물이 간을 구성하는 중요한 구조물이기 때문에 이 구조물들을 먼저 만들고 그 외의 구조물을 만들었다. 다음은 차례로 간관, 동맥, 문맥이다. 이러한 구조물들은 나뭇가지처럼 갈라지고, 각 가지의 이름은 부위에 따라 달라진다.

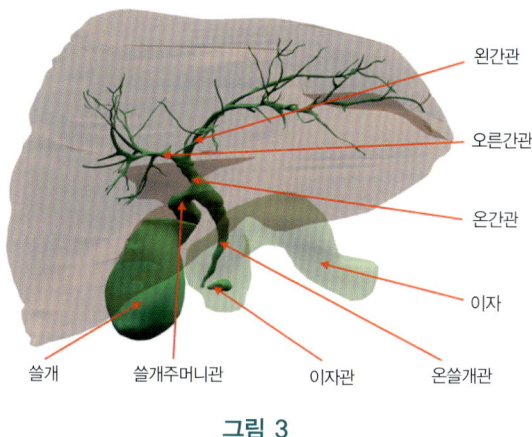

그림 3

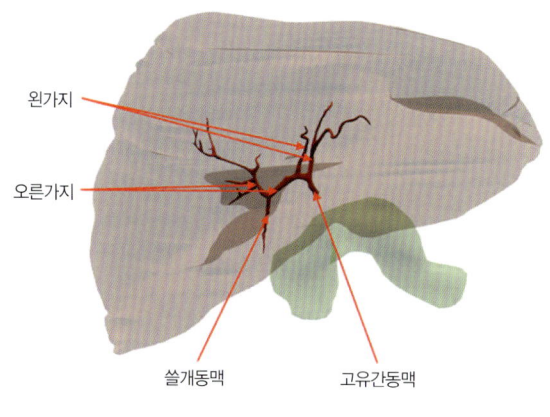

그림 4

3차원 의학영상

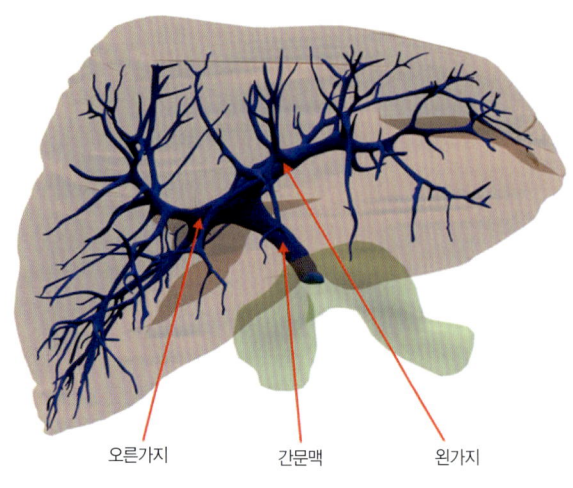

오른가지　　간문맥　　왼가지

그림 5

 이 세 가지 구조물이 들어있는 간의 3차원영상이 완성되었다. 간 안에는 이 외에도 간정맥이 있고, 이 네 가지 구조물이 들어있어야만 비로소 완전한 간의 모델이 된다.

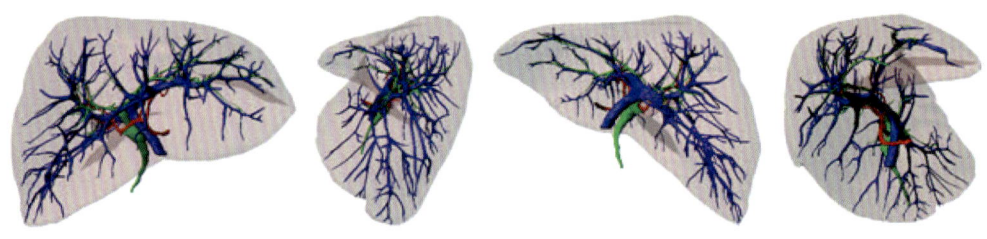

그림 6

 간에 관련된 대표적인 수술은 간암이 발생한 부위를 떼어내는 수술인 간절제술이 있고, 간절제술에는 소규모의 병소를 절제하는 종괴절제술, 간을 구역으로 나눈 다음 병소와 재발이 우려되는 부위를 전부 떼어내는 구역절제술, 간을 엽 단위로 떼어내는 엽절제술 등이 있다. 이러한 수술을 시뮬레이션하기 위해서는 간의 3차원영상이 이러한 정보를 가지고 있어야 한다. 따라서 문맥을 기준으로 간을 여덟 개의 구역으로 나누었고, 이것을 문맥의 3차원영상에 정의하였다.

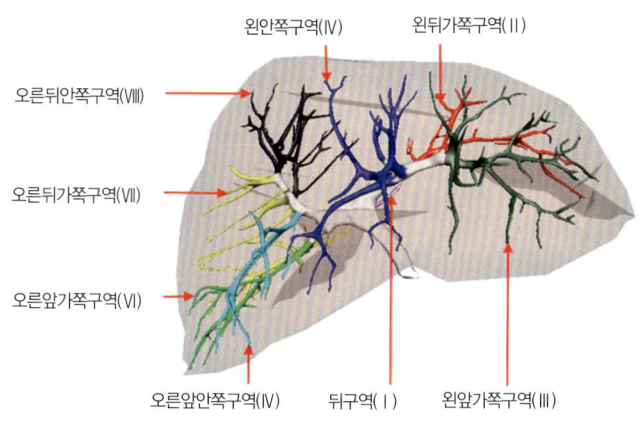

그림 7

문맥의 3차원영상을 참고해서 간을 여덟 개의 구역으로 나누었다. 즉, 간의 구역절제술을 할 때 떼어낼 부위를 정의한 것이다.

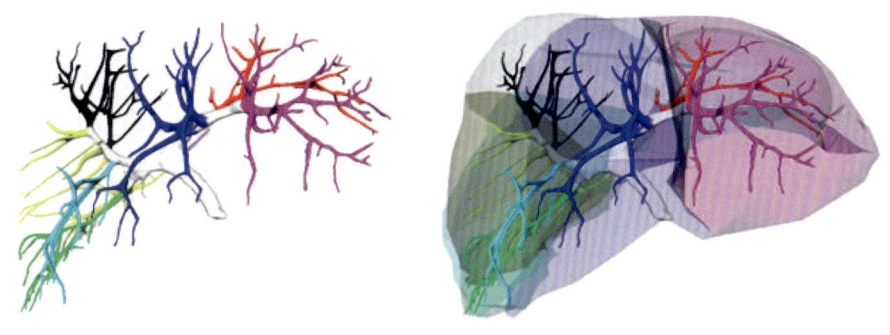

그림 8

간 외에도 간 주변구조물의 3차원영상도 만들어서, 간 수술을 할 때 어느 구조물을 뚫고 들어가야 하는지를 시뮬레이션할 수 있도록 하였다.

3차원 의학영상

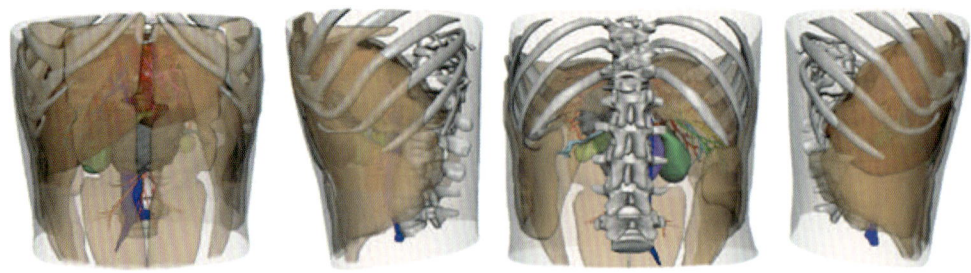

그림 9

이렇게 만들어진 간과 주변구조물의 3차원영상에 물성이 더해지면 햅틱 디바이스를 써서 가상으로 간을 누르는 시뮬레이터를 만들 수 있고, 다양한 간 수술, 가상으로 쓸개를 잘라내는 시뮬레이션 등에도 사용될 수 있다.

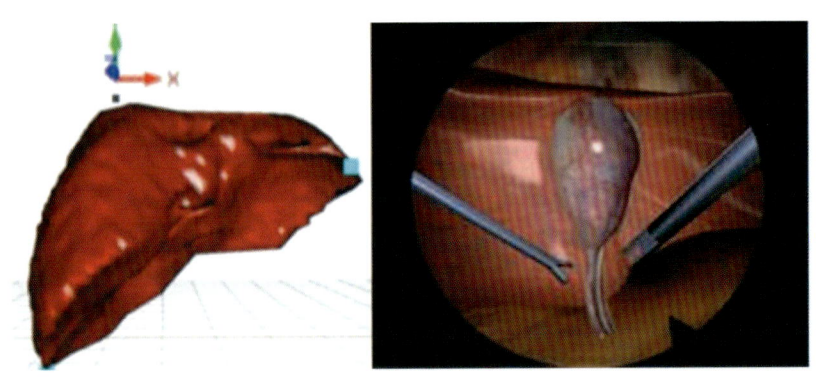

그림 10

이 책에서는 속이 빈 표면3차원영상(surface model)을 다루었는데 시신의 연속절단면영상과 구역화영상이 있으면 생체의 실제빛깔을 보여주는 부피3차원영상(volume model)도 만들 수 있다.

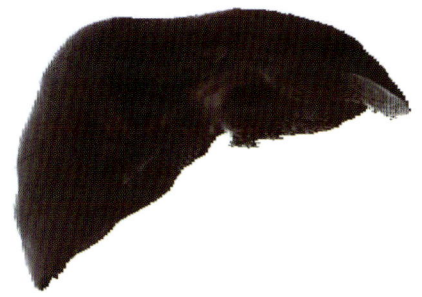

그림 11

이번 장에서는 절단면영상을 써서 소화샘의 3차원영상을 만든 과정에 대해 알아보았다. 본 장에서는 간의 3차원영상을 만들고 의학적 정보를 적용하는 방법을 소개하였는데, 다른 부위의 수술에 사용되는 3차원영상도 이러한 의학적 정보를 담고 있어야 하고, 이것이 의료 시뮬레이션에 사용되는 모델링의 핵심이라고 할 수 있다.

04 가상 허리천자를 위한 3차원 재구성

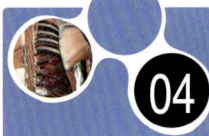

::머리글

　최근 들어 의학분야에서 수술에 앞서 수술을 연습하기 위한 시뮬레이터의 개발이 늘어나고 있다. 이러한 시뮬레이터를 사용하여 충분한 연습을 거치면 보다 능숙한 시술이 가능하다는 장점이 있다. 이번 장에서는 인체의 3D모델을 만들고 이 모델을 써서 허리천자를 위한 시뮬레이터를 만든 사례에 대해 알아본다.

::본문

　허리천자(요추천자(腰椎穿刺), lumbar puncture)란 신경계통 질환의 진단에 필요한 뇌척수액을 얻거나 약제를 주입할 목적으로 허리뼈 사이에 긴 바늘(성인의 경우 9~10cm)을 찔러 넣는 시술이다. 뇌와 척수는 뇌척수액이라는 액체 속에 잠겨 있어 보호를 받는데, 뇌나 척수에 이상이 생기면 이 액체의 성분도 바뀌게 된다. 따라서 뇌나 척수를 직접 검사하는 대신 간접적으로 뇌척수액을 조사하면 뇌나 척수가 어떤 상태인지 살펴볼 수 있다. 이를 위해서 뇌척수액을 얻어야 하는데, 멀쩡한 머리뼈를 뚫을 수는 없기 때문에 허리뼈의 척추사이 공간을 이용하는 것이다. 이러한 허리천자를 환자에게 시술하기 위해서는 충분한 연습이 필요한데 이러한 연습을 컴퓨터에서 가능하도록 하는 것이 가상허리천자 소프트웨어이다. 가상 허리천자 소프트웨어를 만들기 위해서는 3차원영상이 필요한데 이 영상은 MRI, CT, 절단면영상 등을 써서 만들 수 있다. 이번 장에서는 절단면영상을 써서 3차원영상을 만들고, 이 영상을 써서 가상 허리천자 소프트웨어를 만드는 과정을 소개한다.

(1) 절단면영상에서 구조물을 찾음

3차원영상으로 만들어야 하는 구조물을 절단면영상에서 찾는다. 이 작업은 컴퓨터에서 직접 할 수도 있지만, 경우에 따라 종이에 출력해서 하는 것이 편리한 경우도 있다.

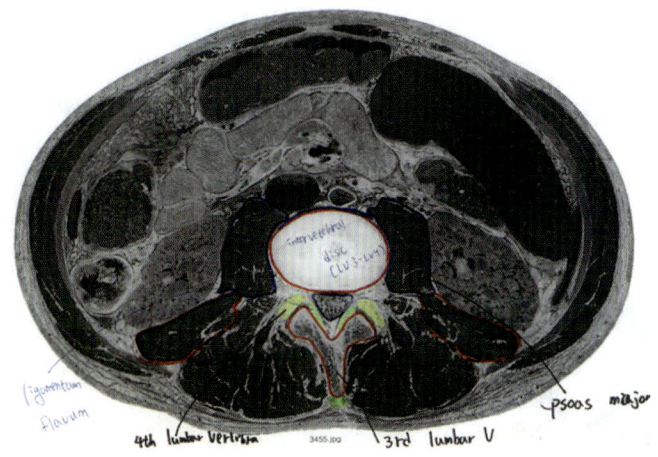

그림 1

(2) 구조물의 테두리에 빛깔을 채움

2차원영상을 확인하기 위한 전처리 과정으로, 포토샵에서 구조물의 테두리를 그리고 각각의 빛깔로 채운다. 빛깔의 차이가 뚜렷한 구조물은 magic wand tool이나 quick selection tool을 써서 그리고, 뚜렷하지 않으면 lasso tool을 써서 그린다.

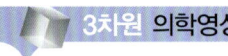

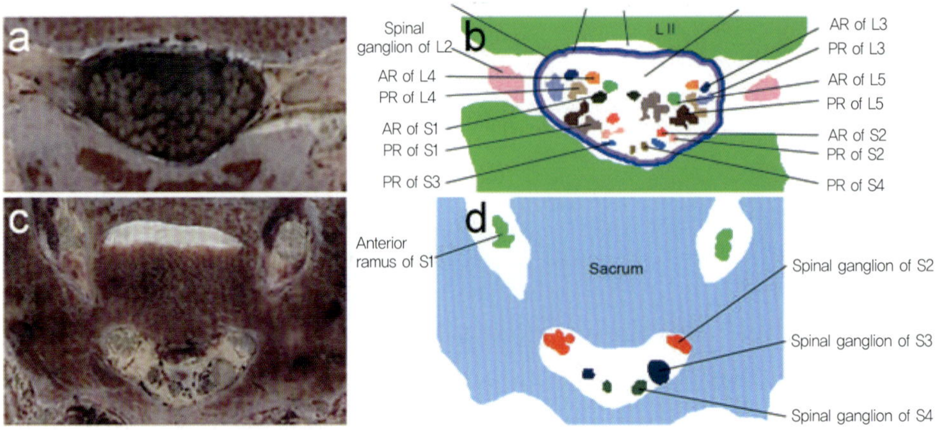

그림 2

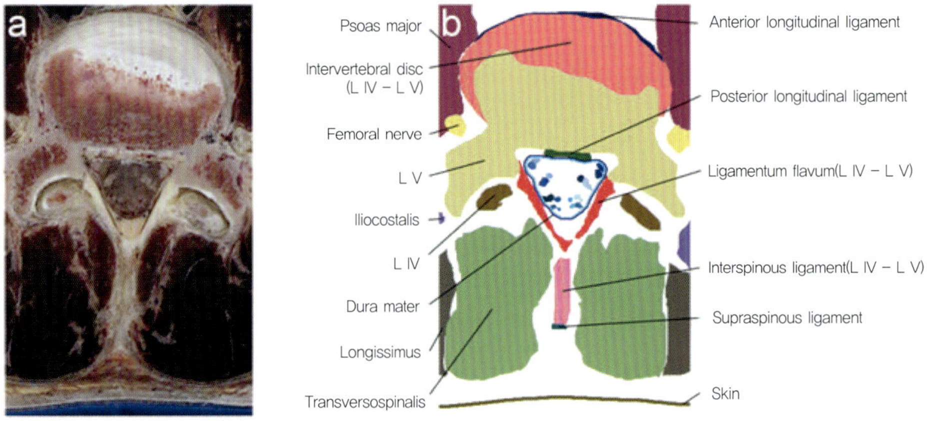

그림 3

　각 구조물에 빛깔을 채운 영상을 쌓아서 자르면 앞에서 본 또는 옆에서 본 영상도 만들 수 있다. 이 작업은 직접 개발한 소프트웨어를 사용해서 하였다.

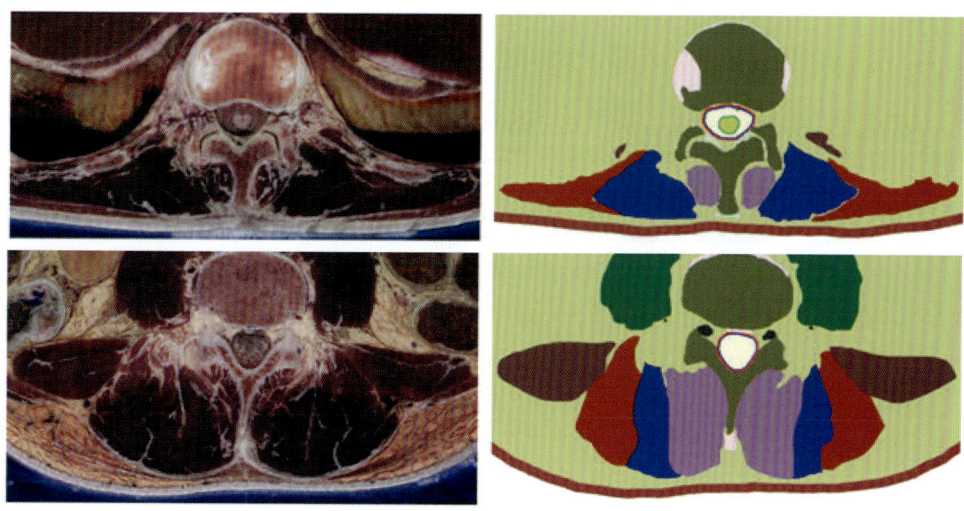

그림 4

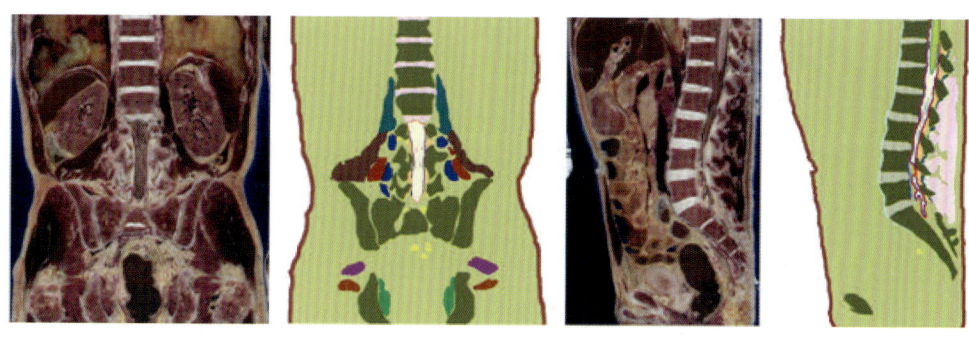

그림 5

(3) 표면재구성을 함

 2차원의 구역화영상을 3차원영상으로 만들기 위한 준비작업으로, 각 구조물의 속은 흰색으로, 배경은 검은색으로 채운다. 앞에서 만든 영상에는 한 화면에 모든 구조물이 함께 들어 있었지만 여기에서 만든 영상에는 한 화면에 단지 하나의 구조물만 들어 있기 때문에 구조물 개수만큼의 이미지 세트가 생기게 된다.

3차원 의학영상

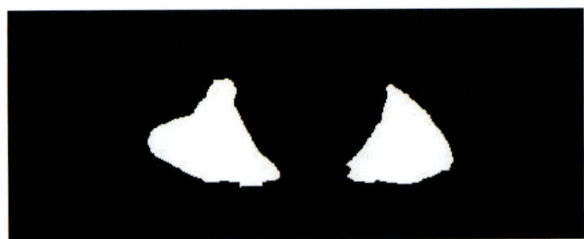

그림 6

이렇게 만든, 흰색과 검은색으로 이루어진 영상을 3D-DOCTOR 소프트웨어에서 열고, 3차원영상으로 재구성한다.

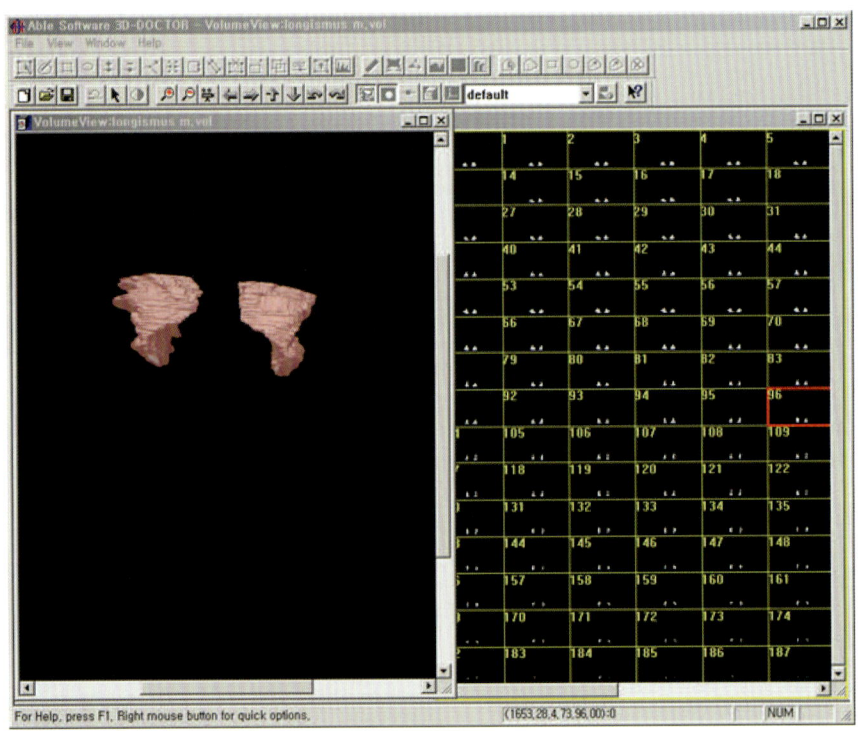

그림 7

3차원영상으로 재구성하는 과정은 다음 그림과 같이, 2차원의 영상들을 아래로 늘여서 3차원영상으로 만든 것이다. 이렇게 3D-DOCTOR에서 만든 3차원영상을 Maya로 가지고 가서 면의 개수를 줄이고 적당히 다듬는다. 이 과정에서 잘못된 구역화로 인해 잘못된 부분이 발견되는데 이러한 경우, 다시 앞의 단계로 돌아가서 구역화를 다시 한다. 잘못된 부분이 크지 않으면 Maya에서 직접 고치기도 한다.

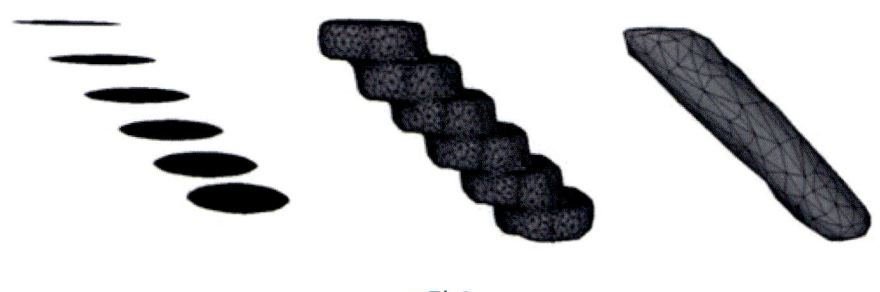

그림 8

(4) 3차원영상을 합침

3D-DOCTOR에서 하나씩 만들고, Maya에서 다듬은 3차원영상을 Maya에서 합친다. 즉, 구조물 개수만큼의 레이어를 만들고, 각 레이어에 구조물을 넣는다. 이렇게 합쳐진 3차원영상을 여러 각도에서 보고, 잘라보고, 일부분을 투명하게 보면서 서로의 위치관계가 들어맞는지를 확인한다.

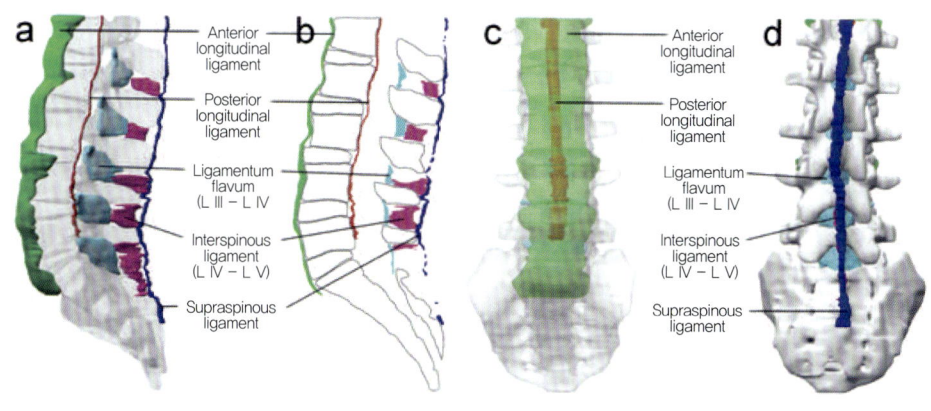

그림 9

(5) 3차원영상을 손으로 만들어서 추가함

매우 작은 구조물 또는 복잡한 구조물은 2차원영상에서 구역화하기 어렵다. 따라서 이러한 구조물은 주변 구조물과의 위치관계를 따져가면서 Maya에서 직접 그린다. 신경의 경우, 2차원영상에서 구역화할 수 있을 만큼 구역화해서 3차원영상을 만든 다음, 구역화하지 못해서 3차원영상에서 끊어지는 부분을 서로 이어준다.

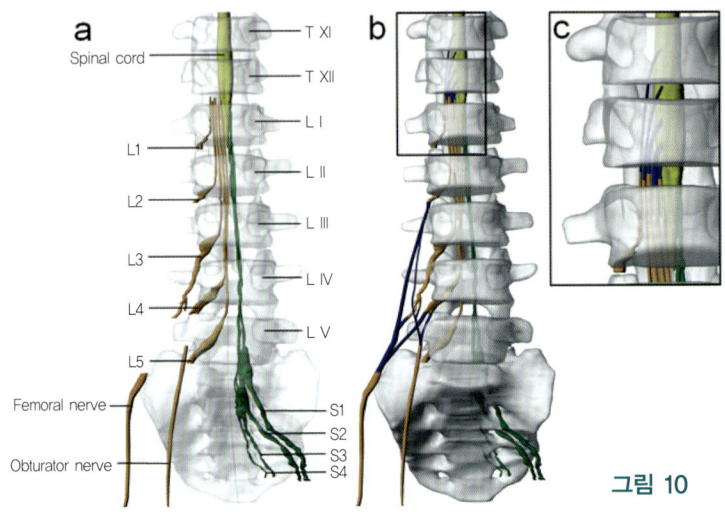

그림 10

(6) 햅틱 디바이스와 연동함

2번 단계에서 만든, 각 구조물에 각각 다른 빛깔이 칠해진 2차원영상에 물성을 적용한다. 즉, 뼈에 해당하는 빛깔은 딱딱한 물성을, 근육에 해당하는 빛깔은 부드러운 물성을 적용한다. 이렇게 물성이 적용된 영상과 절단면영상, 3차원영상을 써서 허리천자 소프트웨어를 만든다. 이 소프트웨어에서 햅틱 디바이스(haptic device, 촉각장치)를 통해 화면에 있는 허리 부위의 3차원영상에 바늘을 찌르면 바늘이 어떤 구조물을 통과하고 있는지를 볼 수 있다. 또한 물성이 적용된 2차원영상이 들어있기 때문에 바늘이 뼈를 만나면 더 이상 들어가지 않고, 힘을 주면 바늘이 부러지는 느낌도 프로그래밍했다.

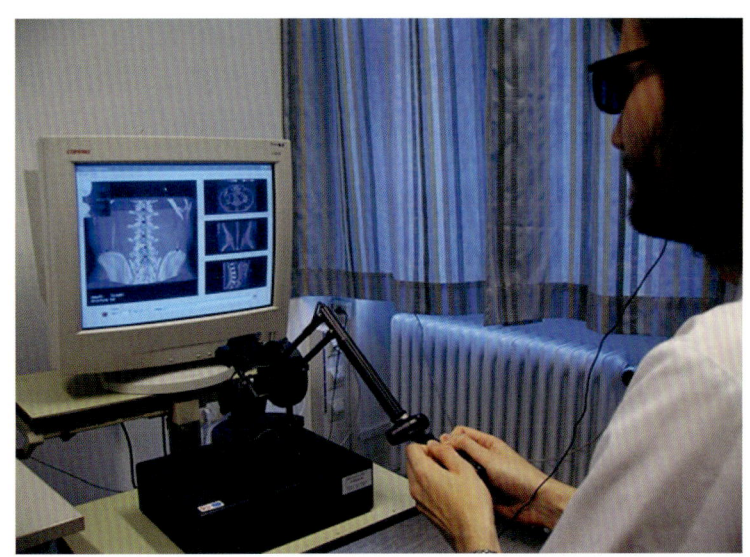

그림 11

　이번 장에서는 허리부위의 3D모델을 만들고 이 모델을 써서 가상 허리천자 소프트웨어를 만든 사례에 대해 알아보았다. 본 글에서는 시신의 절단면영상을 써서 만드는 방법을 소개하였는데, 이 경우 한 가지 경우에 대해서만 연습할 수 있다는 단점이 있다. 따라서 다양한 경우의 인체영상을 사용하면 다양한 경우의 시술을 연습해볼 수 있다. 특히 실제 환자의 CT 또는 MRI를 사용하면 실제 환자의 3차원영상을 만들어서 실제 시술을 하기 전에 시술을 시뮬레이션할 수 있다.

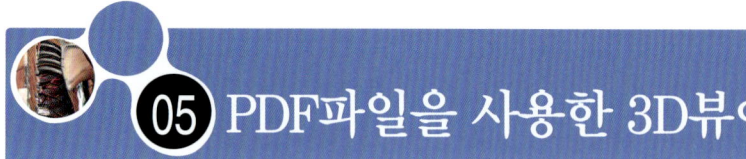

::머리글

  PDF파일은 'portable document format'의 약어로 미국의 어도비시스템스(Adobe Systems)사에서 개발된 문서의 포맷이며, 아크로뱃(Acrobat) 또는 이와 동등한 소프트웨어를 이용해서 만들 수 있다. 이 포맷은 윈도, 유닉스, OS X 등 어떤 타입의 컴퓨터 시스템 환경에서도 호환되며, HTML로 제공하기 힘든 부분도 쉽게 활용할 수 있게 한다. 특히 원본 문서의 글꼴, 이미지, 그래픽, 문서 형태 등을 그대로 컴퓨터에서 보여주므로 '전자책과 CD출판 등' 디지털 출판에 활발히 사용되고 있다. 또한 온라인 및 오프라인 환경에서도 쉽게 문서를 공유할 수 있으면서도 보안성이 높아 공공기관, 연구소 등에서 보안이 유지되는 문서를 온라인으로 전달하는 데에도 사용되고 있다. 최근에는 PDF파일에 3D모델을 넣을 수 있게 되었고, 이로 인해 특별한 3D소프트웨어 및 뷰어 소프트웨어가 없어도 사용자가 3D모델을 쉽게 볼 수 있게 되었다. 이번 장에서는 인체의 3D모델을 PDF파일에 넣어서 다양한 분야에서 활용하는 것에 대해 알아본다.

::본문

  PDF 작성 프로그램인 '아크로뱃(Acrobat)'는 유료이며, 현재 Acrobat X Suite, Acrobat X Pro, Acrobat X Standard의 순으로 기능에 따라 나뉘어져 있다. PDF파일을 보기 위한 뷰어 프로그램인 아크로뱃의 Adobe Reader X는 무료이며, 홈페이지(http://get.adobe.com/kr/reader/)에서 내려받을 수 있다.
아크로뱃이 업데이트됨에 따라 처리할 수 있는 파일의 형식도 다양해졌다. 문서, 음성, 동영상뿐 아니라 3D모델도 넣을 수 있게 됨으로써, 다양한 프리젠테이션 및 제품디자인 및 건축 분야에서 유용하게 사용되고 있다. 본 글에서는 인체의 3D모델을

PDF파일에 넣어서 프레젠테이션 및 교육·자료를 만드는 방법에 대해 알아본다.

머리의 절단면영상(간격 1mm)에서 중요한 구조물 178개의 테두리를 그려서 구역화영상을 만들었다.

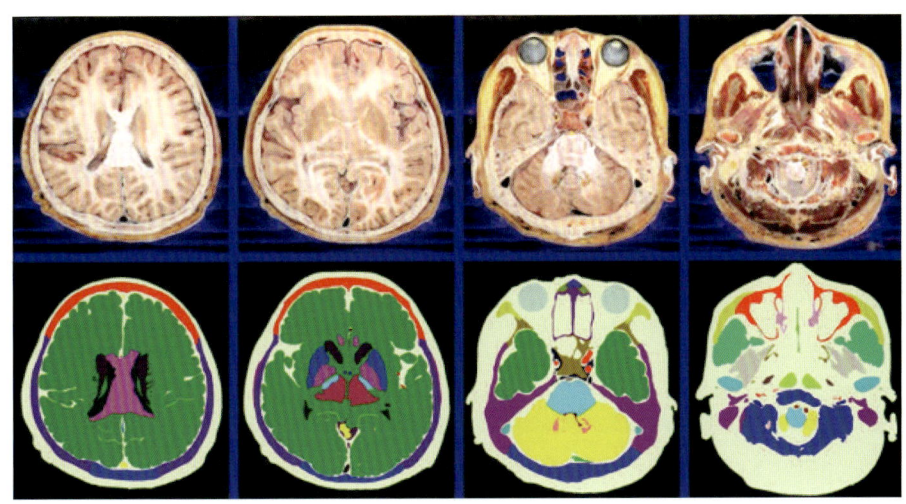

그림 1

구역화영상을 써서, 머리의 구조물 178개의 3D모델을 만들었다. 다음 그림은 소뇌의 3D모델을 만든 과정이다.

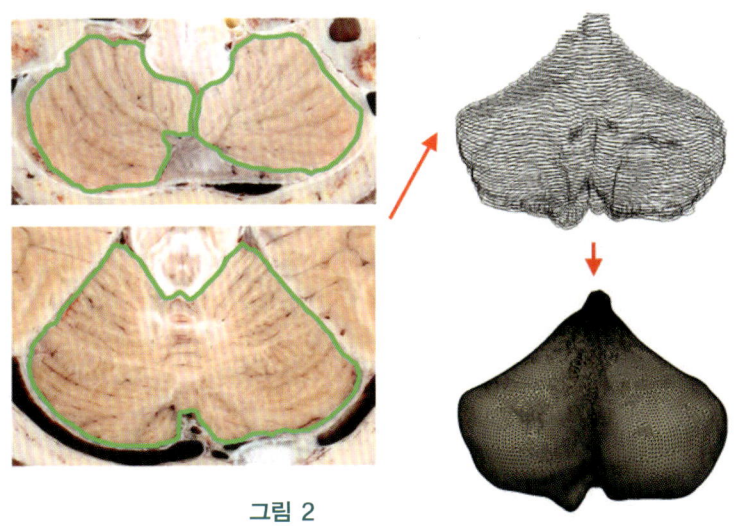

그림 2

준비된 3D모델을 아크로뱃을 써서 PDF파일에 넣을 것이다. 178개의 인체구조물을 아무 규칙 없이 넣으면 사용자가 원하는 모델을 골라서 보기가 힘들다. 따라서 각 구조물을 계통별로 분류해서 넣어야 한다. 하지만 아크로뱃에서는 각 계통별 구조(트리)를 만드는 것이 복잡하다. 이러한 계통은 3DS MAX와 같은 소프트웨어에서 만들 수 있지만, 더욱 간단하게 만들기 위해 Right Hemisphere사의 Deep Exploration(http://righthemisphere.com)을 쓸 수 있다. Deep Exploration은 파일의 포맷을 바꾸는 데에 주로 사용하지만, 여러 파일을 불러들여서 계층을 만들 수 있고, 이 상태에서 바로 PDF파일로 만들 수 있다. 하지만 아크로뱃보다는 기능이 적기 때문에 Deep Exploration에서 직접 PDF파일로 만들지 않고, Deep Exploration을 써서 3D모델의 계층구조를 만들고, 이것을 아크로뱃에서 불러서 PDF파일로 만들었다.

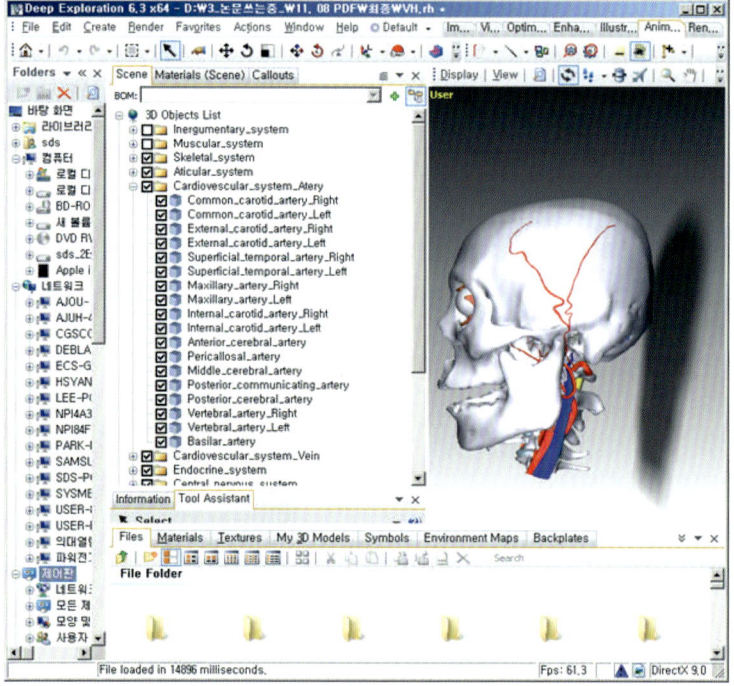

그림 3

아크로뱃에서 PDF파일에 들어있는 특정 3D모델들을 골라서 보고, 이 상태를 저장할 수 있다. 즉, 북마크(bookmark)를 만들어서, 3D모델들을 그룹을 지어서 볼 수 있다. 이 PDF파일에서는 반쪽만 볼 수 있는 북마크, 겉에 있는 구조물부터 차례로 벗겨보는 북마크를 만들었다.

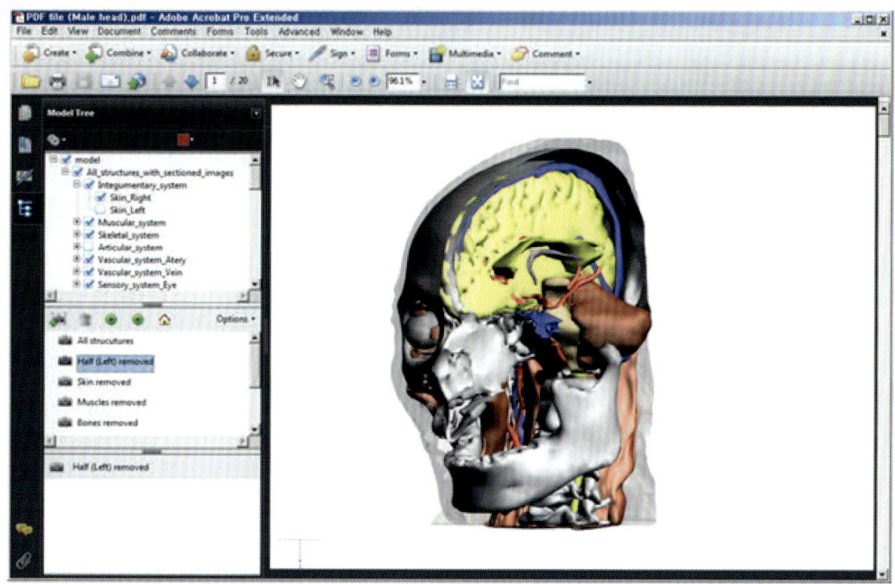

그림 4

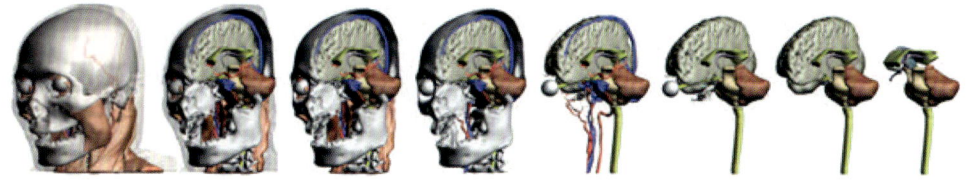

그림 4-1

아크로뱃에서 구조물의 3D모델의 이름을 입체적으로 붙이면, 모델을 다양한 각도로 돌려보면서도 구조물의 이름을 알 수 있다. 이때 한글도 사용할 수 있다.

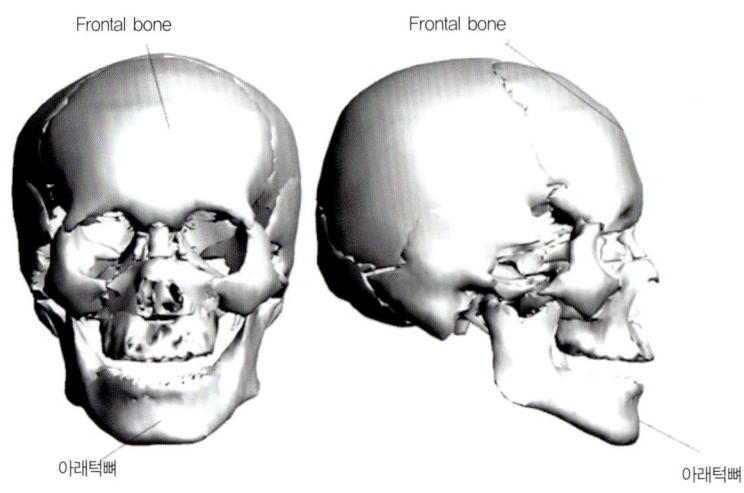

그림 5

아크로뱃에서 3D모델을 다양한 평면에서 잘라서 볼 수 있다. 이것은 인체구조물의 입체적인 모습을 파악하는 데 큰 도움이 된다.

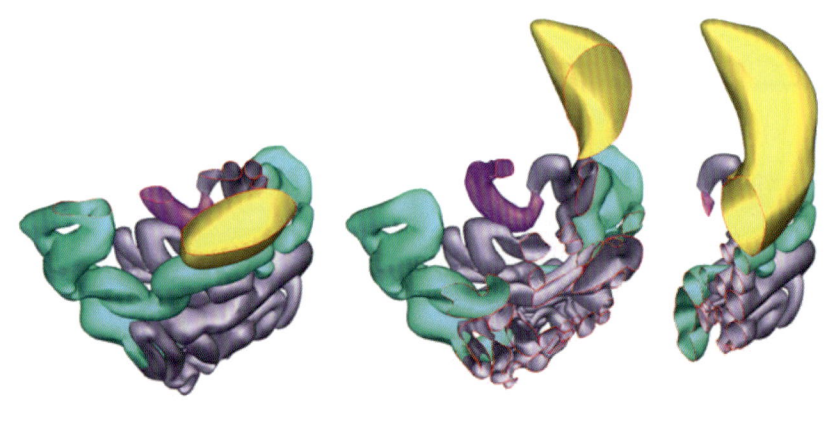

그림 6

PDF파일은 아크로뱃에서 볼 수 있지만, 무료로 내려 받을 수 있는 어도비 리더에서도 볼 수 있다. 어도비 리더에서 다양한 쉐이더와 조명으로 3D모델을 볼 수 있다. 3D모델을 만들 때 사용했던 절단면영상도 PDF파일에 넣었기 때문에 함께 견주어 봄으로써 구조물의 생김새를 더욱 쉽게 파악할 수 있다. 하지만 어도비 리더에는 아크로뱃에서와 같이 잘라서 보거나 측정할 수 있는 기능은 없다. 또한 어도비 리더에서는 단지 PDF파일을 읽는 기능만이 지원되기 때문에 새로 구조물에 이름을 붙이거나 북마크를 만들어서 저장할 수 없다.

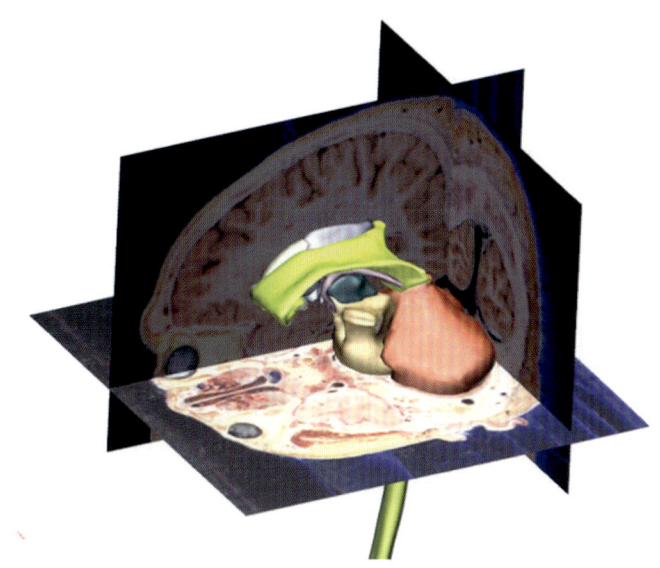

그림 7

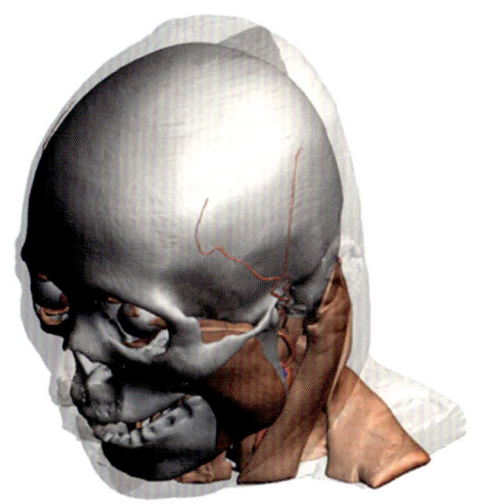

그림 8

3차원 의학영상

PDF파일에서 사용한 3D모델은 실제 의료영상을 재료로 만든 것이기 때문에 구조물의 형태 및 위치관계가 객관적으로 표현되어 있다. 따라서 사용자의 목적에 따라 원하는 각도에서 원하는 구조물을 선택한 후, PDF파일을 갈무리하고, 구조물에 이름을 붙이면, 건강정보를 위한 자료를 만드는 데 유용하게 사용될 수 있으며, 현재 다양한 매체에서 활용되고 있다.

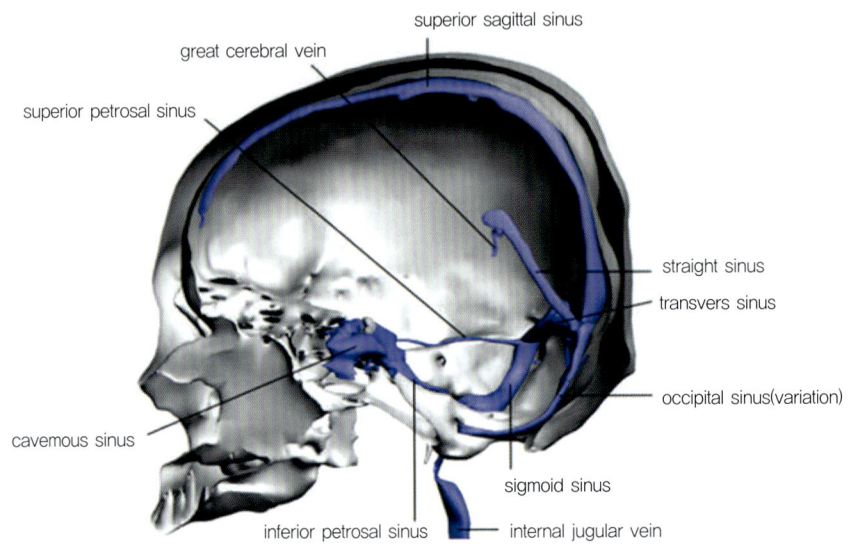

그림 9

이번 장에서는 아크로뱃을 써서 인체구조물의 3D모델이 들어있는 PDF파일을 만드는 방법에 대해 알아보았다. PDF파일을 제작할 때 보안옵션을 해제하면, PDF파일에 들어있는 3D모델들을 다양한 포맷으로 저장하는 것도 가능하며, 이 모델들은 다양한 애플리케이션을 만드는 데에도 사용되고 있다.

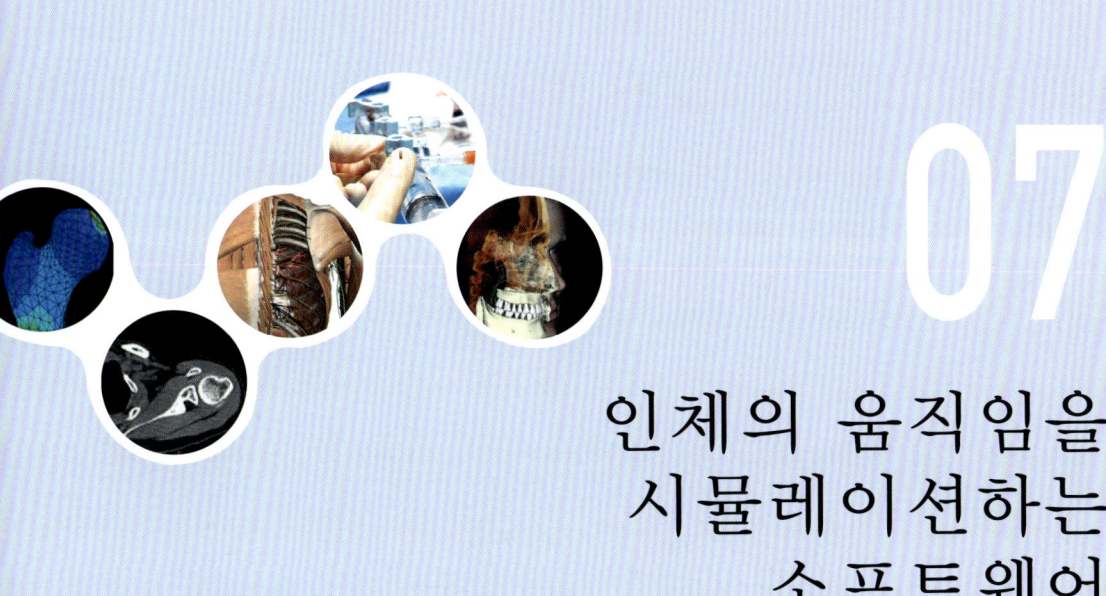

07

인체의 움직임을 시뮬레이션하는 소프트웨어

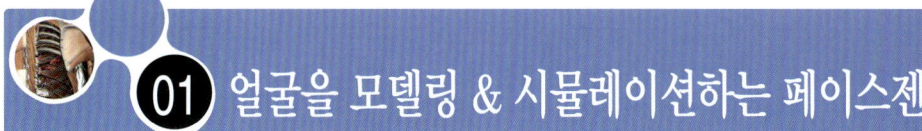 01 얼굴을 모델링 & 시뮬레이션하는 페이스젠

::머리글

　FaceGen Modeller는 얼굴을 3D로 모델링하는 툴이다. 나이, 피부톤 등은 물론, 여러 인종의 얼굴들을 간편한 조작으로 생성 및 변형하는 것이 가능하며, 이렇게 만든 얼굴을 여러 3D소프트웨어에서 사용할 수 있는 포맷으로 저장할 수 있다. FaceGen은 게임, 교육용 소프트웨어, 심리학 연구, 체질인류학 연구에서 활발히 사용되고 있다. 이번 장에서는 FaceGen의 기능과 활용에 대해 알아본다.

::본문

　FaceGen은 현재 3.5버전이 출시되어 있고, FaceGen Importer, FaceGen Exporter, FaceGen Customizer, FaceGen Re-Distribution License, FaceGen SDK Products와 같은 제품군이 있다.

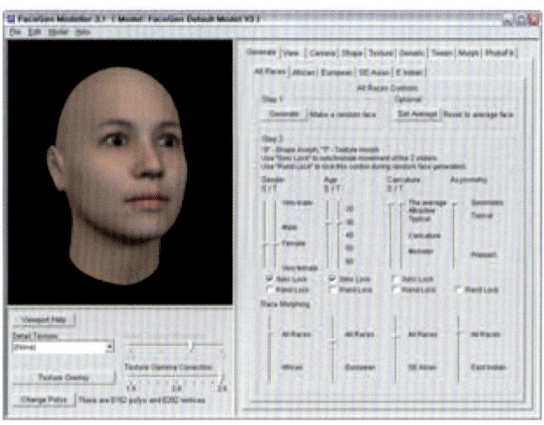

그림 1

　FaceGen에는 여러 인종에 대한 특징이 모델링되어서 들어있다. 다음 그림과 같이 다양한 인종의 얼굴을 파라미터 조절을 통해 만들 수 있다.

- 모든 인종

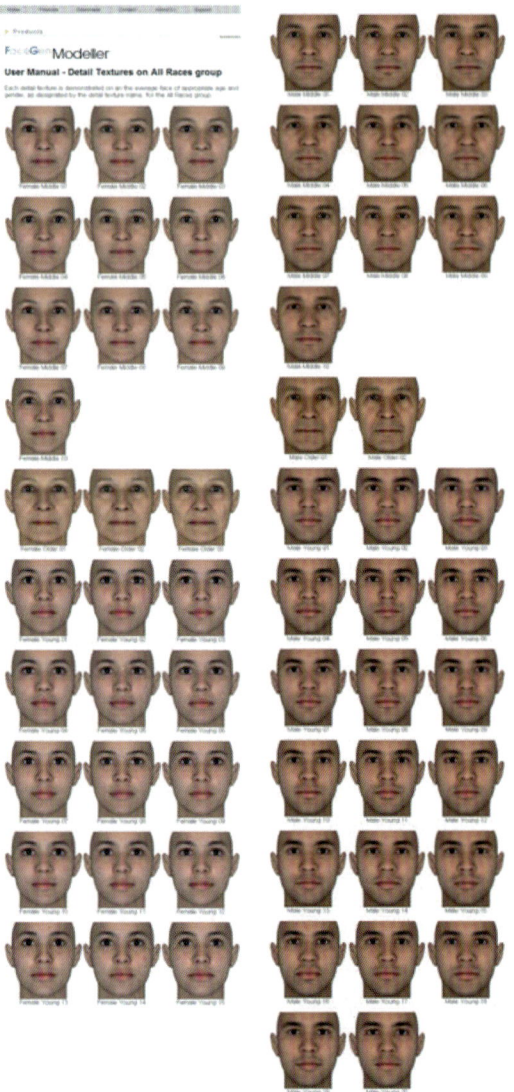

그림 2

- 아프리카인

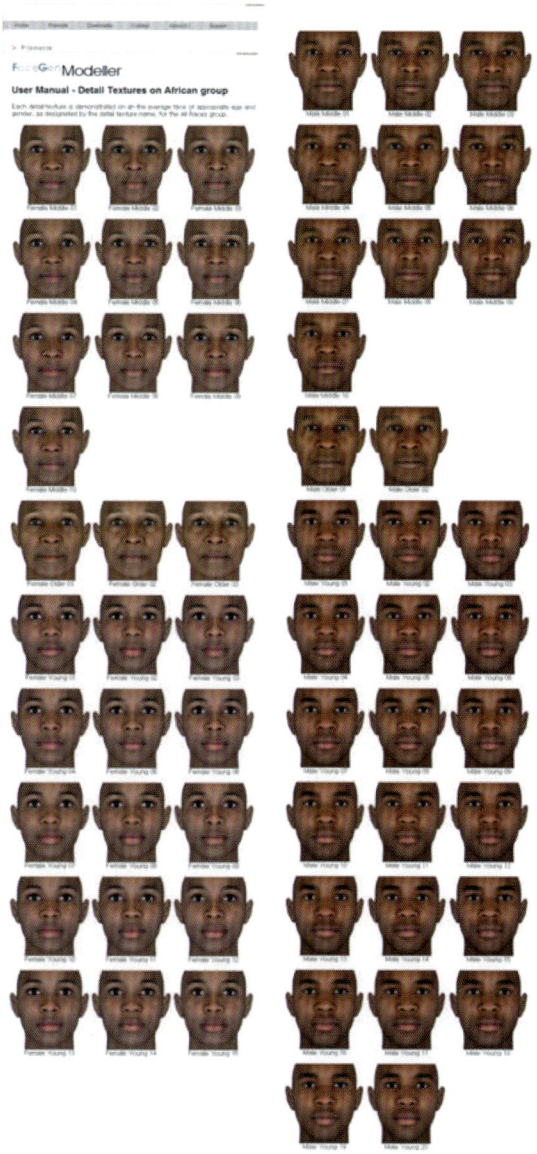

그림 3

- 유럽인

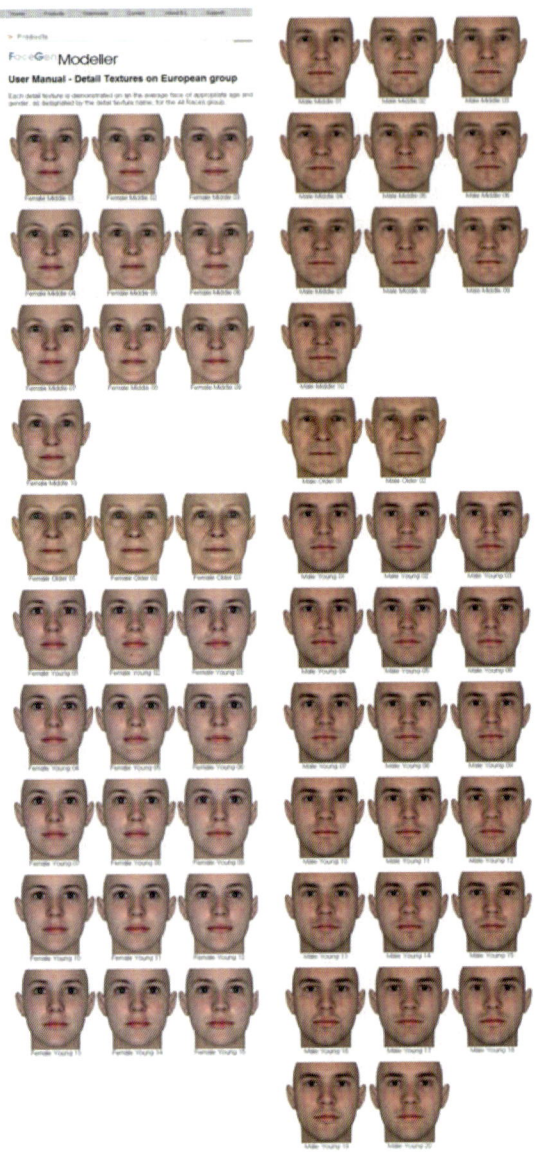

그림 4

- 아시아인(아쉽게도 한국인의 특징은 잘 표현되어 있지 않다.)

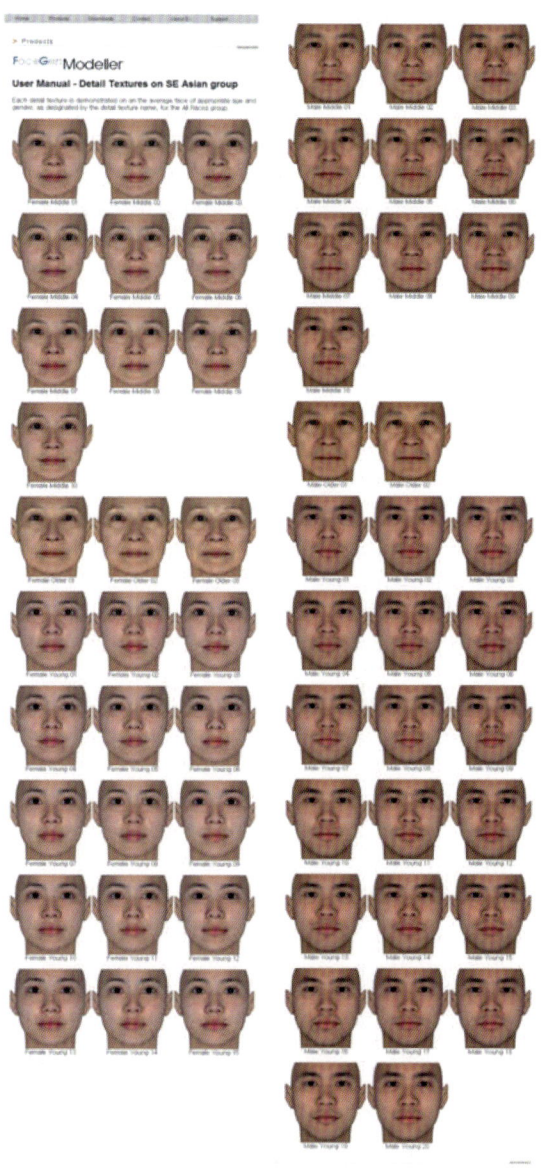

그림 5

– 인도인

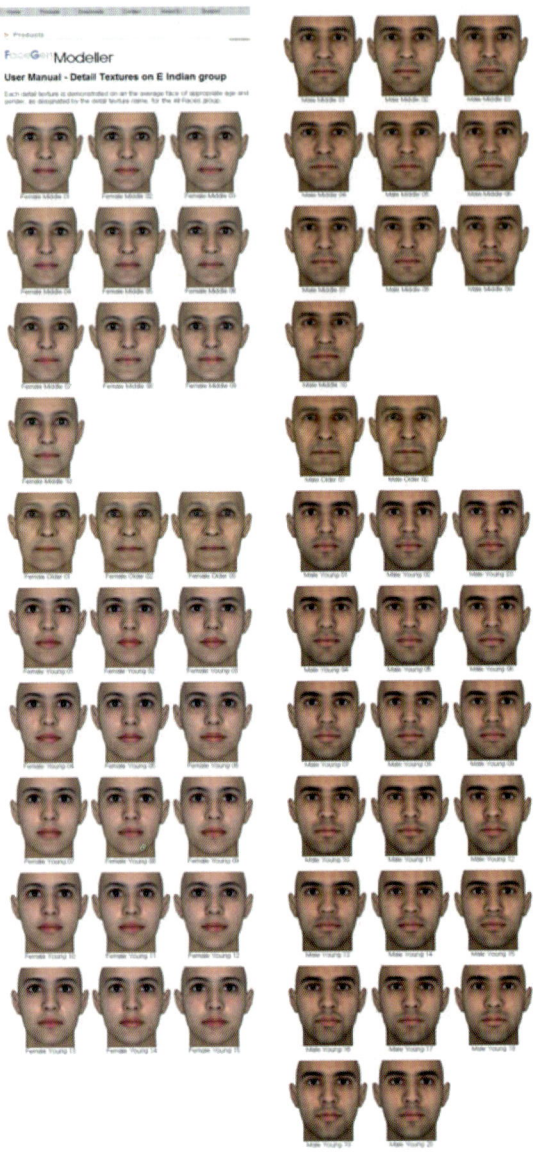

그림 6

FaceGen에 들어있는 텍스처를 부른 후, 사용자가 파라미터를 조절해서 피부의 질감을 조절할 수 있다.

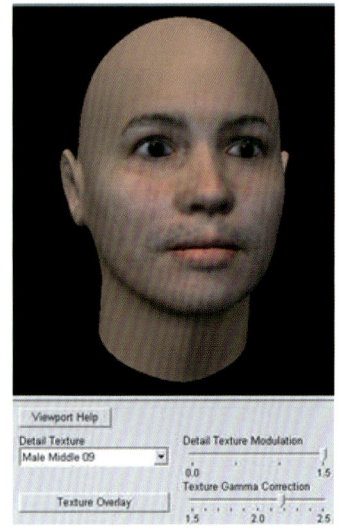

그림 7

Facegen이 가지고 있는 텍스처 외에도, PhotoFit기능으로 얼굴모델을 만들면 사진의 텍스처가 씌워진 얼굴모델을 만들 수 있다.

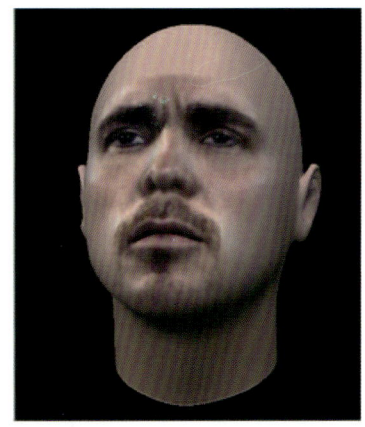

그림 8

또한 Facegen에 들어있는 텍스처를 포토샵등의 소프트웨어를 써서 편집한 후, FaceGen에서 불러들여서 사용할 수 있다.

Texture Overlay 기능을 사용하면, 기본 텍스처 위에 문신, 짧은머리 등을 표현할 수 있다.

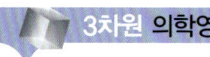 3차원 의학영상

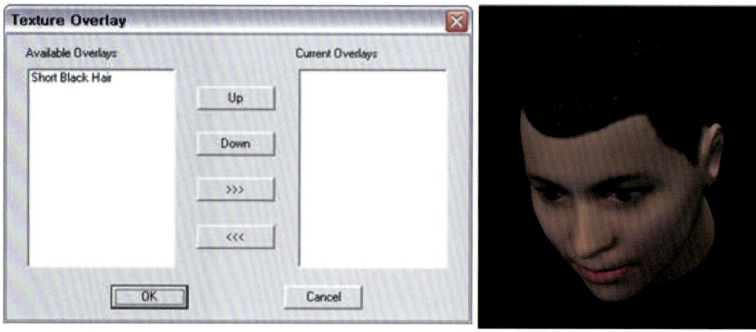

그림 9

FaceGen의 모델링 기능을 살펴보자. Generate Tab에서는 인종을 다섯 개 그룹으로 묶어서 생성할 수 있도록 하고 있다. 각 인종별로 Generate 기능을 써서 무작위로 하나의 얼굴을 만들거나 Set Average 기능을 써서 그 인종에서 가장 표준적인 얼굴을 만든 다음 파라미터를 통해 세부적인 모양을 만들 수 있다. 이때 파라미터로 인종, 나이, 특징에 대한 얼굴형태와 텍스처를 개별적 또는 동시에 조절할 수 있다.

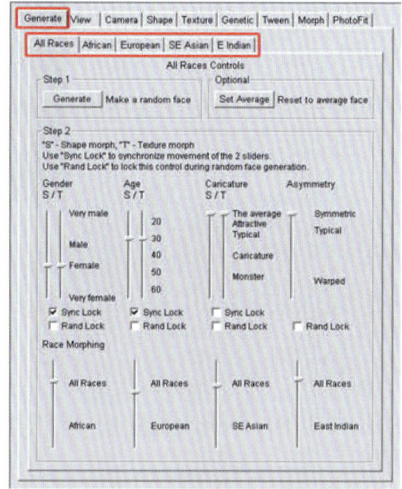

그림 10

보기를 들어서, 아프리카인 탭에서 30대 여성으로 Set Average한 결과는 다음과 같다.

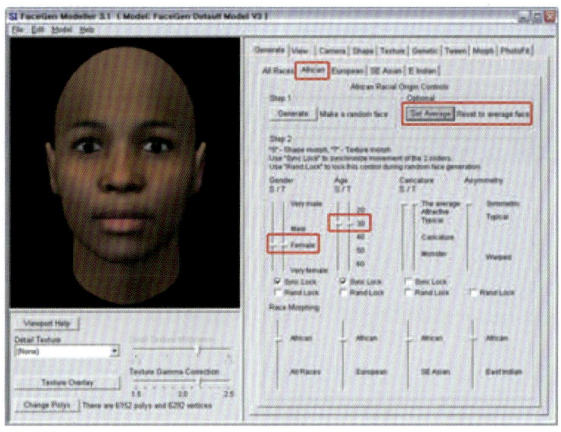

그림 11

View Tab에서는 조명, 질감의 적용 여부, 와이어 프레임, 배경 등을 조절할 수 있다.

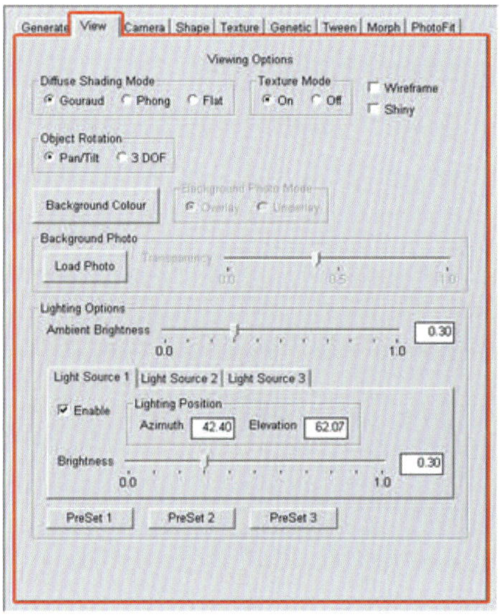

그림 12

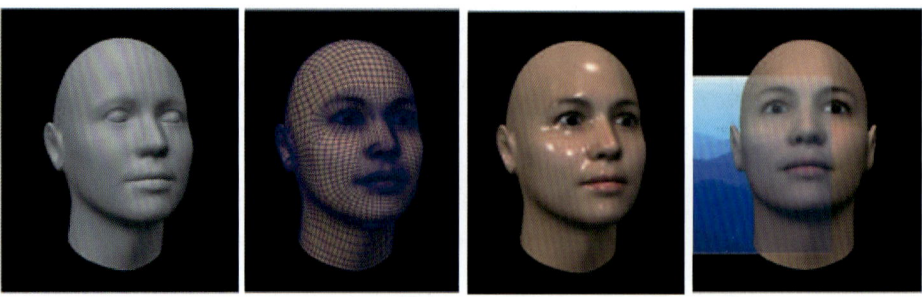

그림 13

Camera Tab에서는 투시, 원근 등을 조절할 수 있다.

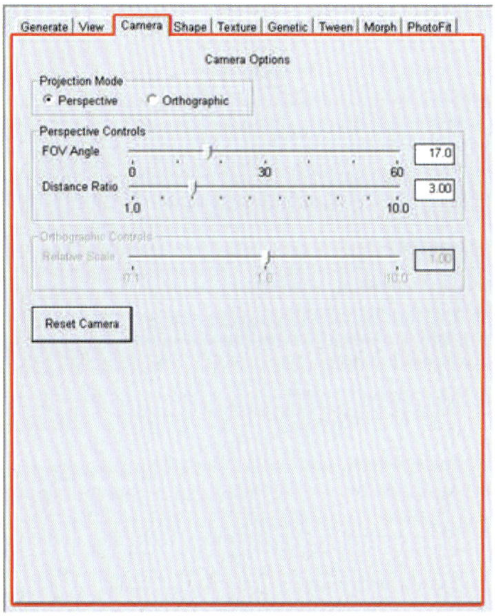

그림 14

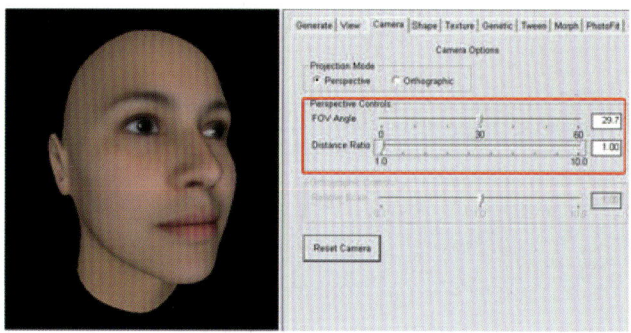

그림 15

Shape Tab와 Texture Tab에서는 대칭, 비대칭으로 얼굴의 세부요소를 조절할 수 있다. 즉, 여기에서 얼굴의 특징과 인상등을 만들 수 있다. 56개의 대칭, 26개의 비대칭, 33개의 텍스처 컨트롤이 있고, 얼굴의 통계적 타당성을 보존하기 위하여 컨트롤들은 서로 독립적이지 않다. 즉, 한 슬라이더를 조정하면 일반적으로 여러 다른 슬라이더도 영향을 받게 된다.

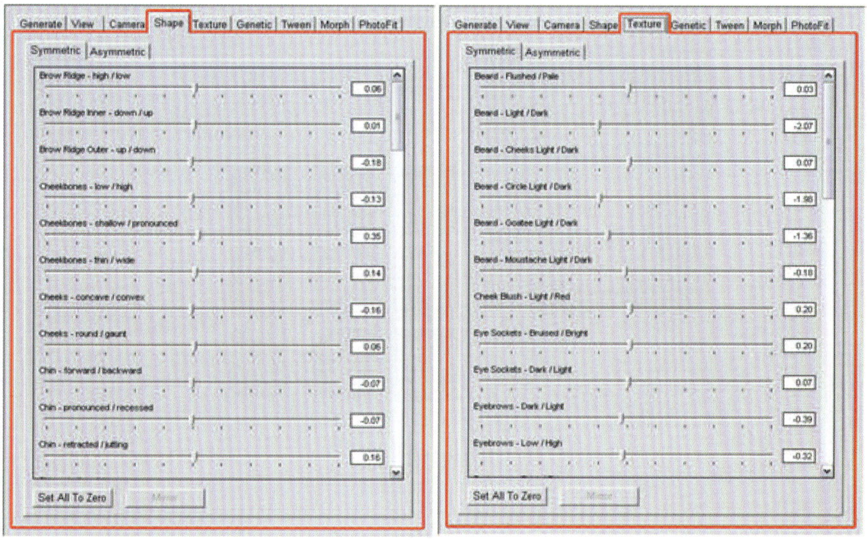

그림 16

Genetic Tab에서는 많은 종류의 인종, 얼굴형을 쉽고 빠르게 무작위로 얻을 수 있다. 한번 실행할 때마다 다양한 얼굴이 나오며, 이러한 작업을 반복하다 보면 원하는 얼굴이 나오는 경우가 있다.

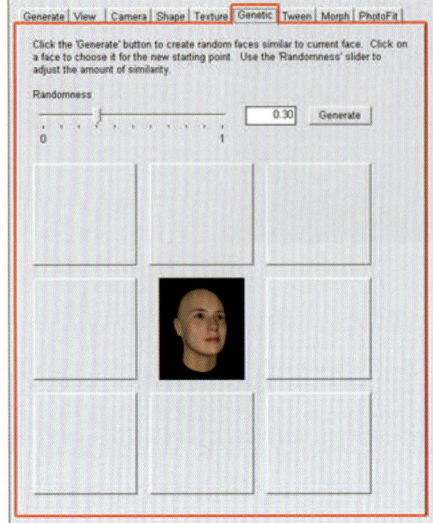

그림 17

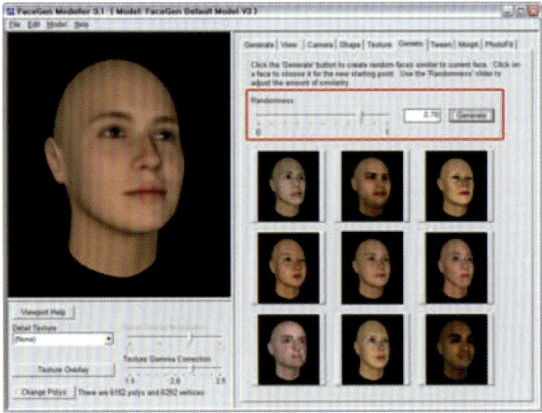

그림 18

Tween Tab에서는 한 개의 얼굴이 열린 상태에서, 새로운 모델을 열어서 기존 모델과 새로 연 모델 사이의 값을 섞을 수 있다.

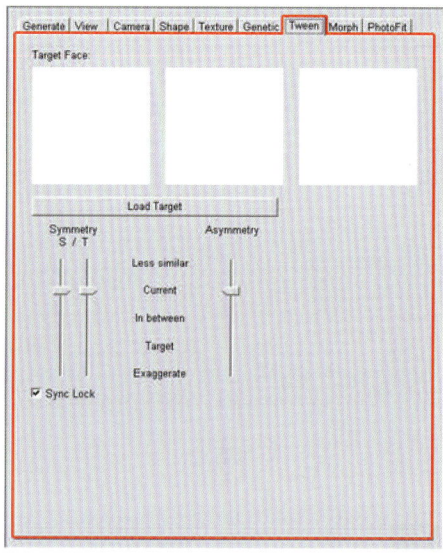

그림 19

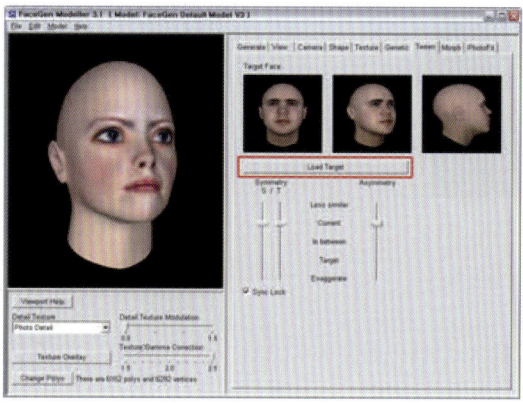

그림 20

Morphs Tab에서는 얼굴의 표정을 만들 수 있다. 이 파라미터들은 피부색이나 텍스처에는 전혀 상관없이 얼굴의 모양에만 영향을 미친다. 앞에서의 Shape tab의 파라미터들과는 달리, 표정(근육의 움직임)을 조절한다.

211

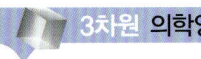

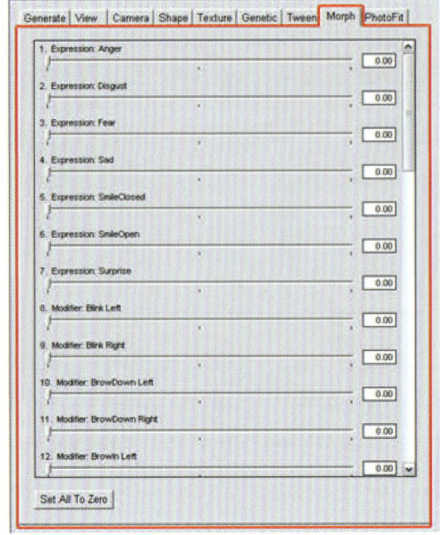

그림 21

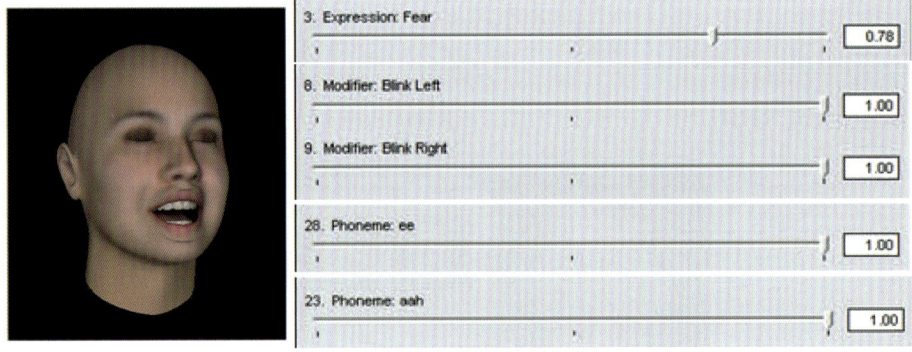

그림 22

PhotoFit Tab에서는 사진을 써서 얼굴 모델을 만들 수 있다. 정면 이미지는 필수이며, 좌/우측면의 사진이 있으면 더욱 정교한 얼굴이 만들어진다.

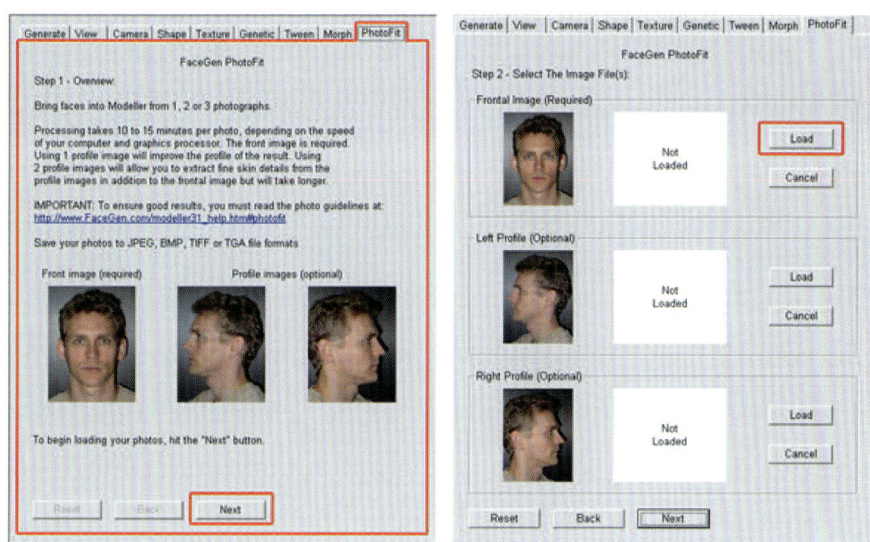

그림 23

　이번 장에서는 FaceGen의 기능을 간단하게 살펴보았다. 얼굴을 모델링해주는 소프트웨어는 이 외에도 Poser, Face Maker, faceshop(화장품이 아니고) 등 여러 가지가 있지만 FaceGen은 쉬운 사용법과 적은 용량, 강력한 기능으로 인해 많은 게임 회사, 애니메이션 회사, 방송국, 연구소 등에서 다양하게 사용되고 있다. 이러한 소프트웨어를 사용하면 개인이 모델링을 할 때 놓칠 수 있는 부분을 쉽게 발견할 수 있으며, 빠른 작업을 위해서도 상당히 유용하다고 할 수 있다.

3차원 의학영상

02 인체의 움직임을 시뮬레이션하는 포저
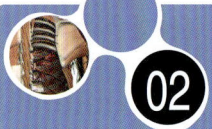

::머리글

포저(Poser)는 Smith Micro Software사에서 개발한, 인체를 모델링하고, 포즈를 잡고, 애니메이션을 만드는 소프트웨어이다. 여타 3D모델을 다루는 소프트웨어들과의 차이점은 인체에 특화된 소프트웨어라는 것이다. 다양한 라이브러리를 활용함으로써 모델링 및 리깅 과정을 거치지 않아도 원하는 포즈 및 애니메이션을 쉽게 만들 수 있다는 장점을 가지고 있고, 기본으로 내장된 라이브러리 외에도 daz3d.com을 통해 방대한 모델을 무료 또는 유료로 받거나 공유할 수 있다는 장점도 있다. 이러한 장점들로 인해 최근 인체를 표현하는 2D 및 3D 작업에서 활발히 사용되고 있으며, 특히 모션 시뮬레이션, 메디컬 일러스트레이션 등에서 빈번하게 사용되고 있다. 이번 장에서는 포저의 기본적인 기능과 의학분야에서의 활용에 대해 알아보도록 한다.

::본문

포저가 가지고 있는 기본적인 기능과, 3D모델을 다루는 다른 소프트웨어와의 차이를 간략히 알아보면 다음과 같다.

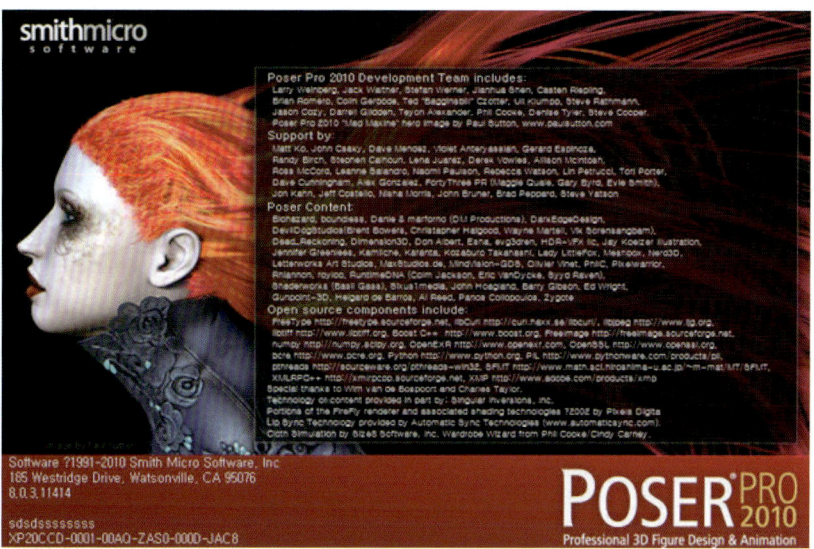

그림 1. 포저의 시작 화면

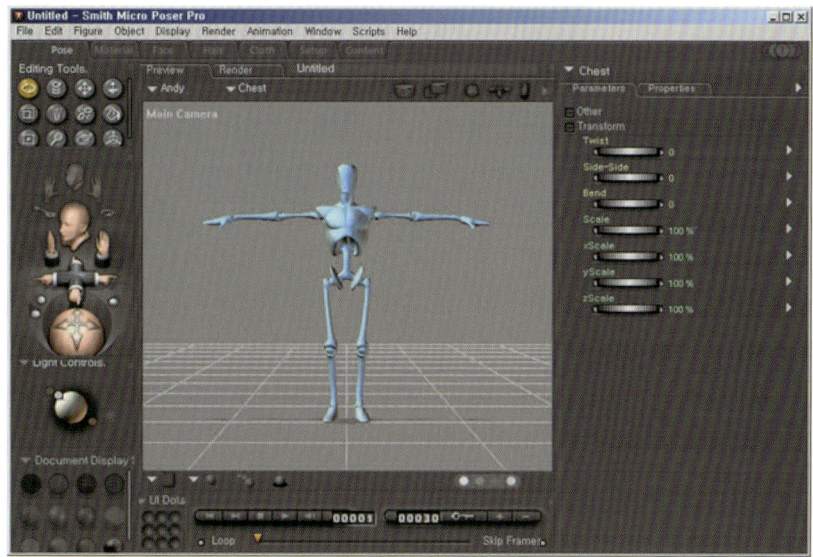

그림 2. 포저의 인터페이스

(1) Camera

포저에는 두가지 유형(Conical과 Isometric)의 카메라가 있다. Conical 카메라는 원근법이 적용되어 실제 세계처럼 디스플레이하는 카메라이고, Isometric 카메라는 원근법이 적용되어 있지 않은 카메라로 Top, Front, Left, Right뷰가 그 예이다. 포저에서 각각의 카메라는 오브젝트를 중심으로 회전된다. 보기를 들어서 Right Hand 카메라는 오른쪽 손을 중심으로, Face 카메라는 모델 오브젝트의 얼굴을 중심으로 회전한다. 기본적으로 설치된 카메라는 작업 공간을 중심으로 회전한다.

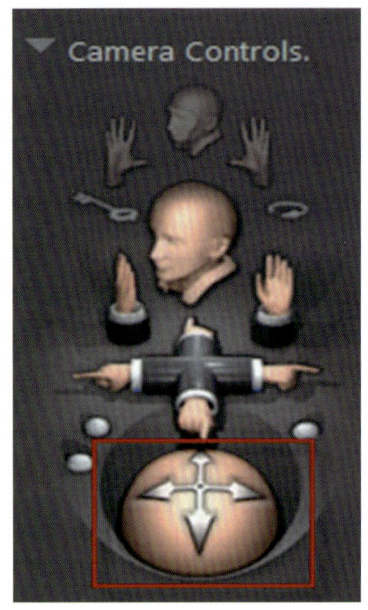

그림 3

(2) Tracking Modes

Tracking mode는 사용자가 오브젝트를 이동하는 때 어떻게 보는지를 선택할 때 사용한다. Box Tracking mode는 box 형태로 오브젝트를 표시한다. Fast Tracking mode는 오브젝트를 이동시킬 때 box 형태로 표시하며, 오브젝트의 이동이 없으면 현재 상태의 display style로 화면에 디스플레이한다. Full Tracking mode는 오브젝트의 display상태로 항상 표시되며, 이 모드는 작업속도를 향상시키기 위해 사용된다.

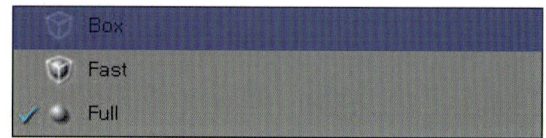

그림 4

(3) Lights

조명을 효과적으로 사용하기 위해서는 많은 연습이 필요하지만, 포저에서는 조명을 직관적으로 조절함으로써 비교적 쉽게 설치할 수 있다. 포저는 Infinite, Point, Spotlight, Image Based Light 등 네가지 유형의 조명을 가지고 있다.

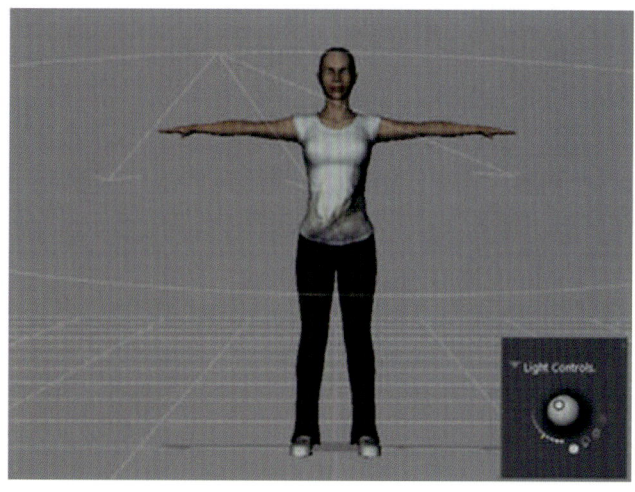

그림 5

(4) Parameter Window

포저에서는 3D모델의 각각의 부분을 선택하고 파라미터의 수치를 조절해서 자세를 간단하게 만들 수 있다. 즉, 리깅된 모델을 컨트롤할 수 있는 컨트롤러가 기본적으로 만들어져 있다고 보면 된다.

3차원 의학영상

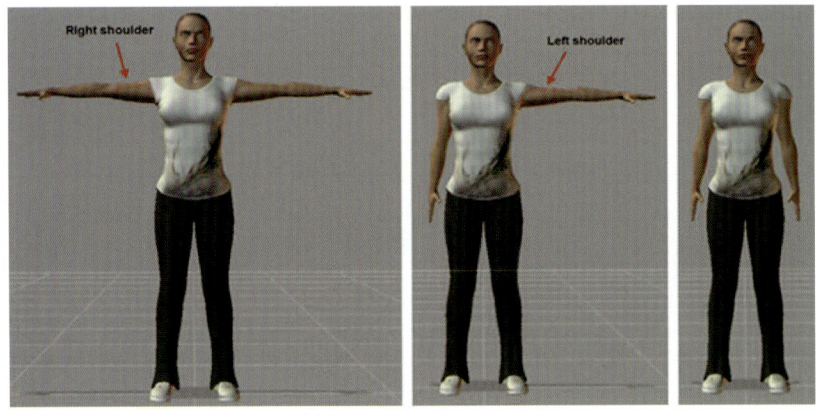

그림 6

그림 7

(5) Rotate Tool

Rotate tool은 3D모델을 직관적으로 조절하기에 유용한 기능이다. 선택한 오브젝트 부분에만 영향을 미치기 때문에 웨이트가 잘 정리된 3D모델을 사용하면 추가 작업을 필요로 하지 않는다.

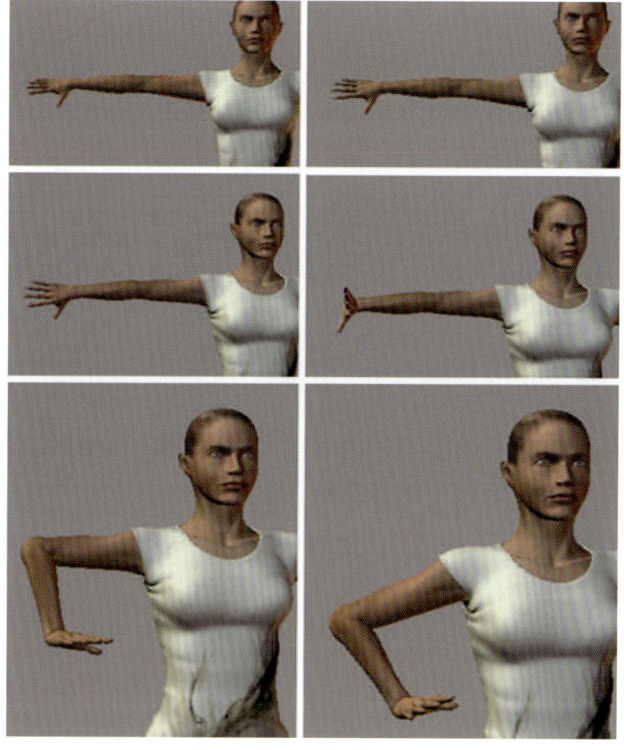

그림 8

(6) Twist Tool

Twist Tool을 사용하면 자연스럽게 목, 허리를 돌리는 움직임을 쉽게 만들 수 있다.

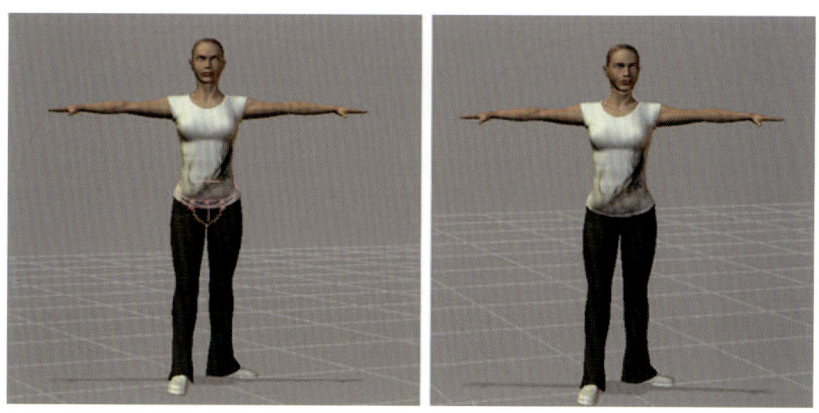

그림 9

(7) Translate Tools

Translate/Pull Tool과 Translate In/Out tool은 직접적으로 포즈를 취할 수 있게 해주는 도구이다. 즉, 3D모델에 적용되어 있는 IK handle을 조절하는 것과 같은 기능을 한다.

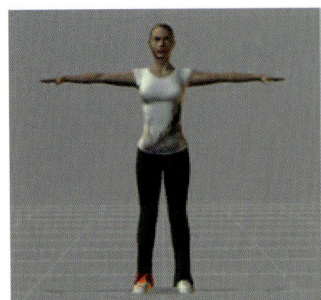 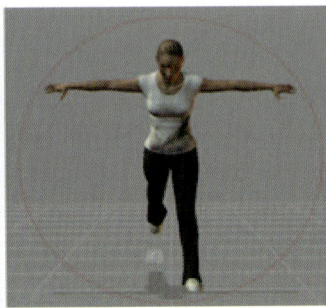 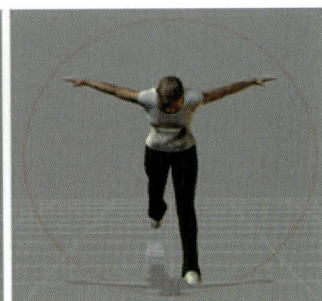

그림 10

(8) Library

포저에서 만든 포즈를 라이브러리로 등록할 수 있으며, 이렇게 등록한 포즈는 재사용이 가능하다. 또한 라이브러리에 새로운 카테고리를 만들 수도 있다.

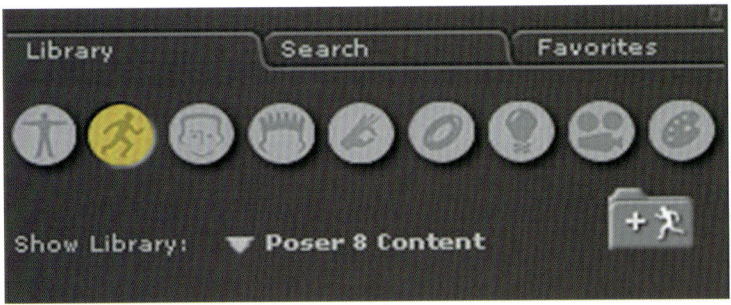

그림 11

(9) Morph targets

Morph targets을 사용하여 3D모델의 폴리곤메시의 모양을 바꿈으로써 얼굴 표정을 쉽게 만들 수 있다.

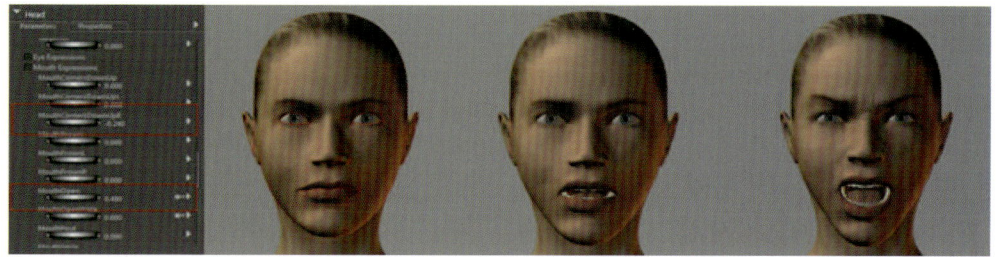

그림 12

사용자가 만든 표정은 라이브러리에 저장해서 다른 모델에 적용할 수 있다.

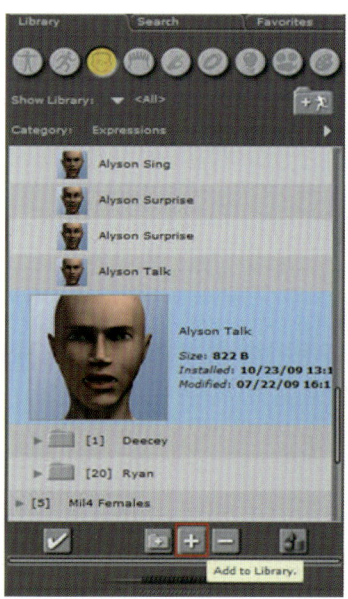

그림 13

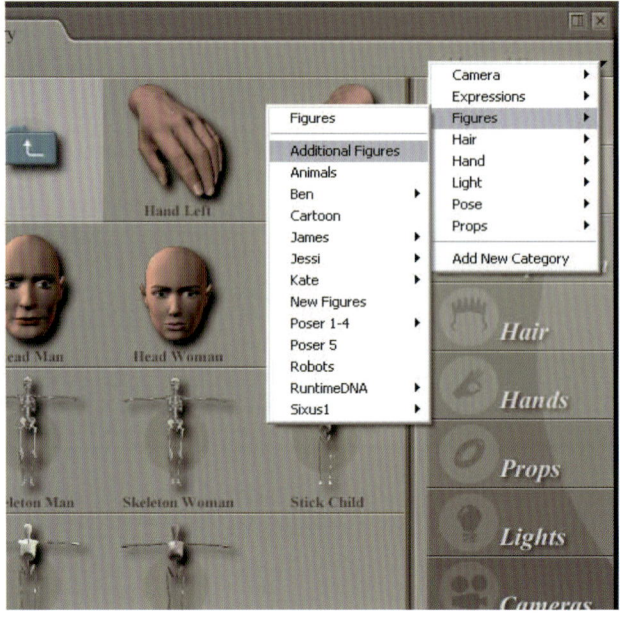

그림 14

포저는 이러한 기능 외에도 중력을 적용해서 자연스러운 포즈, 옷, 머리털을 표현하는 다양한 기능을 가지고 있으며, 이렇게 만든 3D모델에 모션캡처데이터를 적용하면 인체의 움직임을 빠르게 만들어낼 수 있다. 또한 daz3d.com에서 다양한 포즈, 옷, 머리털, 텍스처 등을 유료 또는 무료로 받을 수 있다. 특히 골격, 근육의 모델은 해부학, 메디컬 일러스트, 광고 등의 분야에서 활발히 사용되고 있다.

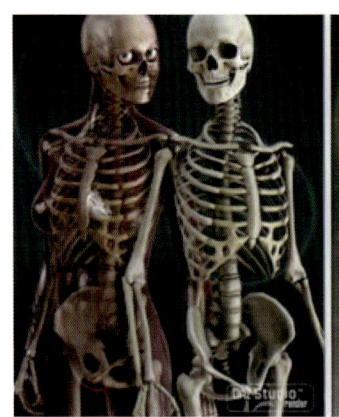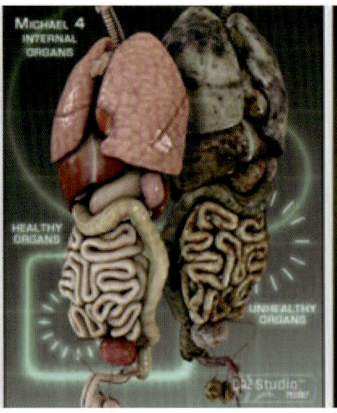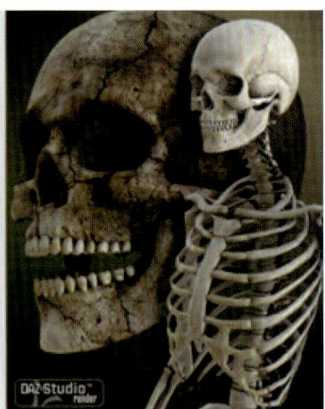

그림 15. 출처 : daz3d.com

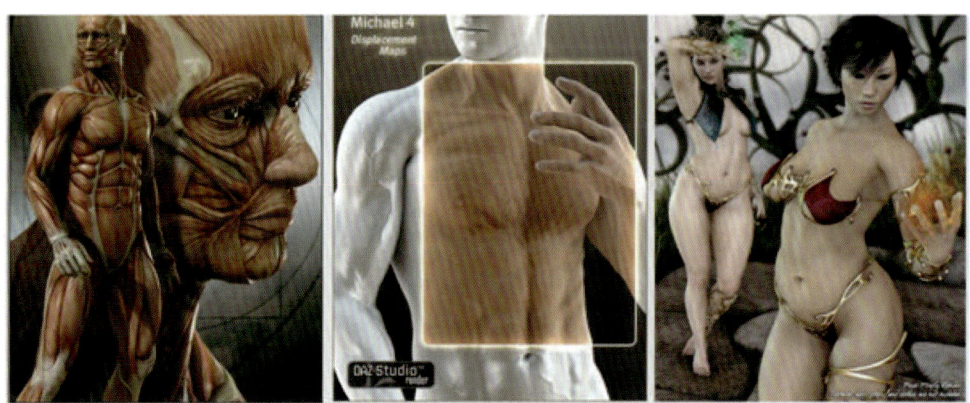

그림 16. 출처 : daz3d.com

이러한 모델들은 해부학을 가르치고 배우는 데 사용되기도 한다.

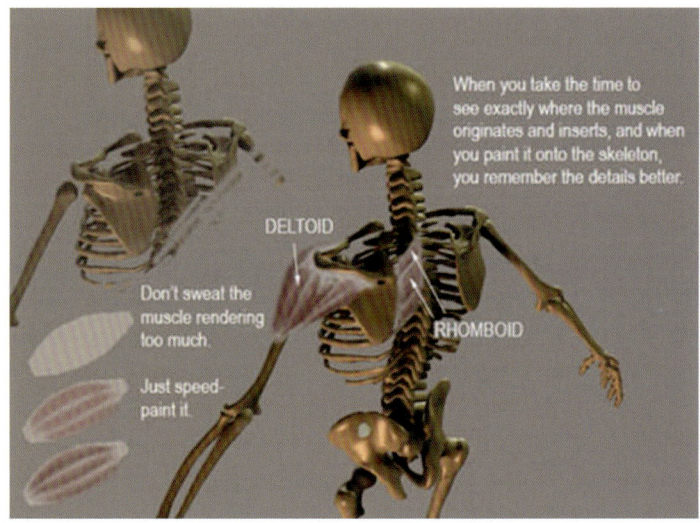

그림 17. 출처 : digitalartform.com/archives/2004/10/use_poser_to_le.html

또한 피트니스 운동과 그에 따른 효과를 설명하는 데에도 효과적으로 사용되고 있다.

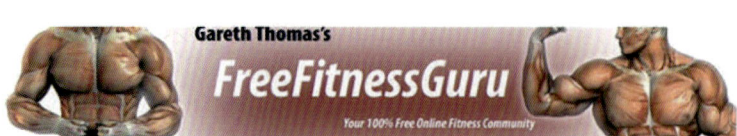
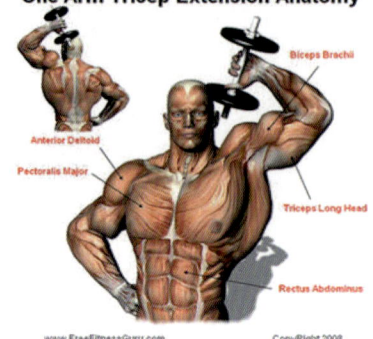

그림 18. 출처 : freefitnessguru.com

이러한 모델들을 통해, 움직임에 따른 근육의 변화를 쉽게 파악할 수 있기 때문에. 이러한 모델들로 만든 이미지는 스포츠, 미술 분야에서도 사용된다.

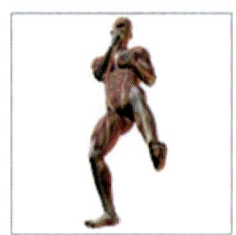 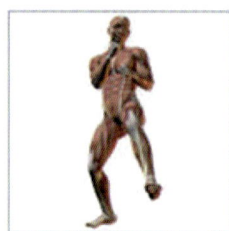 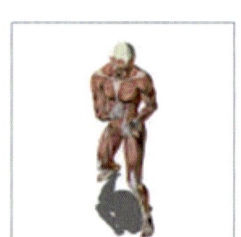 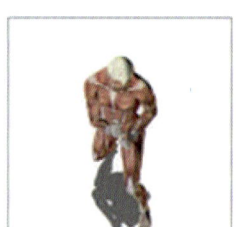
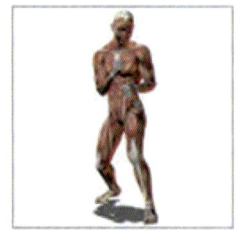 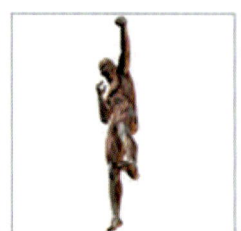 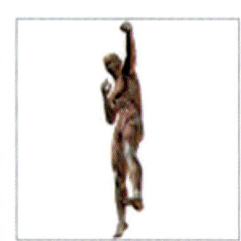 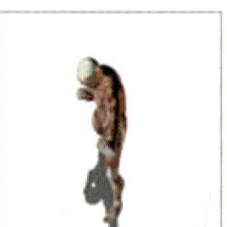

그림 19. 출처 : www.posemaniacs.com

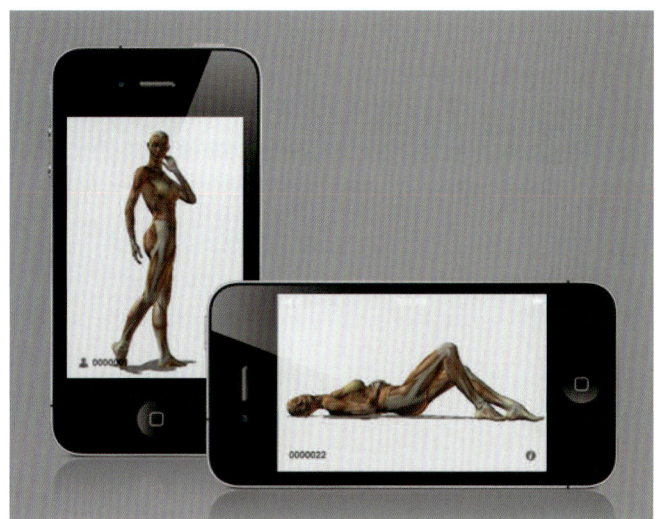

그림 20. 출처 : www.posemaniacs.com

이러한 이미지들은 출판 분야에서도 빈번히 사용되며, 이때 포저에서 만든 이미지에 리터칭을 해서 사용하는 것이 일반적이다.

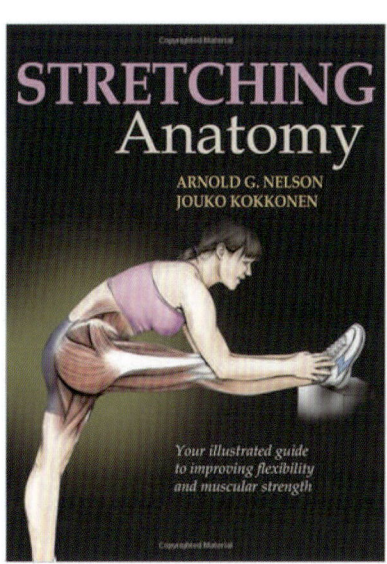

그림 21. 출처 : Stretching Anatomy. Arnold G. Nelson & Jouko Kokkonen

3차원 의학영상

　이번 장에서는 포저의 기능을 통해 인체를 표현하는 방법에 대해 알아보았다. 포저에서 사용되는 모델, 텍스처는 완벽하게 사실적이지는 않지만 뼈대, 근육, 장기 등을 간략하게 표현하는 데 효과적으로 사용되고 있으며, 다른 소프트웨어와의 연계를 통해 더욱 다양한 방법으로 활용되고 있다.

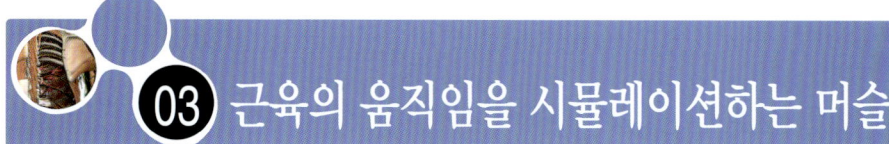
03 근육의 움직임을 시뮬레이션하는 머슬

::머리글

　근육(Muscle)의 움직임과 이에 따른 피부의 움직임을 3차원으로 표현하려는 노력은 3차원영상의 개발과 함께 시작되었으며, 이러한 노력은 애니메이션, 영화에서 의료영상에 이르기까지 다양한 분야에서 계속되고 있다. 이번 장에서는 영화, 애니메이션에서의 근육 움직임의 표현하기 이러한 표현을 위한 시스템을 마야(Maya)를 중심으로 알아본다.

::본문

　마야는 맥스(Max)와 더불어 3D 애니메이션 및 시각 효과에 사용되는 소프트웨어로, 다양한 3D 모델링 및 시각 효과, 렌더링 기능을 가지고 있다. 맥스가 주로 게임에서 사용되는 반면, 마야는 주로 애니메이션, 영화 분야에서 사용되고 있으며, '반지의 제왕', '킹콩', '트랜스포머', '베오울프' 등 다수의 블록버스터 영화 속에서 실감나는 디지털 캐릭터를 제작하는 데 사용된 바 있다.

　마야에서 근육을 표현할 수 있도록 도와주는 플러그인 소프트웨어로는 CGTOOLKIT에서 마야 5.5 - 7.0버전용으로 개발한 MuscleTK가 있다. 이 전에도 근육을 표현하는 것을 도와주는 플러그인들이 있었으나 불안정한 성능 및 사용하기 어려운 인터페이스로 인해 대중화되지 못하였으나, MuscleTK는 이러한 문제점을 해결하고 상업용으로 제작된 최초의 플러그인이었다.

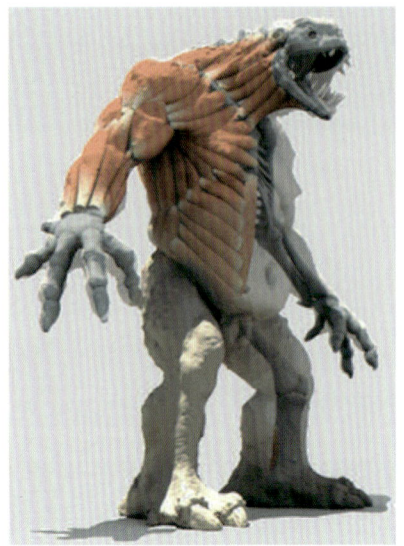

그림 1. MuscleTK

맥스용으로도 이와 비슷한 역할을 하는 플러그인들이 있으며, 대표적인 것이 cgCharacter, Di-o-Matic이다.

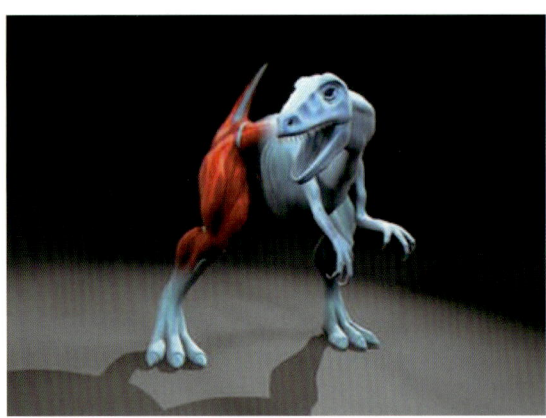

그림 2. cgCharacter

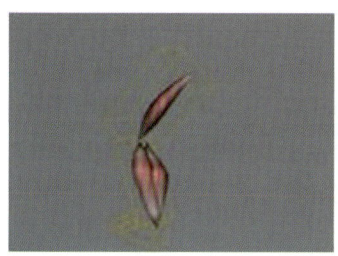 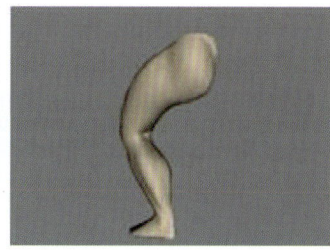

그림 3, 4. Di-o-Matic

이 외에도 CAT이 있지만, 이것은 실사보다는 캐릭터의 움직임에 특화되어 있다.

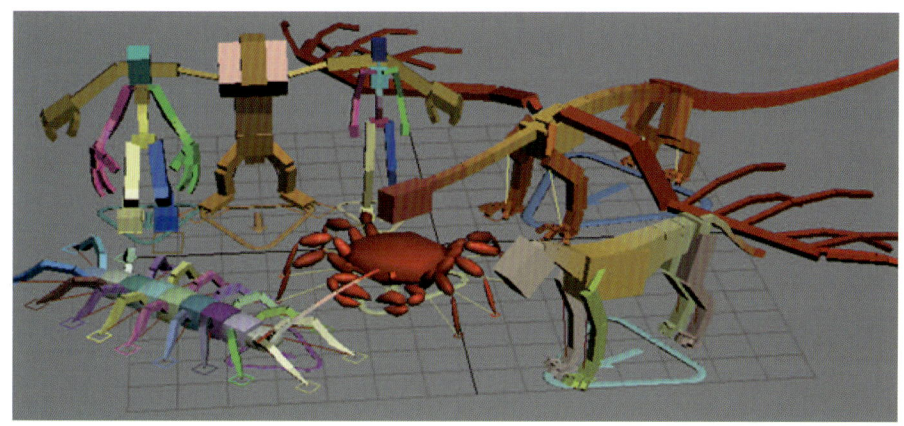

그림 5. CAT

이러한 마야 또는 맥스에서 플러그인으로 사용할 수 있는 시스템 외에, 각 애니메이션 제작사에서는 근육표현을 위한 독자적인 인하우스(in-house) 소프트웨어를 만들었다. 가장 처음으로 이슈가 되었던 것이 Secret Lab에서 만든 시스템이며, 이것은 영화 '다이너소어'(Dinosaur, 2000)에서 공룡의 근육표현에 사용되었다.

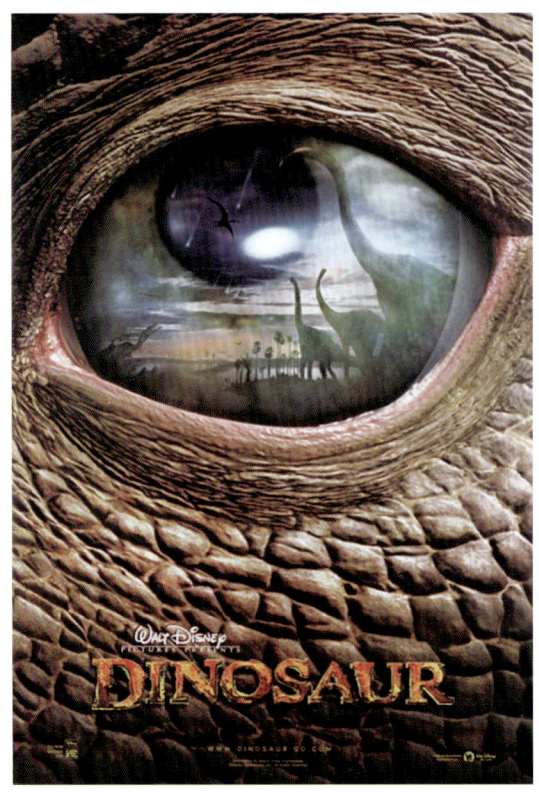

그림 6. 다이너소어(Dinosaur, 2000)

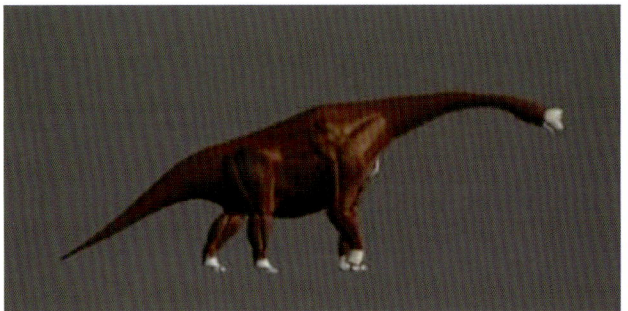

그림 7. 다이너소어(Dinosaur, 2000)에 사용된 근육 시스템

Dreamworks Animation에서는 '슈렉'(Shrek, 2001)을 만들기 위해서 근육표현을 위한 시스템을 만들었다.

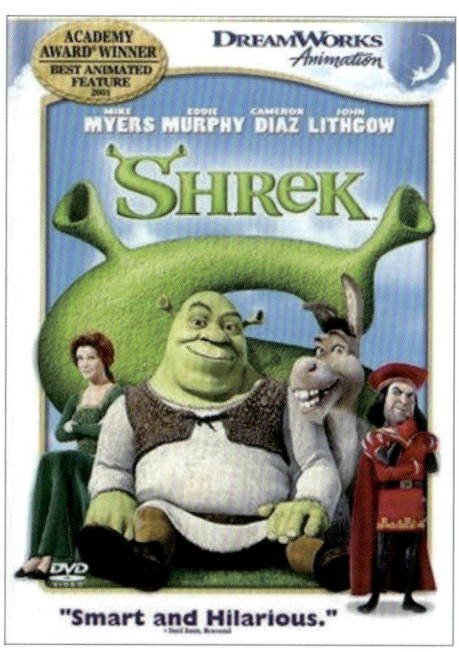

그림 8. 슈렉(Shrek, 2001)

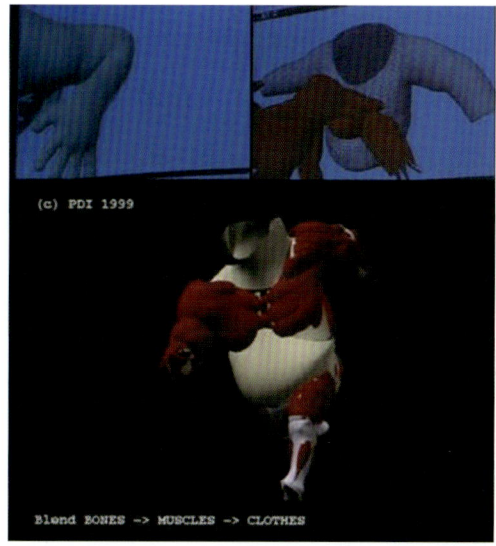

그림 9. 슈렉(Shrek, 2001)에 사용된 근육 시스템

3차원 의학영상

Weta Digital에서도 근육 표현을 위한 시스템을 만들었고, 이것은 '반지의 제왕'(Lord of the Rings, 2001)에 사용되었다.

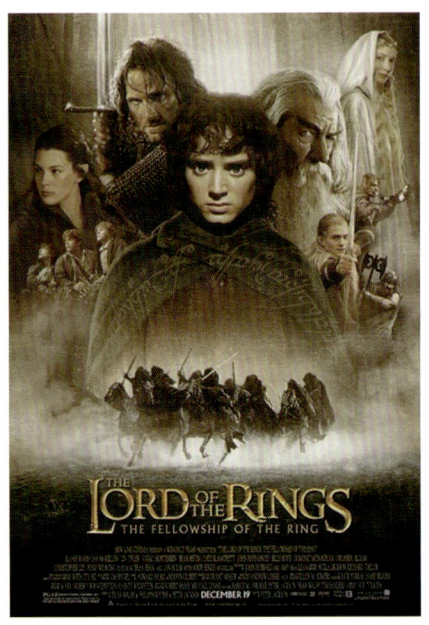

그림 10. 반지의 제왕(Lord of the Rings, 2001)

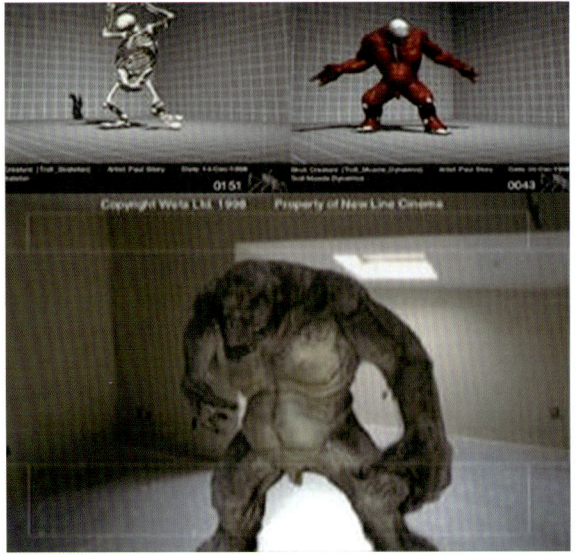

그림 11. 반지의 제왕(Lord of the Rings, 2001)에 사용된 근육 시스템

Industrial Light + Magic (ILM)에서도 근육표현을 위한 시스템을 만들었고, 이것은 '쥐라기 공원 3'(Jurassic Park III, 2001)에 사용되었다. ILM에서는 이후에 이 시스템을 업그레이드하였고, 이것은 '인크레더블 헐크'(The Incredible Hulk, 2008)에 사용되었다.

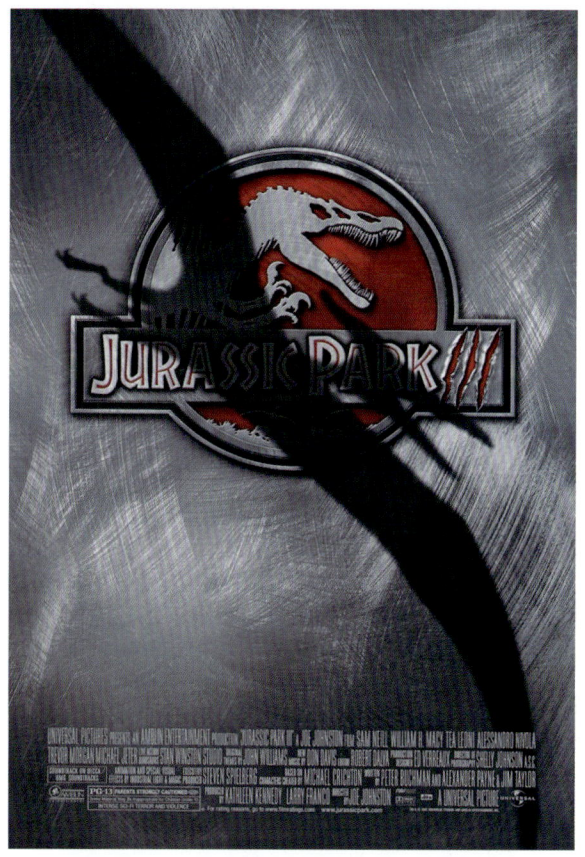

그림 12. 쥐라기 공원 3(Jurassic Park III, 2001)

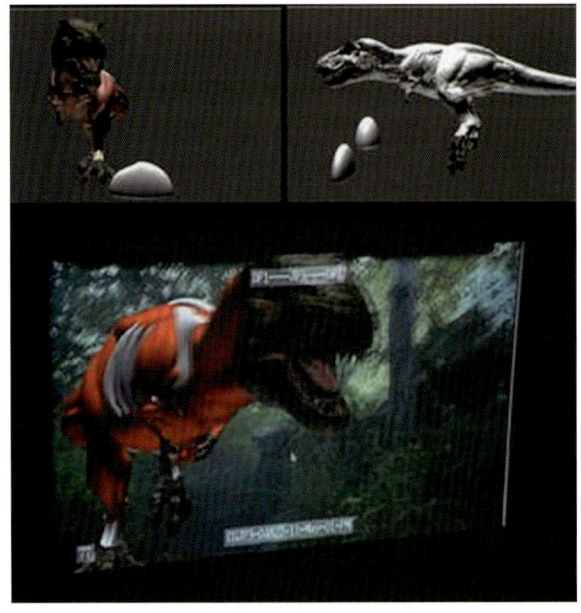

그림 13. 쥐라기 공원 3(Jurassic Park III, 2001)에 사용된 근육 시스템

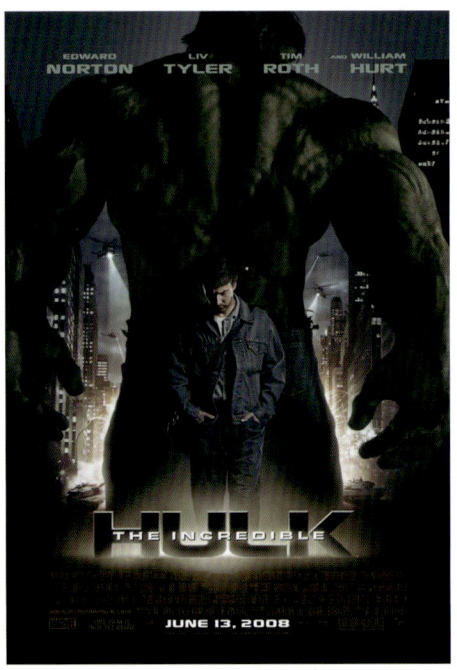

그림 14. 인크레더블 헐크(The Incredible Hulk, 2008)

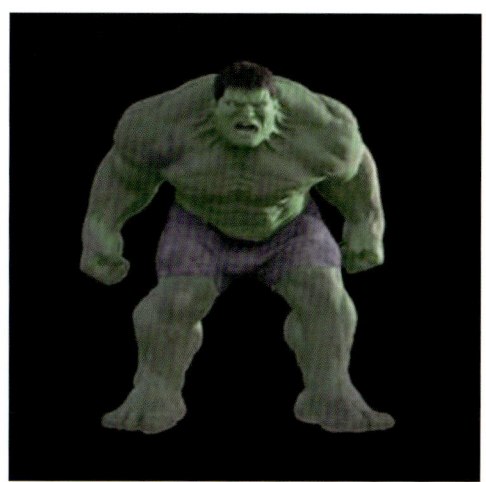

그림 15. 인크레더블 헐크(The Incredible Hulk, 2008)에 사용된 근육 시스템

Pixar에서도 근육표현을 위한 시스템을 만들었고, 이것은 '인크레더블'(The Incredibles, 2004)에 사용되었다.

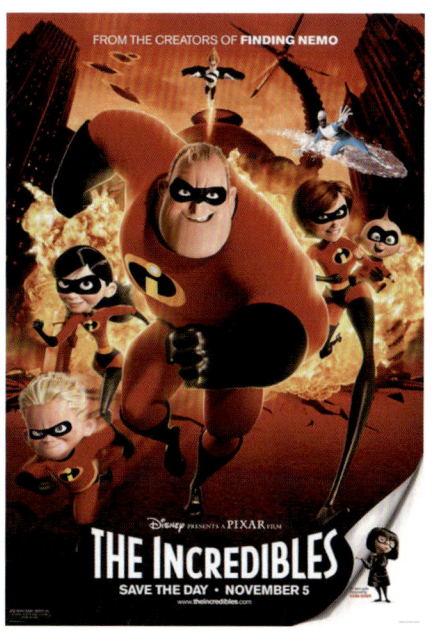

그림 16. 인크레더블(The Incredibles, 2004)

다시 마야로 돌아와서, 기존의 플러그인 형식으로 된 근육 시스템들은 플러그인의 특성상 마야 소프트웨어의 버전이 바뀔 때마다 플러그인도 새로 업그레이드가 이루어져야 하고, 플러그인의 지속적인 업그레이드가 이루어지지 않으면 사용할 수 없다는 문제점이 있었다. 따라서 근육표현을 위해 각 개발자가 각자의 시스템을 만들어서 사용하는 것이 현실이었다. 그러던 중, 마야 2008 익스텐션1에 마야 머슬(Maya Muscle) 기능이 포함되었다.

이 기능은 Comet Digital, LLC에서 인수한 cMuscleSystem을 마야에 포함시켜, 애니메이터가 사실적인 근육과 피부의 움직임을 만들 수 있도록 도와준다. 이러한 기능은 마야 아키텍처를 비롯한 전체 워크플로와 통합되어 사용하거나 독립적으로 사용할 수 있고 필요에 따라 맞춤화 및 확장도 가능하다. 여기에는 근육과 피부의 형태를 만들고 변형할 수 있는 도구와 더불어 미끄러짐, 끈적임, 주름, 무게 같은 광범위한 기능이 포함된다. 이 외에도, 2차 캐릭터 움직임의 처리 과정을 위해 특별히 설계된 자동 리그, 실시간 지글 트위킹(jiggle tweaking) 및 파일 저장 등의 다양한 도구도 제공된다. 사용법에 있어서 기존 플러그인의 문제점 중 하나였던 독자적인 인터페이스가 아닌, 브러시 기반 인터페이스 등 마야에 포함된 UI(User Interface)와 워크플로를 활용함으로써 기존의 마야 사용자가 쉽게 사용할 수 있도록 구성되어 있다.

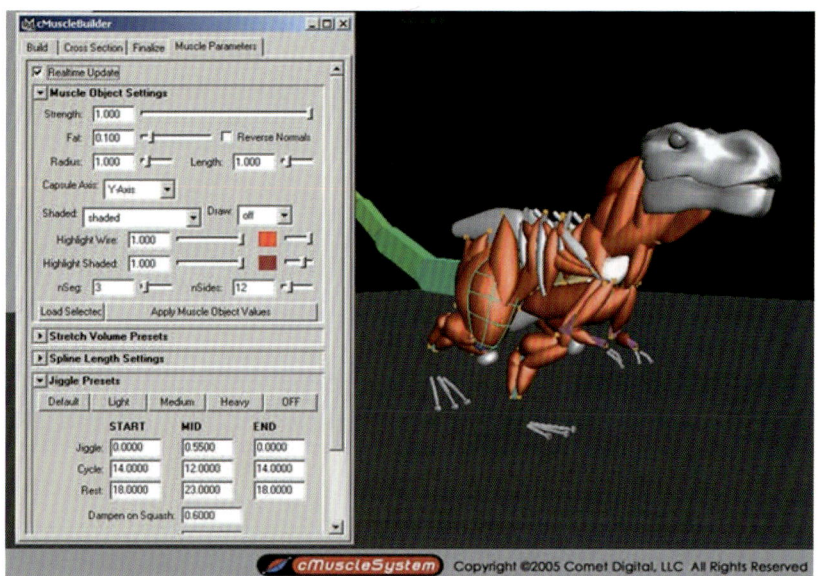

그림 17. cMuscleSystem

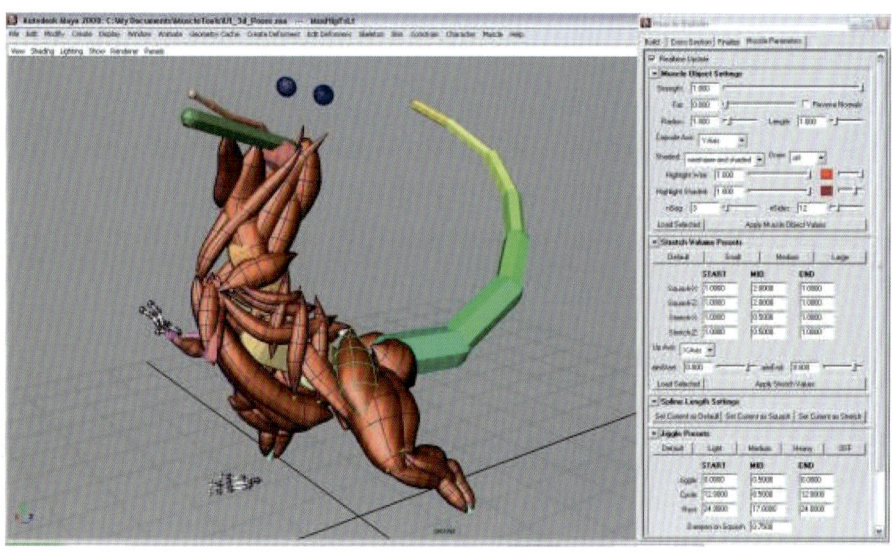

그림 18. 마야 2008의 Muscle

마야 머슬은 마야 2008버전의 익스텐션 형식으로 포함되었다가 마야 2009버전부터 정식으로 포함되었다. 마야가 2010, 2011, 2012, 2013버전으로 업그레이드 됨에 따라 마야 머슬도 조금씩 업그레이드되고 있다.

마야 머슬을 포함한 대부분의 머슬 시스템의 기본적인 기능과 사용 방법은 다음과 같다. 기본적인 기능은 뼈대가 되는 구조가 변했을 때 근육처럼 가운데가 부풀어오르는 과정을 자동으로 만들어주는 것이다.

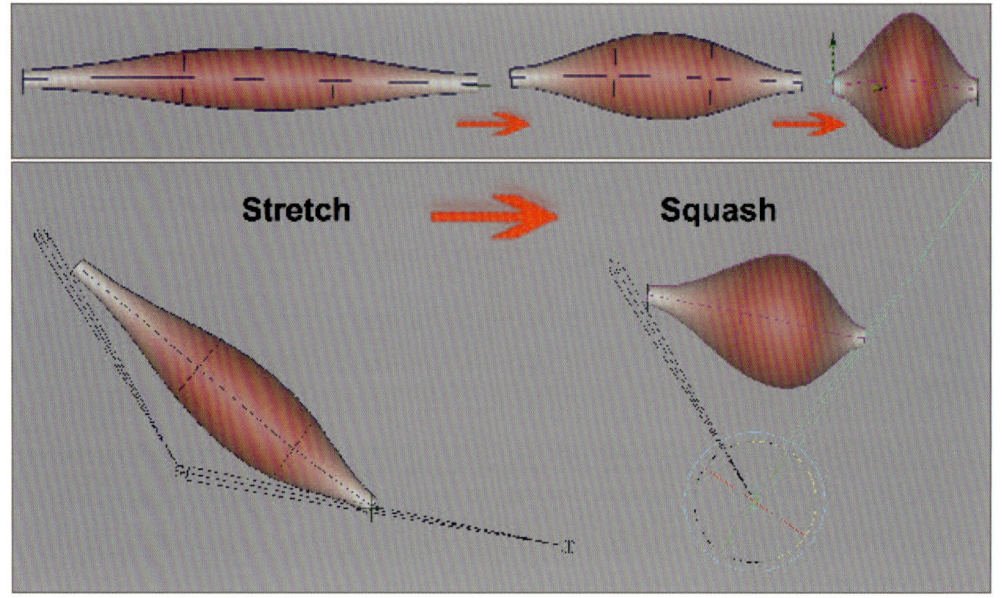

그림 19, 20. 머슬 시스템의 개념

이 시스템을 사용할 때 주의해야 할 것은, 근육의 끝부분, 즉 인대 부분은 부풀어오르면 안 되고, 뼈대를 따라 움직이도록 설정을 해야 한다.

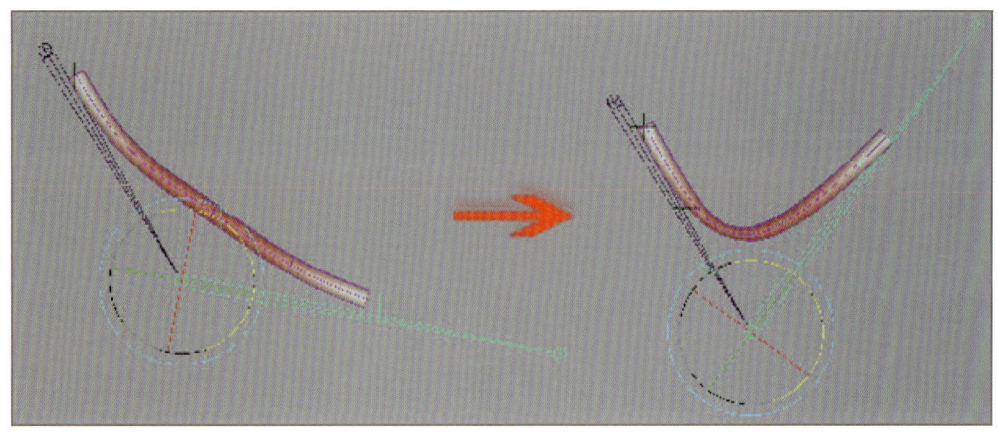

그림 21

근육의 모양을 정밀하게 표현하기 위해서는 다양한 크기 및 모양의 근육 오브젝트를 설정해주어야 한다. 따라서 이러한 근육 시스템을 사용하기 위해서는 뼈대, 근육에 대한 해부학지식이 필수이다. 어딘가에는 이러한 근육을 자동으로 만들어주는 시스템이 있을지도 모르지만 필자는 아직 발견하지 못했다.

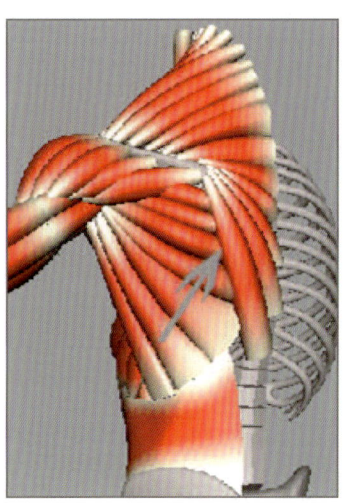

그림 22

3차원 의학영상

　이번 장에서는 마야 머슬을 중심으로 근육을 자동으로 만들어주는 시스템에 대해 알아보았다. 이러한 시스템은 현재 애니메이션, 영화 분야에서 주로 사용하지만, 의학분야에서도 충분히 적용이 가능하다. 하지만 이를 위해서는 지금의 시스템으로는 충분하지 않고, 의료분야에 맞춰 확장 및 특화된 시스템의 개발이 필요하다.